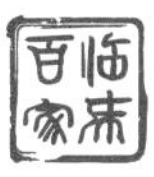

中国医学临床百家·病例精解

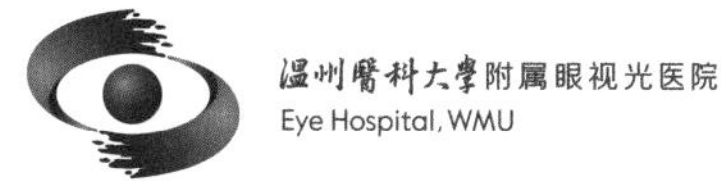


# 温州医科大学附属眼视光医院

# 小儿白内障

## 病例精解

总主编 ◎ 瞿　佳　吴文灿
主　编 ◎ 赵云娥

科学技术文献出版社
SCIENTIFIC AND TECHNICAL DOCUMENTATION PRESS
·北京·

**图书在版编目（CIP）数据**

温州医科大学附属眼视光医院小儿白内障病例精解／赵云娥主编. -- 北京：科学技术文献出版社，2024.10. -- ISBN 978-7-5235-1731-4

Ⅰ. R779.7

中国国家版本馆 CIP 数据核字第 2024WN3096 号

**温州医科大学附属眼视光医院小儿白内障病例精解**

策划编辑：蔡　霞　　责任编辑：蔡　霞　　责任校对：张吲哚　　责任出版：张志平

| | |
|---|---|
| 出 版 者 | 科学技术文献出版社 |
| 地　　址 | 北京市复兴路 15 号　邮编　100038 |
| 编 务 部 | （010）58882938，58882087（传真） |
| 发 行 部 | （010）58882868，58882870（传真） |
| 邮 购 部 | （010）58882873 |
| 官方网址 | www.stdp.com.cn |
| 发 行 者 | 科学技术文献出版社发行　全国各地新华书店经销 |
| 印 刷 者 | 中煤（北京）印务有限公司 |
| 版　　次 | 2024 年 10 月第 1 版　2024 年 10 月第 1 次印刷 |
| 开　　本 | 787×1092　1/16 |
| 字　　数 | 282 千 |
| 印　　张 | 19.25 |
| 书　　号 | ISBN 978-7-5235-1731-4 |
| 定　　价 | 128.00 元 |

# 编委会

## 温州医科大学附属眼视光医院·病例精解
## 编委会名单

# 小儿白内障

## 温州医科大学附属眼视光医院
## 小儿白内障病例精解
## 编著者名单


**主　编**　赵云娥

**副主编**　常平骏

**编　者**　（按姓氏笔画排序）

丁锡霞　王丹丹　李璋亮　张　冰　张洪芳

张瑞文　赵银莹　胡　曼

## 《温州医科大学附属眼视光医院·病例精解》

# 丛书简介

温州医科大学附属眼视光医院成立于1998年9月，2009年经浙江省卫生厅批准增挂“浙江省眼科医院”牌子，是目前浙江省第一家省属公立三级甲等眼科专科医院。医院获批设有国家眼耳鼻喉疾病临床医学研究中心、眼视光学和视觉科学国家重点实验室、国家眼视光工程技术研究中心、国家药监局眼科疾病医疗器械和药物临床研究与评价重点实验室、国家眼科学临床重点专科、国家卫生健康委眼视光学重点实验室和工程中心、教育部近视防控与诊治工程研究中心等多个国家级、省部级机构。经过20余年的发展，医院形成了集医疗、教学、科研、产业、公益、推广为一体的眼视光体系，近年来还成功建有眼视光医院集团和中国眼谷，形成了较为完整的眼视光的“一体两翼”。

医院专科齐全，目前共设24个临床亚专科，其中视光学专科、眼鼻相关专科、屈光手术专科、角膜病专科等在国内乃至国际都有着较大的影响力。另外，设有4个医技科室和5个病区。医院构建眼（眼视光）全科门诊、专科门诊、专家团队诊疗、疑难眼病多科联合门诊“四位一体”的分级诊疗模式，为群众提供更加安全、高效、便捷的医疗服务。

随着医学科技的进步，对眼科相关专业的划分与定位也愈发精细，对疾病诊疗精准化的要求也不断提升。本丛书将医院各临床专科收治的部分典型或疑难病例进行了整理，并加以归纳总结和提炼，是我院18个重点专科临床经验的总结和呈现，包括眼底外科、眼底内科、视光专科、角膜病专科等。每个病例从病史、辅助检查、诊断、治疗、随访逐步展现，之后对病例进行了分析和点评，体现了理论与实践的结合和多学科的紧密配合。这些病例是科室集体智慧的结晶，更是编者宝贵经验的精华，愿本套丛书的出版能对眼科临床工作有所启发和裨益。

本套丛书的编写得到了温州医科大学附属眼视光医院众多专家的大力支持和帮助，在此表示感谢。由于编者水平有限，书中难免会存在一些观点不全面或疏漏之处；加之眼科的快速发展，部分内容有待更新，望各位读者不吝赐教。我们将在提升自身医疗水平的同时，与大家一起做好眼科专业临床经验的总结和分享，共同进步，最终惠及更多的业界同行与广大眼病患者。

# 总 序

温州医科大学附属眼视光医院要出版一套典型和疑难眼病病例诊疗丛书，我很荣幸被邀请为这套丛书作序。作为眼视光医院的创建者之一，我与本院已相伴25年。在这二十余载中，作为眼科学和视光学临床融合发展的践行者和亲历者，我见证了医学事业的快速进步和本院的蓬勃发展。今天，又看到了我们医院新生代医师们的新作问世，立言立说，为眼科学的发展添砖加瓦，心情尤为激动和欣慰！

我推荐这套丛书的理由是：对于眼科和眼视光的医师和医护人员来说，医疗实践中的临床案例是非常重要的，是我们诊断和治疗疾病的重要依据。因为每个病例都是独特的，所以我们需要仔细分析每个患者的症状、病史、体征及实验室检查结果，以找到正确的诊断方案和治疗方法。编写这套临床案例丛书并不是一件容易的事情。我们需要仔细分析每个病例，检视所有患者的病历和相关文献，以确保所提供的信息是准确且完整的。我们也需要对这些信息进行分类和归纳，以使读者能够更好地理解每个病例的特点和难点。

我特别要推荐这套丛书的另一个原因是这些临床案例均来自我们医院的临床实践，是我院医师们亲手诊疗的患者，也就是我们常说的第一手资料。通过对这些临床案例的诊疗分析，可以帮助眼科或眼视光临床医生提高诊疗水平与能力，尤其对年轻医师的成长很有帮助。经过仔细记录和分析病例，我们可以从中发现一些典型的病例或不同寻常的诊断，这些发现可以启发我们进一步研究和理解这些疾病的本质。我们希望这套丛书的出版可以使读者更好地了解眼视光医学的实践和进步，也可以从这些案例中学到一些实用的技巧和知识，为临床医师和医学生们提供宝贵的参考资料。

最后，我要感谢所有参与了本套丛书编写的医师和工作人员。这套丛书是他们许多年来的经验和知识的总结，我们相信这套丛书将为眼科眼视光疾病的诊断和治疗提供重要的帮助和指导。

温州医科大学附属眼视光医院

2023 年 3 月 25 日于温州

# 主编简介

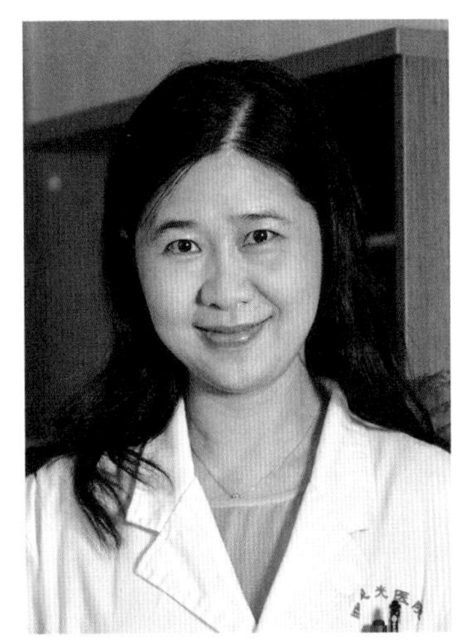

赵云娥，主任医师、二级教授、博士研究生导师，现任温州医科大学眼视光学院、生物医学工程学院、附属眼视光医院副院长。

兼任国际人工晶状体俱乐部会士，中华眼科学会专家会员，第九、第十、第十一届中华眼科学会白内障学组委员，第一、第二、第三届中国女医师协会视光学专业委员会副主任委员，中国医师协会眼科医师分会儿童眼健康专业委员会副主任委员，第一、第二届中国健康管理协会接触镜安全监控与视觉健康专业委员会副主任委员，《中华眼视光学与视觉科学杂志》编委。入选浙江省卫生领军人才。主持浙江省重点学科儿童晶状体病学科，在儿童晶状体病的诊治方面有很深的造诣。擅长各类屈光性白内障手术、各类功能性人工晶状体植入手术、婴幼儿白内障及各种疑难复杂白内障的处理。

主持国家自然科学基金面上项目和科技部重点研发计划项目课题等4项国家级科研项目，主持浙江省重点研发项目和尖兵领雁计划项目各1项。作为第一和通讯作者在 *Ocular Surface*、*AJO*、*BJO*、*IOVS*、*JCRS*、*JRS* 等 *SCI* 收录期刊发表论文70余篇，在《中华眼科杂志》《中华眼视光学与视觉科学杂志》等发表文章数十篇。主译《飞秒激光辅助白内障手术》《先天性白内障诊疗精要》，著有科普著作《寻找光明——先天性白内障医路历程》。

# 前　言

白内障是我国儿童的首要致盲眼病，也是首要可治疗儿童盲的病因。我国先天性白内障发病率约为4‰，约占新生儿致盲性眼病的30%。对于婴幼儿或儿童时期发生的白内障，从发病原因、手术难度、视力康复、术后并发症预防等多个方面而言，其复杂程度远远超过成年人的白内障。

对于儿童白内障的手术治疗时机、手术方式选择等问题仍存在许多争议，难以制定统一的规范和标准，儿童白内障的诊疗可以说是在崎岖的道路上摸索前行。很多先天性白内障的患者往往合并先天性小角膜、小眼球、永存性胚胎血管、Peters异常等眼部异常，甚至合并全身异常，这些复杂的情况大大增加了手术难度。儿童的眼部情况会随着身体发育而不断变化，难以进行准确预测。这就要求眼科医生既要关注眼部异常，又要关注全身情况，既要对眼前节的复杂情况进行细致研究，又要对患者的远期视力康复作出合理规划，无论从哪方面而言，都是一项艰巨的任务。然而对于患者来说，及时又精准的诊疗关系着他们一生的光明，对于他们的家庭来讲，也是意义重大的事情。

在我们的患儿当中，有出生才几天的婴儿，我们给孩子制定了手术计划，在婴儿长到5周左右进行手术，配上眼镜进行视觉康复训练，然后在发育相对完善时植入了人工晶状体。如今，许多患儿不仅视力恢复喜人，甚至拥有了一定程度的立体视功能，这是让我们深感欣慰而又振奋的事情。在本书中我们将这些典型病例进行了总结，挑选了共39例儿童白内障病例，从病因分析、诊疗方案制定、手术时机选择、人工晶状体类型与度数选择、术中操作细节、术后用药、并发症预防、长期视力康复等多个方面进行细致讲解，力求能够为广大临床医生遇到类似问题时，能够提供可依据的诊疗方案。同时，临床上还存在一些粗看似乎是白内障实则不是白内障的情况，我们也选了2个典型病例，分享给大家。然而正如我们前面所说的，儿童白内障的诊疗极为复杂，这些病例也难以囊括其万一。治疗方案的选择存在许多值得讨论的地方，虽然在诊疗的过程中我们已万分谨慎细致，却不敢妄称为“标准”。在回顾总结的过程中，我们发现自己存在一些需要改进和反省的地方，我们也期望在这种自省当中，不断提高，从而让更多的患者获益。希望大家能够有所启发与裨益。

温州医科大学附属眼视光医院

赵云娥

2024 年 9 月

# 目 录

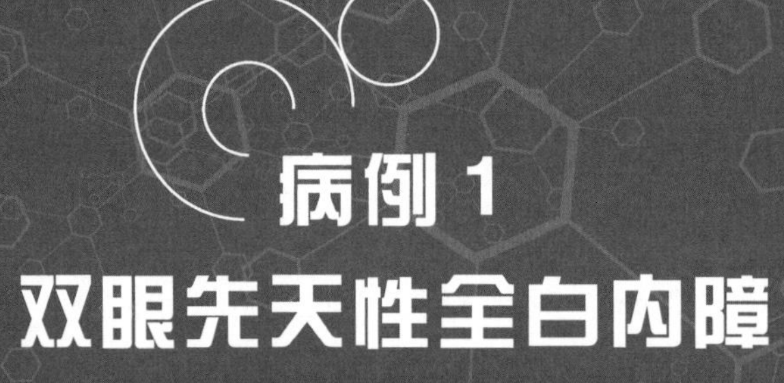

# 病例 1
# 双眼先天性全白内障

## 病历摘要

【基本信息】

患儿，男，86 天。

**主诉：** 发现双眼瞳孔区发白 1 个月。

**个人史：** 患儿足月剖宫产，出生体重 2500 g，父母非近亲结婚，家族中无类似病例。

【全身情况】

身高 55 cm，体重 4 kg。发育正常。心、肺、腹部检查未见明显异常。心脏彩超、胸部 X 线片均无异常表现。

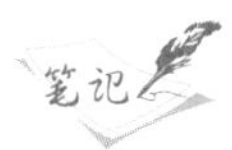

【专科检查】

双眼不能追物，无斜视，无眼球震颤。眼压：右眼 13 mmHg，左眼 14 mmHg（iCare，Vantaa，Finland）。双眼角膜透明，前房深度正常，瞳孔 2 mm，对光反射灵敏，晶状体混浊。散瞳后直径约 6 mm，晶状体白色完全混浊，眼底红光反射未见（图 1 – 1）。

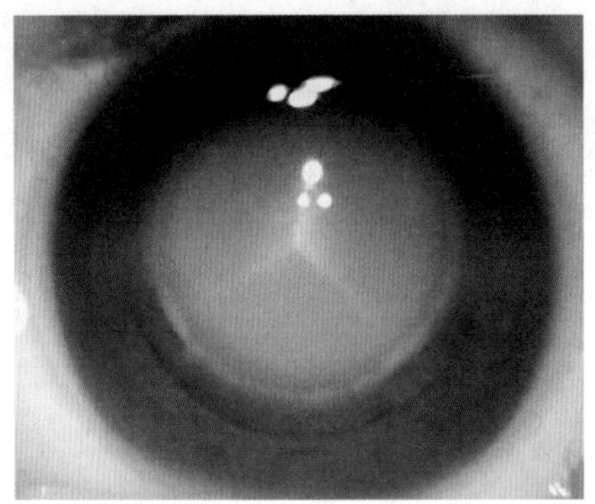

图 1 – 1　患者术前眼前节

【实验室检查】

血尿常规、肝肾功能、电解质未见明显异常。TORCH：巨细胞病毒 IgG 抗体（CMV-IgG）阳性。

【特殊检查】

眼轴：右眼 18.28 mm，左眼 18.01 mm（Axis nano，Quantel Medical，French）。

角膜曲率：右眼 43.75 D @ 179，47.75 D @ 89；左眼 44.25 D @ 174，45.50 D @ 84（PachPen，Accutome，US）。

角膜直径：右眼横径 9.5 mm，纵径 9.0 mm；左眼横径 10.0 mm，纵径 9.5 mm。

B 超：双眼玻璃体腔未见明显异常（Cinescan S，Quantel Medical，French）。

【诊断】

双眼先天性白内障（全白内障）；双眼弱视。

【治疗经过】

患儿入院后局部给予0.5%的左氧氟沙星滴眼液清洁结膜囊，在明确诊断、排除手术禁忌证后，于2018年1月11日全身麻醉下行左眼角膜缘入路23 G晶状体切除术+中央后囊膜切除术+前段玻璃体切除术，玻璃体切割头切一个居中的4.5～5 mm的前囊口，吸除晶状体皮质，切除中央后囊膜，形成直径3～3.5 mm的后囊口，切除前段玻璃体，术毕缝合两侧切口，恢复前房（图1-2）。隔日行右眼白内障手术。

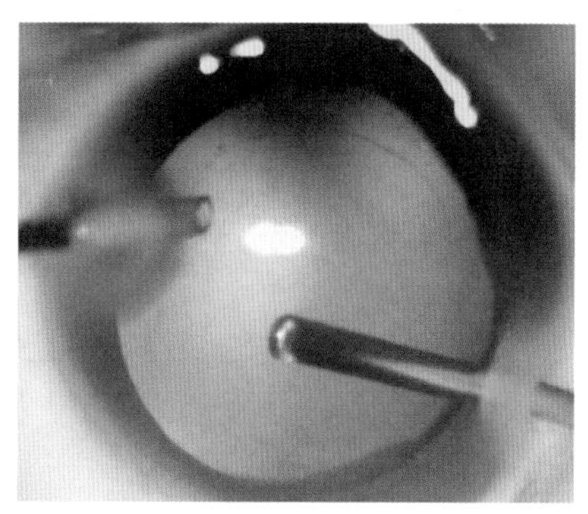

图1-2 角膜缘入路23 G晶状体切除术+中央后囊膜切除术+前段玻璃体切除术

术后使用0.5%的左氧氟沙星滴眼液预防感染，每日4次，2周后停药，妥布霉素地塞米松滴眼液局部抗炎，每日4次，每周减少1次，至术后4周停药，复方托吡卡胺滴眼液每晚1次，活动瞳孔至术后1个月停药。第2眼术后3日进行验光配镜后出院。出院后定期随访，监测眼压，进行弱视训练。

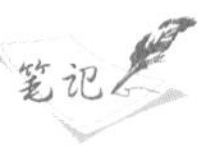

【治疗结果】

术后次日，双眼可追物。眼压：右眼 11.7 mmHg，左眼 14.1 mmHg（iCare）。双眼结膜无充血，角膜透明，3 点、9 点位角膜缘切口缝线在位，前房深度正常，房水清，瞳孔药物性散大约 6 mm，晶状体缺如，眼底红光反射佳。检影验光：右眼 +22.0 DS，左眼 +22.5 DS。予以配镜：右眼 +24.0 DS，左眼 +24.5 DS。

【随访及 2 次手术】

1. 一期晶状体切除术后

患儿术后随访期间，双眼眼压正常。术后早期，家长诉患儿戴镜后双眼追物正常，能抓大玩具。术后 1 年半复诊，患儿戴镜后双眼 Teller 视力 0.3，眼位呈间歇性外斜视，注视佳。术后验光如下。

术后 1 周：检影验光右眼 +22.50 DS/ −1.25 DC ×180，左眼 +23.00 DS。

术后 4 个月：双眼戴镜 Teller 视力 0.3；检影验光右眼 +22.50 DS，左眼 +23.00 DS。

术后 1 年：双眼戴镜 Teller 视力 0.3；检影验光右眼 +22.00 DS/ −1.00 DC ×180，左眼 +22.50 DS。

2. 二期人工晶状体植入

患儿近 2 岁，术后 21 个月，于 2019 年 10 月 22 日在全身麻醉下行左眼二期囊袋内一片式人工晶状体植入术（度数：+33.0 D，预留：+5.17 D）；隔日全身麻醉下行右眼囊袋内人工晶状体植入术（度数：+32.0 D；预留：+5.17 D），术后随访期间眼压正常，眼位呈间歇性外斜视，注视佳。术后验光如下。

第 2 次术后 1 周：检影验光右眼 +7.00 DS/ −1.50 DC ×10，左眼 +7.00 DS/ −1.00 DC ×180。

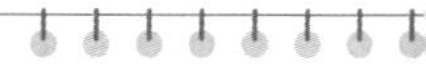

第2次术后1个月：双眼戴镜 Teller 视力 0.6。

## 病例分析

【病例特点】

（1）该患儿86天，因家长发现其双眼瞳孔区发白而就诊。

（2）专科检查：双眼晶状体白色完全混浊。

【诊疗思路分析】

（1）患儿86天，双眼发病，晶状体白色完全混浊，玻璃体腔无异常，先天性白内障的诊断可以明确。由于晶状体完全混浊，所以分类上属于全白内障。

（2）对于先天性白内障患儿来说，及时手术治疗、术后积极的屈光矫正和弱视训练可以有效地改善患儿的视功能。尤其是致密混浊的全白内障，更需要尽早手术治疗。

（3）患儿月龄小，不足3个月，尚处于快速生长的阶段，宜采取单纯白内障去除手术，暂时不植入人工晶状体。术后配戴眼镜进行光学矫正。

（4）鉴于小婴儿的眼球发育特点，眼球壁薄，前房空间小，晶状体囊膜弹性大，撕囊困难。而且，小儿晶状体上皮细胞生长活跃，如保留后囊膜和玻璃体前界膜，势必很快就出现后发性白内障或者视轴区混浊，所以我们给他的手术设计是双眼晶状体切除联合前段玻璃体切除术。

（5）婴儿期白内障会引起形觉剥夺性弱视，而且白内障术后形成了无晶状体眼，需要尽早配镜矫正。我们术后3天即给患儿配上眼镜。由于3个月的患儿基本还抱在怀里，配镜以看近为主，予以

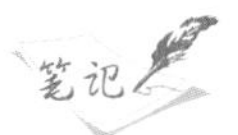

过矫 2 ~3 D。

（6）一般来说，小儿 2 岁以内眼球都处于快速发育中，尤其是出生后 6 个月内，所以，需要每 3 个月定期验光，一旦度数变化，宜重新配镜。

## 【先天性白内障】

先天性白内障是儿童可治愈盲的首要原因，发病率在发达国家为 0.01% ~ 0.06%，而发展中国家为 0.05% ~ 0.15%。全白内障是指晶状体均匀的全白色混浊，即使在晶状体的周边部也看不到红光反射。一项来自婴幼儿无晶状体眼治疗的研究中显示全白内障在婴幼儿白内障中的发病率为 3.6%。目前已知的全白内障的致病基因位点有 lp21.1，12q13，13q12.11，16q21，22q11.23。全白内障患儿由于视轴区完全被阻挡，因此应尽早安排手术。术前儿科医生的系统评估，麻醉医生的全身麻醉安全实施为小儿白内障的治疗和康复提供了强有力的保障。

先天性白内障患儿的诊治需要眼科医生、儿科医生、麻醉医生、视光医生的通力合作，除此以外患儿及其家属的配合程度也大大影响着患儿视力的恢复。大部分患儿是因家长发现其瞳孔区发白，或者患儿出现不能追物、畏光等症状而就诊。新生儿眼科常规筛查，儿童保健眼科筛查的规范，使得先天性白内障患儿的早期诊断得到很大的改善。患儿入院后实验室检查包括详细的问诊，TORCH 的检查，有条件时的基因测序，有利于明确先天白内障发生的病因，例如遗传、宫内感染、代谢障碍等。当然仍有很大一部分比例被归因为特发性。

先天性白内障应与其他表现为“白瞳症”的疾病相鉴别，其中影像学检查特别重要，尤其鉴别一些威胁患儿生命的疾病，如视网膜母细胞瘤。

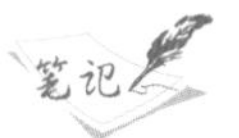

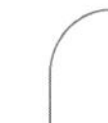

## 赵云娥教授病例点评

先天性白内障的分类方法比较多样化，其中全白内障是按照先天性白内障形态学表现进行的分类。患儿晶状体呈完全白色混浊，除晶状体囊膜外，其余各层结构均难以区分。有些患儿一出生即表现为全白内障，也有很多其他类型的先天性白内障如果得不到及时的治疗也可进展为全白内障。本病例中，患儿因家长发现其“白瞳症”1 个月就医，那么，是不是说明患儿在 1 个月之前出现的白内障呢？其实不然，推测患儿可能出生后早期就有了白内障，只是并非“全白”没有引起家长注意，加重后才被家长发现。

患儿已经近 3 月龄，应该尽快手术治疗。Dave 等的研究中指出，0～14 周龄的患儿，手术时机每推迟 3 周，视力康复下降 1 行；随着年龄的增长，14～31 周龄的患儿视力恢复与年龄则无明显线性关系。同时研究发现，4 周龄后手术的患儿眼球震颤和斜视的发生率远大于 4 周龄前手术的患儿，而 4 周龄前进行手术的患儿后发性白内障和继发青光眼的比例大幅提高。因此，目前比较统一的观点认为，单眼患儿宜在出生后 4～6 周龄进行手术治疗，双眼患儿宜在 6～8 周龄进行手术治疗，双眼手术间隔时间尽量缩短，以降低因双眼竞争引起的弱视。这个患儿在通常认为的最佳手术时机之后才来诊，我们应该抓紧时间手术，术后加强戴镜治疗。

需要特别强调的是，在先天性白内障患儿治疗过程中，对于弱视的重视和及时治疗是术后获得良好视觉康复的关键。因此，该患儿于术后 3 日即进行验光并给予配镜矫正。当然，如果患儿家属可以很好掌握接触镜的戴取，可以在角膜拆线后配戴角膜接触镜，其放大率相比框架眼镜明显减小，患儿视物更加真实，而且没有周边

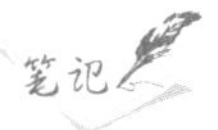

视野缺损，更加有利于患儿视功能的全面发育。本例患儿家长选择的是框架眼镜。在随访过程中，眼压平稳，眼轴逐步增长，到 2 岁左右于我院再次进行手术，行二期囊袋内人工晶状体植入。

## 参考文献

1. APPLE D J, RAM J, FOSTER A, et al. Elimination of cataract blindness: a global perspective entering the new millennium [J]. Survey of ophthalmology, 2000, 45: S1 – 196.

2. WILSON M E, TRIVEDI R H, MORRISON D G, et al. The infant aphakia treatment study: evaluation of cataract morphology in eyes with monocular cataracts [J]. Journal of American Association for Pediatric Ophthalmology and Strabismus, 2011, 15: 421 – 426.

3. WHITMAN M C, VANDERVEEN D K. Complications of pediatric cataract surgery [J]. Seminars in Ophthalmology, 2014, 29: 414 – 420.

4. HREEM D, VIDYA P, BECKER E R, et al. Simultaneous vs sequential bilateral cataract surgery for infants with congenital cataracts: Visual outcomes, adverse events, and economic costs [J]. Archives of Ophthalmology, 2010, 128 (8): 1050 – 1054.

5. LAMBERT S R, MICHAEL J L, Rachel R C O, et al. Is there a latent period for the surgical treatment of children with dense bilateral congenital cataracts [J]? Journal of American Association for Pediatric Ophthalmology and Strabismus, 2006, 10: 30 – 36.

6. BOURNAS P, DRAZINOS S, KANELLAS D, et al. Dysphotopsia after cataract surgery: comparison of four different intraocular lenses [J]. Ophthalmologica, 2007, 221(6): 378 – 383.

（王丹丹 整理）

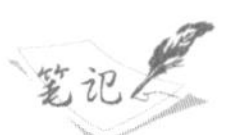

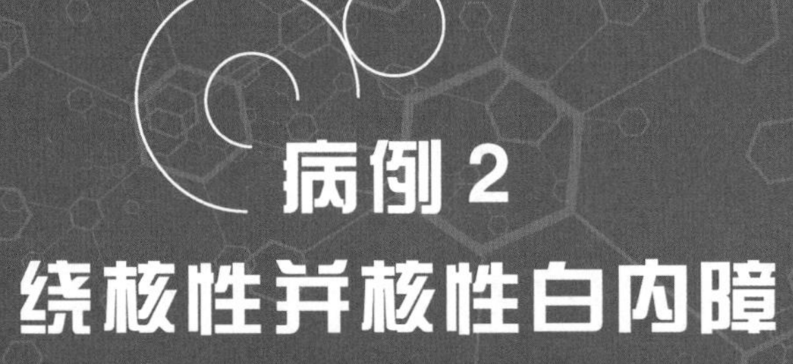

# 病例 2 绕核性并核性白内障

## 病历摘要

【基本信息】

患儿，男，4 岁。

**主诉：** 双眼视物模糊 3 个月。

**个人史：** 患儿足月剖宫产，出生时体重 3200 g，G3P2，第 2 胎体健。父母非近亲结婚，家族中无类似病例。

【全身情况】

体温 36.7 ℃，脉搏 96 次/分，呼吸 22 次/分，身高 105 cm，体重 15.5 kg。发育正常。心、肺、腹部检查未见明显异常。心脏彩超、胸部 X 线片均无异常表现。

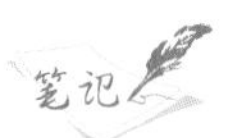

【专科检查】

裸眼视力：右眼 0.1，左眼 0.2。矫正视力：右眼检影无影动，左眼 +1.00 DS/ −3.00 DC ×170 =0.5。眼压：右眼 10.7 mmHg，左眼 9.3 mmHg。双眼结膜无充血，角膜透明，前房深，房水清，瞳孔圆，直径约 3 mm，对光反射存，晶状体绕核性混浊，视轴区轻度混浊，玻璃体及眼底检查不配合（图 2 −1，图 2 −2）。

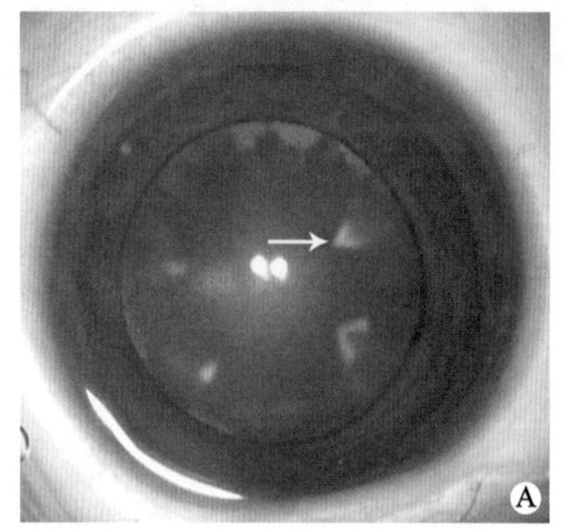
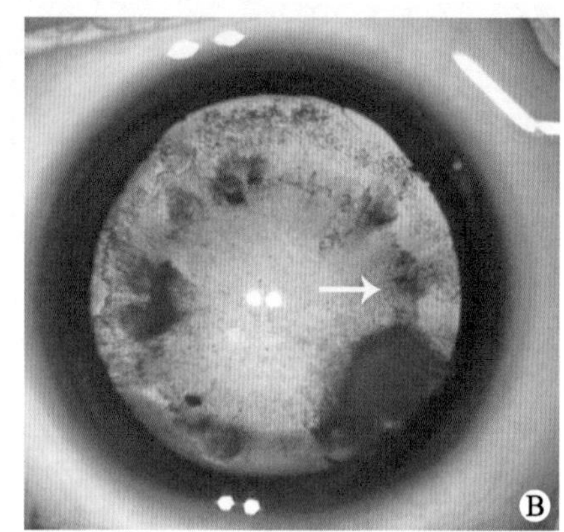

A. 右眼；B. 左眼。箭头所示为绕核状混浊。

图 2 −1　双眼眼前节

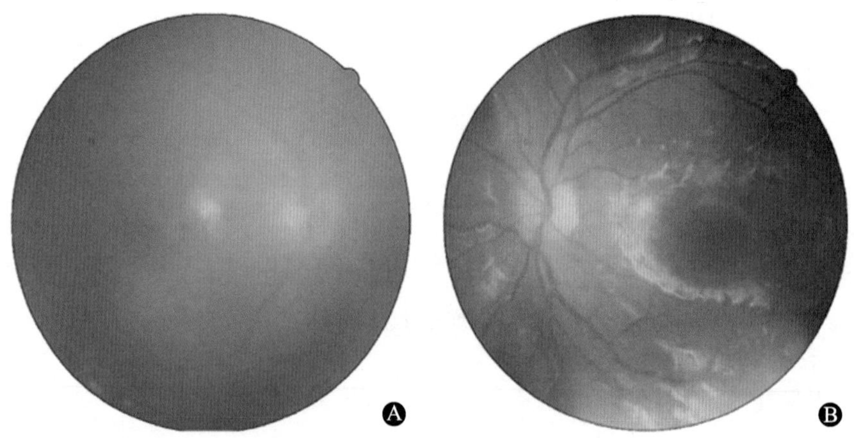

A. 右眼；B. 左眼。

图 2 −2　双眼眼底

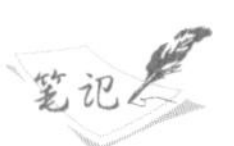

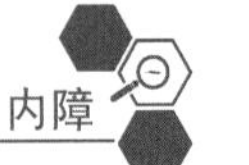

【实验室检查】

血尿常规、肝肾功能、电解质及 TORCH 检查未见明显异常。

【特殊检查】

眼轴：右眼 21.57 mm；左眼 20.47 mm（IOL-Master，Zeiss，German）。

角膜曲率：右眼 43.92 D@169，45.47 D@79；左眼 43.45 D@174，45.72 D@84（IOL-Master Zeiss，German）。

角膜直径（术中测量）：右眼横径 10.0 mm，纵径 9.5 mm；左眼横径 9.8 mm，纵径 9.0 mm。

前房深度：右眼 3.04 mm；左眼 3.02 mm（IOL-Master，Zeiss，German）。

B 超：双眼玻璃体未见明显异常声像（Cinescan S，Quantel Medical，French）。

角膜内皮镜：右眼 4098 个/mm$^2$，左眼 3891 个/mm$^2$。

光学相干断层扫描技术（Optical Coherence Tomography，OCT）：双眼黄斑中心凹形态可（图 2－3）。

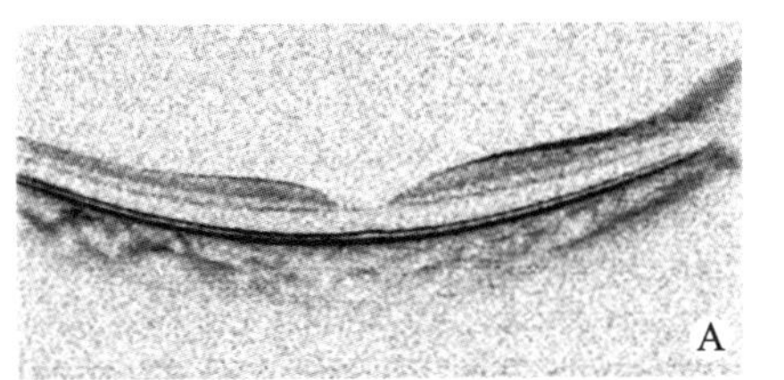


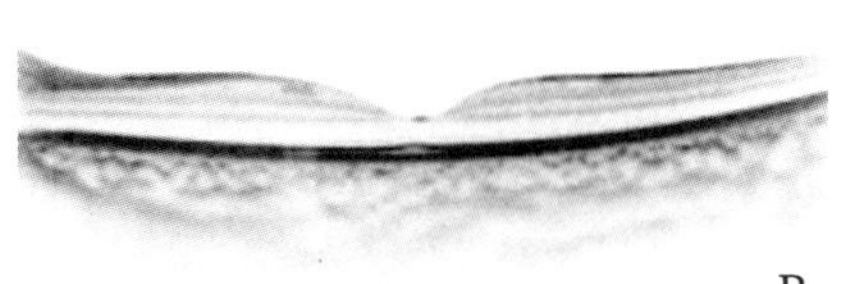


A. 右眼；B. 左眼。

图 2－3　双眼眼底 OCT

【诊断】

双眼先天性白内障；双眼弱视；左眼屈光不正。

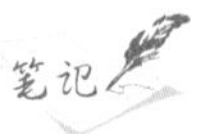

【治疗经过】

患儿入院完善相关检查、排除手术禁忌证后，于2019年7月9日在全身麻醉下行右眼手术。上方结膜切开，角膜缘后约1.5 mm处切开约1/2厚巩膜，制作3 mm巩膜隧道切口，制作2个0.8 mm侧切口。前囊膜以撕囊镊做居中连续环形撕囊，直径约5 mm，吸除皮质，23 G玻璃体切割头角膜缘入路行中央后囊膜切除＋前段玻璃体切除，囊袋内植入一片式人工晶状体（度数：＋26.0 D；预留：＋2.29 D）（图2－4），缝合上方切口并埋结，水密两侧切口，注气形成前房。左眼7月11日手术，术式同右眼，囊袋内植入＋29.0 D人工晶状体（预留：+3.29 D）。术后予以常规抗炎、预防感染、短效散瞳剂活动瞳孔治疗。术后长期配戴框架眼镜矫正，并进行弱视治疗。

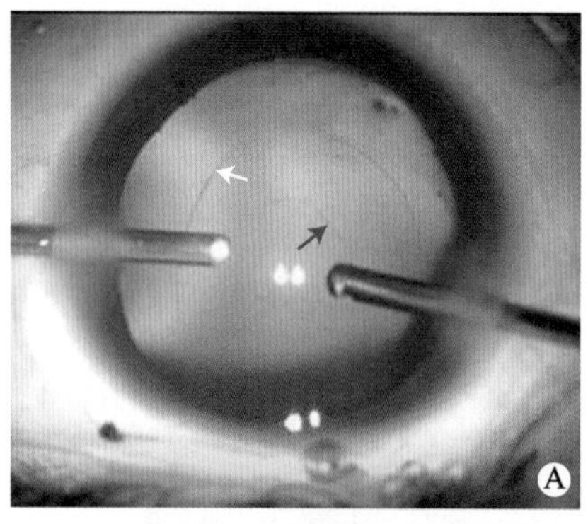


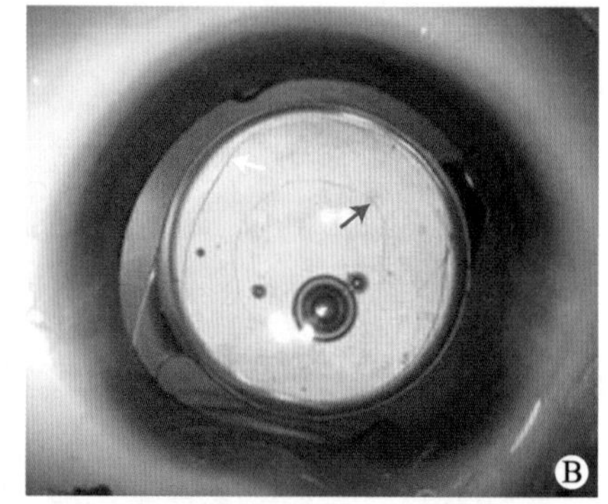


A. 后囊膜及前段玻璃体切除；B. 囊袋内人工晶状体（intra ocular lens，IOL）植入。白色箭头所示为前囊口，红色箭头所示为后囊口。

图2－4　术中操作细节

【治疗结果及随访】

专科检查（第2眼术后4天）：远用处方：右眼＋2.50 DS/－3.00 DC×180＝0.30；左眼－0.00＝0.4$^{+2}$。眼压：右眼17.0 mmHg，左眼16.9 mmHg。双眼角膜缝线在位，前房深度正常，房水清，瞳孔药物性散大约6 mm，人工晶状体位正、透明，眼底红光反射佳。

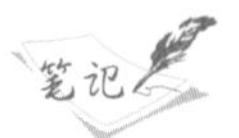

之后的随访过程中，视力逐步缓慢提高，局部炎症反应轻微并渐渐消退，眼压一直保持正常。术后3个月主觉验光：右眼+2.00 DS/-2.50 DC×175=0.60；左眼+2.25 DS/-2.50 DC×180=0.60。予以配双光镜，近附加+2.5 D。

## 病例分析

【病例特点】

（1）患儿4岁，右眼视力0.1，左眼视力0.2，双眼晶状体绕核性混浊，右眼较重。

（2）眼底照显示右眼底能见度差，左眼相对较好，但黄斑区比较模糊。

【诊疗思路分析】

（1）患者为幼儿，双眼发病，晶状体绕核性混浊，玻璃体腔无异常，先天性白内障的诊断可以明确。由于晶状体绕核性混浊，所以分类上属于绕核性白内障。

（2）先天性白内障一旦形成，目前尚无有效药物能够延缓其进展或根治。随访中如发现视功能损害、严重影响视力时需进行手术治疗。

（3）该患儿术前裸眼视力较差，诊断为双眼弱视，右眼视力矫正不提高，影响到日常生活和视力的进一步发育，故应该手术。左眼虽然矫正视力0.5，然而患儿明确表示看不清楚，可以酌情考虑手术。

（4）患儿4岁，眼球发育相对稳定，宜采取白内障摘除联合人工晶状体植入术。眼轴：右眼21.57 mm，左眼20.47 mm。在选择

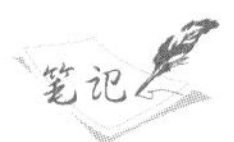

人工晶状体度数时，宜预留远视 2 ~ 3 D。术后配戴眼镜进行光学矫正。

（5）术中行中央后囊膜切除联合前段玻璃体切除术防止后发性白内障或视轴区混浊的形成。

【绕核性白内障】

绕核性白内障又称板层白内障，为儿童最常见白内障之一。常表现为乳白色薄层混浊，包绕在透明晶状体核之外，有时在此板层混浊之外，又套一层或数层板层混浊，各层之间仍有透明皮质间隔。最外层常有短弓形混浊骑在核的赤道部周围，称为骑子。有些患者，同时伴有核性混浊，导致患者视力明显减退。多数为双眼静止性。常为常染色体显性遗传。

绕核性白内障发病的机制和原因目前尚不明确，为晶状体在胚胎某一时期的代谢障碍而形成，可能与胎儿甲状旁腺功能低下、低血钙及母体营养不足有关。

## 赵云娥教授病例点评

在众多先天性白内障形态学分类类型中，绕核性白内障预后相对比较好。因为通常视轴区相对比较透明，对视力影响有限。在过去技术不发达的年代，有些患者接受了光学性虹膜切除术（也就是鼻下方扇形虹膜切除术），直到出现了年龄相关性白内障才来做白内障手术，我们常常惊喜地发现，这些患者术后视力很不错，有些甚至能有 0.6 和 0.8。

然而，当绕核性混浊同时伴有核性混浊时，白内障对视力的影响就会变得比较明显。本例患儿主诉“视物模糊 3 个月”，不排除之前一直有轻度视力障碍，而这 3 个月明显加重的可能性。右眼

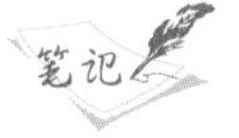

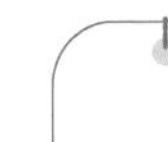

的视轴区核性混浊非常显著，严重影响视力，术后首次验光矫正视力只有0.3，提高不是很明显，经过术后3个月的配镜矫正，达到0.6，说明存在一定程度的形觉剥夺性弱视。患儿的左眼，看上去白内障还是比较轻的，眼底能见度也还不错，然而黄斑区不清楚，术后早期视力是没有提高的，在经过3个月的配镜矫正后，才和右眼同步提高到0.6，说明白内障对他的左眼具有一定的影响。当然，像这样的白内障，做手术决策时是需要综合考虑的，需要结合患儿的主诉（4岁部分儿童已经能较明确地表达感受），以及屈光状态、散射指数和视觉质量等检查，进行综合判断。

## 参考文献

1. FALLS H F. Developmental cataracts: Results of surgical treatment in one hundred and thirty-one cases [J]. Archives of Ophthalmology, 1943, 29(2): 210 – 223.
2. FORSTER J E, ABADI R V, MULDOON M, et al. Grading infantile cataracts [J]. Ophthalmic and Physiological Optics, 2006, 26(4): 372 – 379.
3. REDDY M A, FRANCIS P J, BERRY V, et al. Molecular genetic basis of inherited cataract and associated phenotypes [J]. Survey of Ophthalmology, 2004, 49(3): 300 – 315.
4. KRUMPASZKY H G, KLAUSS V. Epidemiology of blindness and eye disease [J]. Ophthalmologica, 1996, 210(1): 1 – 84.

（常平骏 整理）

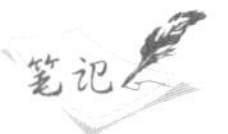

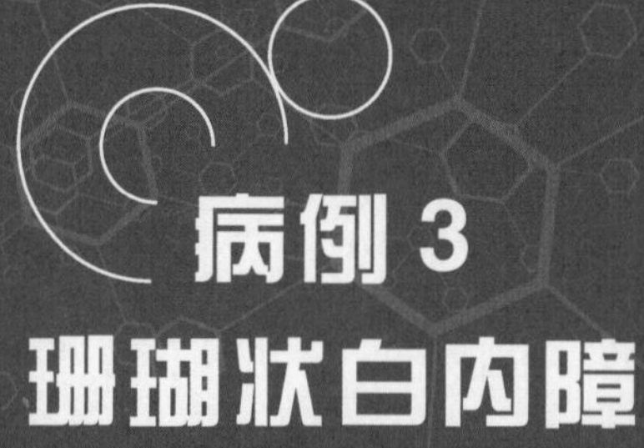

# 病例 3 珊瑚状白内障

## 病历摘要

【基本信息】

患儿，女，10 月龄。

**主诉：** 发现双眼瞳孔区发白 10 个月。

**既往史：** 患儿 40 天时曾来院就诊，诊断为“双眼先天性白内障”，患儿能追物，医嘱予以散瞳治疗，每 2 ~ 3 个月随访。随访期间，家长观察到患儿瞳孔区发白逐渐加重，遂至我院行手术治疗。

**个人史：** 患儿足月剖宫产，出生时体重 3400 g，G2P2。父母均健康，姐姐患有先天性白内障。

【全身情况】

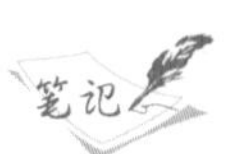

体温 36.7 ℃，脉搏 111 次/分，呼吸 47 次/分，身高 74 cm，体

重 10 kg。发育正常。心、肺、腹部检查未见明显异常。心脏彩超、胸部 X 线片均无异常表现。

【专科检查】

双眼能追光，无斜视和眼球震颤。眼压：右眼 7.2 mmHg，左眼 7.3 mmHg（iCare，Vantaa，Finland）。双眼结膜无充血，角膜透明，前房深，房水清，瞳孔圆，直径约 3 mm，对光反射存，瞳孔区晶状体致密性混浊（图 3－1），眼底隐见视盘界清，色淡红，C/D 不清，视网膜平伏，余窥不清。

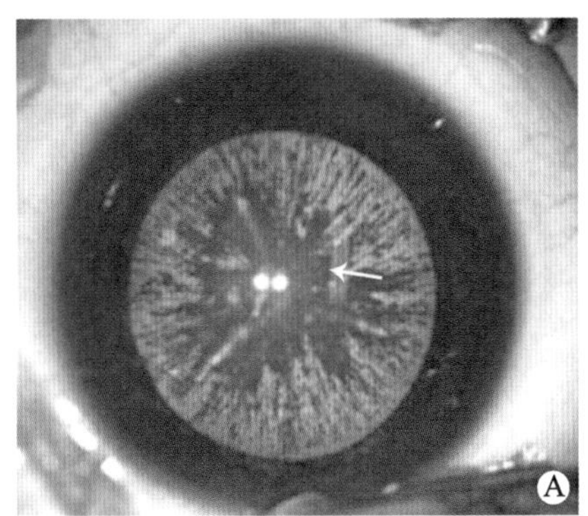


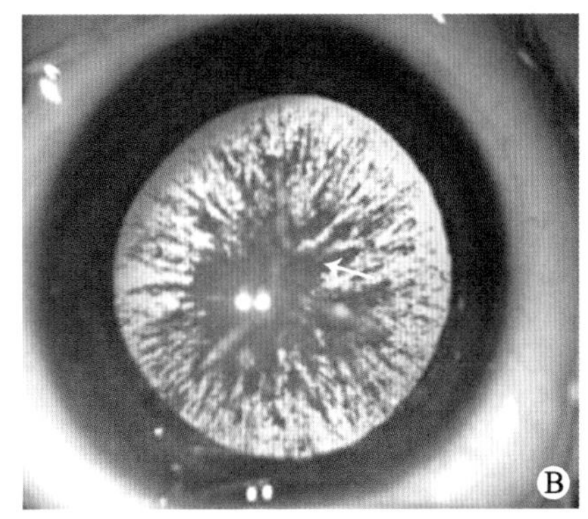


A. 右眼；B. 左眼。箭头所示为珊瑚状混浊及 Y 字缝。

图 3－1　双眼眼前节

【实验室检查】

血尿常规、肝肾功能、电解质及 TORCH 检查未见明显异常。

【特殊检查】

眼轴：右眼 20.05 mm，左眼 20.03 mm（IOL-Master，Zeiss，German）。

角膜曲率：右眼 41 D@ 94，44 D@ 4；左眼 40.25 D@ 97，43.25 D@ 7（IOL-Master，Zeiss，German）。

角膜直径（术中测量）：双眼横径 10.5 mm，纵径 10.0 mm。

B 超：双眼玻璃体腔未见明显异常回声（Cinescan S，Quantel Medical，French）。

【诊断】

双眼先天性白内障；双眼弱视。

【治疗经过】

患儿入院完善相关检查、排除手术禁忌证后，于 2019 年 6 月 11 日在全身麻醉下行右眼手术。上方结膜切开，角膜缘后约 1.5 mm 处切开约 1/2 厚巩膜，制作 3 mm 巩膜隧道切口，制作 2 个 0.8 mm 侧切口。23 G 玻璃体切割头角膜缘入路行前囊膜环形切除 + 皮质吸除 + 后囊膜切除 + 前段玻璃体切除，囊袋内植入一片式人工晶状体（度数：+27.0 D，预留：+4.0 D）（图 3 –2），缝合上方切口并埋结，水密两侧切口，注气形成前房。左眼 6 月 13 日手术，术式同右眼，囊袋内植入一片式人工晶状体（度数：+28.0 D，预留：+4.6 D）。术后予以常规抗炎、预防感染、短效散瞳剂活动瞳孔治疗。术后验光配镜，并弱视治疗。

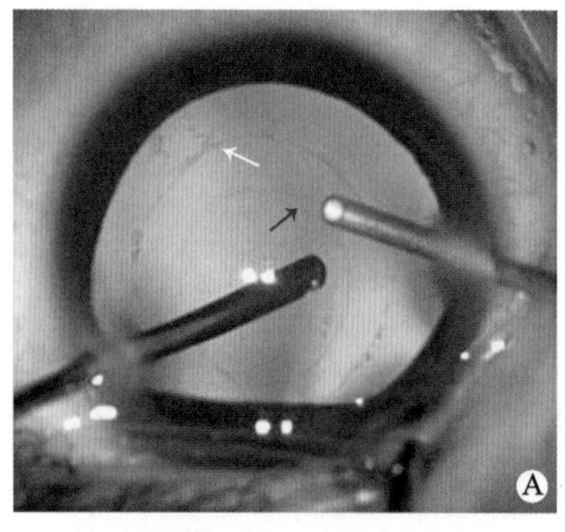


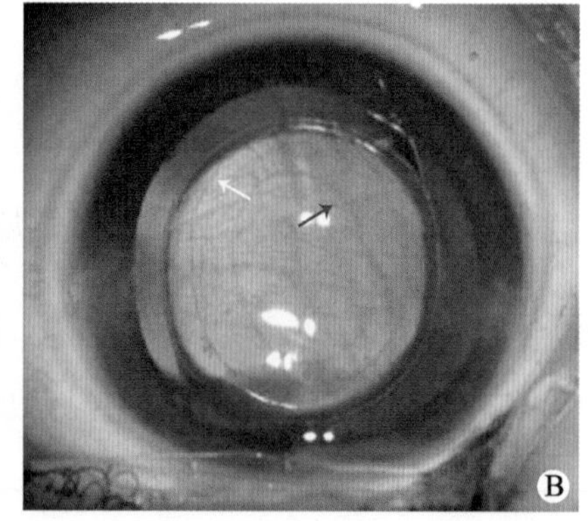


A. 后囊膜及前段玻璃体切除；B. 囊袋内 IOL 植入。白色箭头所示为前囊口，红色箭头所示为后囊口。

图 3 –2　右眼术中操作细节

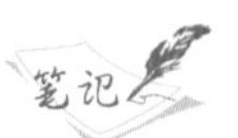

【治疗结果及随访】

专科检查（第 2 眼术后 2 天）：双眼视力（Teller）：0.2（戴镜）。检影验光：右眼 +7.0 DS；左眼 +7.50 DS/ -1.00 DC ×180。眼压：右眼 15.5 mmHg，左眼 15.8 mmHg。双眼角膜缝线在位，前房深度正常，房水清，瞳孔药物性散大约 6 mm，人工晶状体位正，表面见网状渗出膜，眼底红光反射可见。双眼予以局部抗炎治疗。之后的随访过程中，视力逐步缓慢提高，局部炎症反应轻微并渐渐消退，眼压一直保持正常。术后 1 个月检影验光：右眼 +6.00 DS；左眼 +6.25 DS；眼压：右眼 7.7 mmHg，左眼 8.0 mmHg。双眼瞳孔圆，对光反射存，双眼人工晶状体位正，前表面见少量沉着物，眼底红光反射佳。术后 6 个月检影验光：右眼 +5.00 DS；左眼 +5.00 DS/ -0.50 DC ×180，予以更换眼镜。

## 病例分析

【病例特点】

（1）该患儿双眼瞳孔区发白 10 个月。

（2）专科检查：双眼瞳孔区晶状体致密性混浊。

（3）特殊检查：眼轴右眼 20.05 mm，左眼 20.03 mm。

【诊疗思路分析】

（1）患者为婴儿，双眼发病，晶状体致密混浊，玻璃体腔无异常，先天性白内障的诊断可以明确。由于晶状体珊瑚状混浊，所以分类上属于珊瑚状白内障。

（2）先天性白内障一旦形成，目前尚无有效药物能够延缓其进展或根治。患儿年龄小，10 月龄，正处于视力发育的黄金时期

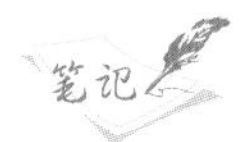

（0～3 岁），若不及时解除视轴区混浊，将会严重损害患者视力发育，故考虑尽早行白内障手术治疗，解除视轴区混浊。

（3）患儿 10 个月，双眼眼轴约 20 mm，术中白内障摘除联合植入人工晶状体。术后配戴眼镜进行光学矫正。

（4）患儿眼轴仍在发育，在选择人工晶状体度数时，右眼预留远视约 4 D，左眼约 4.6 D。

（5）术中行后囊膜切除联合前段玻璃体切除，防止后发性白内障的形成。

【珊瑚状白内障】

珊瑚状白内障（coralliform cataract）是一种临床少见的先天性白内障，其命名是因为其晶状体形态与海中的珊瑚相似，在晶状体的中央区有圆形或长方形的灰色或白色混浊，向外放射到囊膜，形如一簇向前生长的珊瑚，中央的核亦混浊，对视力有一定的影响，一般静止不发展，多有家族史，为常染色体显性和隐性遗传。

先天性珊瑚状白内障最早于 1895 年由 Marcus Gunn 报道。描述为圆形及椭圆形的灰白色混浊排列于晶状体中央，向前和向周边延伸，似海中珊瑚。Verhoeff 最早对珊瑚状白内障进行了超微结构的研究，发现晶状体混浊是大小不一的结晶，在前后极结晶块大、聚集，周边部结晶体积小、分散，推测这些结晶为晶状体蛋白。目前的研究报道珊瑚状白内障与 *CRYGD* 基因 c. C70A.（p. P23T）突变有关。

## 赵云娥教授病例点评

本例患儿 40 天时首次就诊，已经有了明显的珊瑚状白内障，眼底检查红光中间有一团阴影，而家长说患儿的日常表现没有任何

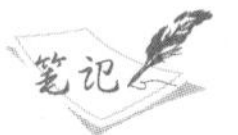

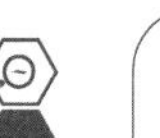

异常，能活泼追物。家长追溯患儿姐姐当年出生时眼睛与患儿差不多，2 岁时也是我给做的手术，目前视力 1.0。综合考虑，可以先散瞳治疗，随访观察。患儿 10 个月大时，家长感觉孩子看东西好像不如之前灵活，瞳孔区灰白色也较之前明显，这个时候，我们认为该做手术了。

先天性白内障手术什么时机适合联合植入 IOL 目前存在较大争议。2 岁左右植入 IOL 被广泛接受，当然也有学者建议早期 IOL 植入，术后有利于视觉恢复。Lambert 教授带领的婴幼儿无晶状体眼治疗小组通过长期的随机对照研究得出的结论认为，小于 6 月龄联合植入 IOL，术后并发症包括视轴区混浊、青光眼等比例明显增高，建议联合植入 IOL 的时机在出生 6 个月后。

婴幼儿白内障一期囊袋内植入 IOL，IOL 度数计算公式的选择目前的研究结果存在争议，主要原因：①婴幼儿本身眼球结构复杂，眼球小、眼轴短、前房浅等；②目前的研究方案差异大，入组年龄不同、手术方式不同、使用 IOL 类型多样等导致研究结论不统一；③由于术前生物学测量的数据受限，例如缺失前房深度等，目前选取的大都是第三代公式，第四代公式应用效果如何未知。该患儿测量眼轴约 20 mm，前房深度 2.8 mm，角膜曲率约 42.5 D，术前使用 SRK/T 公式预留右眼 +4.0 D，左眼 +4.6 D；Haigis 公式预留右眼 +7.56 D，左眼 +7.0 D，术后 1 个月实际屈光度右眼 +6.0 D，左眼 +6.25 D，看起来使用前房深度预测 ELP 的 Haigis 公式和实际结果更接近。在我们近期已发表的一项临床研究中比较了包括 Haigis、Olsen 及 Barrett Universal Ⅱ等在内的 8 个公式对 68 例 68 只眼先天性白内障一期植入 IOL 度数的准确性，研究发现 Haigis 及 Barrett Universal Ⅱ公式相比 Olsen 公式更有优势。

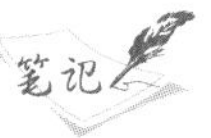

# 参考文献

1. VERHOEFF F H. Microscopic findings in a case of coralliform cataract, with remarks on congenital cataracts in general [J]. Transactions of the American Ophthalmological Society, 1918, 16: 64 – 74.

2. VERHOEFF F H. Sections of coralliform cataract, and a microscopic specimen of vitreous humor from asteroid hyalitis [J]. Transactions of the American Ophthalmological Society, 1921, 19: 182.

3. 李宁东，袁松涛，王犁明，等. 两个先天性珊瑚状白内障家系 *CRYGD* 基因 P23T 突变的检测 [J]. 中华实验眼科杂志，2011，29(6)：539 – 543.

4. LAMBERT S R, AAKALU V K, HUTCHINSON A K, et al. Intraocular lens implantation during early childhood: a report by the American Academy of Ophthalmology [J]. Ophthalmology, 2019, 126: 1454 – 1461.

5. CHANG P, LIN L, LI Z, et al. Accuracy of 8 intraocular lens power calculation formulas in pediatric cataract patients [J]. Graefe's Archive of Clinical and Experimental Ophthalmology, 2020, 258(5): 1123 – 1131.

（常平骏 整理）

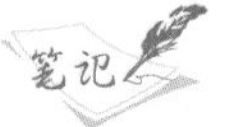

# 病例 4
# 双眼先天性结晶样白内障伴间歇性外斜视

## 病历摘要

【基本信息】

患儿，女，3 岁。

**主诉：**发现双眼瞳孔区发灰 3 年，出现斜视 3 个月。

**既往史：**患儿家长 3 年前发现患儿双眼瞳孔发灰，患儿行动自如。2 年前于我院就诊，诊断为“双眼先天性白内障”，建议继续观察，给予复方托吡卡胺滴眼液点双眼，早上和中午各 1 次，患儿定期随访。近 3 个月出现斜视，故收入院准备白内障手术。

**个人史：**患儿系足月顺产，否认家族史及其他病史。

【全身情况】

身高 106 cm，体重 18 kg，发育正常。

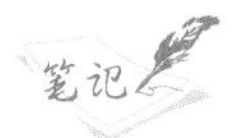

【专科检查】

视力检查不配合。眼压：右眼 15.3 mmHg，左眼 12.5 mmHg。双眼结膜无充血，角膜透明，前房可，房水清，虹膜纹理清晰，瞳孔圆，晶状体混浊，散瞳后双眼晶状体呈弥漫性结晶样混浊，眼底红光存，偏暗（图 4－1）。双眼玻璃体及眼底检查不配合。角膜映光法：－15°，右眼为主斜眼，可控制正位。

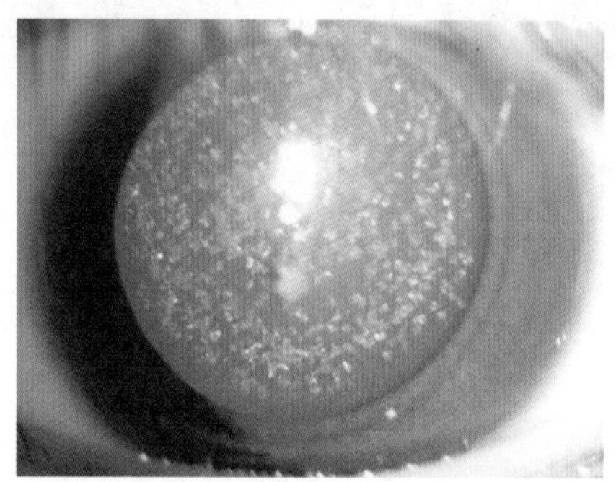

图 4－1　术前眼前节

【实验室检查】

血尿常规、肝肾功能、电解质未见明显异常，TORCH（－）。

【特殊检查】

B 超：双眼玻璃体腔未见明显异常。

眼轴：右眼 20.52 mm，左眼 20.10 mm。

【诊断】

双眼先天性白内障；双眼形觉剥夺性弱视；间歇性外斜视。

【治疗经过】

完善术前各项检查，排除手术禁忌证，于 2015 年 12 月 1 日行右眼微切口白内障超声乳化吸除并人工晶状体植入术，术中囊袋内植入 ＋24.0 D 人工晶状体（预留 ＋3.01 D），术中保留后囊

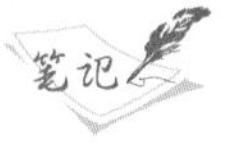

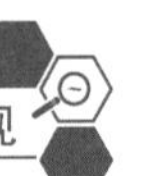

膜；隔日行左眼手术，术式同右眼，术中囊袋内植入 +25.5 D 人工晶状体（预留 +2.98 D）。手术顺利，术后予以常规抗炎、预防感染治疗。术后 1 周验光配镜，长期配戴框架眼镜，配合红闪仪行弱视治疗。

【治疗结果及随访】

患儿双眼术后眼压均在正常范围，矫正视力逐渐提高。家长诉患儿坚持戴镜并接受红闪训练，间歇性外斜视未见好转，无立体视（表4－1）。术后 12 个月出现双眼轻度后囊膜混浊，眼底红光反射尚佳。至术后 15 个月，双眼后囊膜混浊加重，眼底红光反射差，予以双眼后囊膜 YAG 激光治疗，激光治疗术后 3 个月，见后囊膜碎屑未吸收，漂浮于视轴区（图4－2），视力无提高，建议手术治疗。家长咨询能否后发性白内障和斜视手术同期进行，经与斜视医生会诊协商后，定于 2017 年 6 月 28 日行双眼后囊膜切除并前段玻璃体切除术联合外斜视矫正术（图4－3）。术后定期随访，患儿术后矫正视力逐渐提高，至术后 9 个月复诊时矫正视力达到 1.0，可检查出立体视（Titmus 60″；TNO 400″），眼位正。部分随访数据见表4－2。

表4－1　患儿第 1 次术后随访情况（视力、验光和眼轴）

| 术后时间（月） | 视力 | | 验光 | | 眼轴（mm） | |
|---|---|---|---|---|---|---|
| | OD | OS | OD | OS | OD | OS |
| 1 | 0.3 | 0.4 | +2.50 DS/ +0.50 DC×90 | +2.00 DS/ +0.50 DC×90 | 20.1 | 20.52 |
| 3 | 0.4 | 0.5 | +1.50 DS/ +1.50 DC×90 | +1.00 DS/ +1.50 DC×90 | — | — |
| 6 | 0.5 | 0.6 | +1.00 DS/ +1.75 DC×90 | +0.50 DS/ +1.75 DC×90 | 20.53 | 20.78 |
| 12 | 0.6 | 0.7 | +1.00 DS/ +1.75 DC×90 | +0.50 DS/ +1.75 DC×90 | 20.79 | 21.07 |

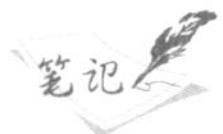

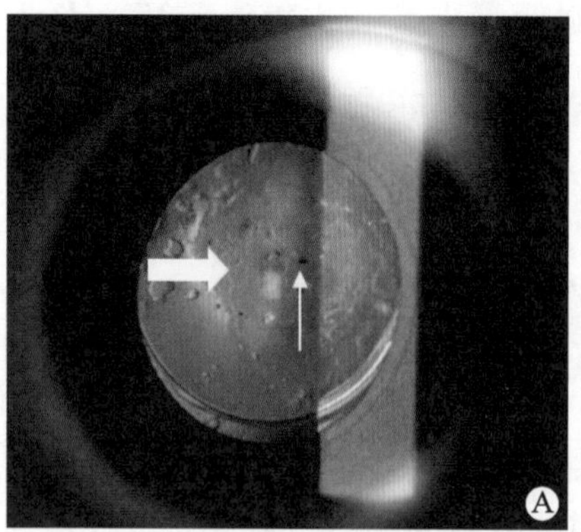


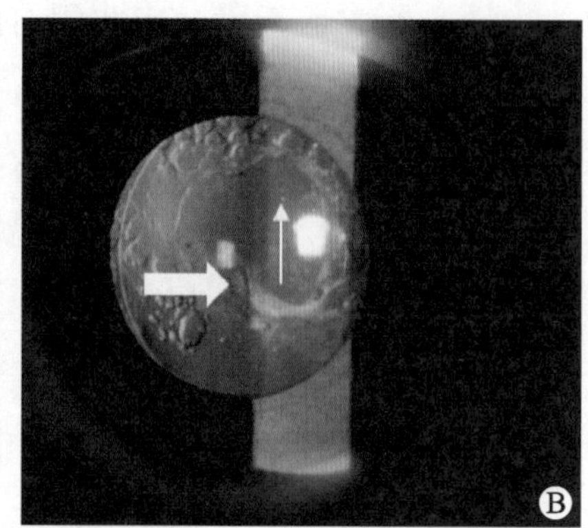


A. 右眼；B. 左眼。人工晶状体表面可见激光损伤斑点（白色细箭头），囊膜碎屑未吸收，漂浮于前段玻璃体（白色粗箭头）。

图 4－2　双眼后囊膜 YAG 激光术后 3 个月

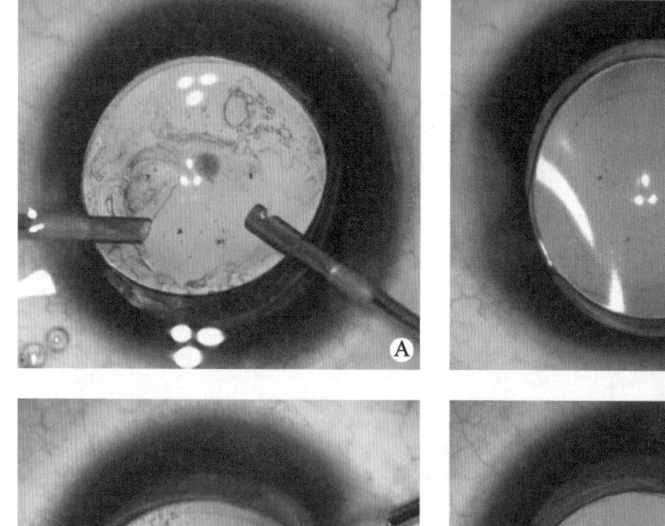


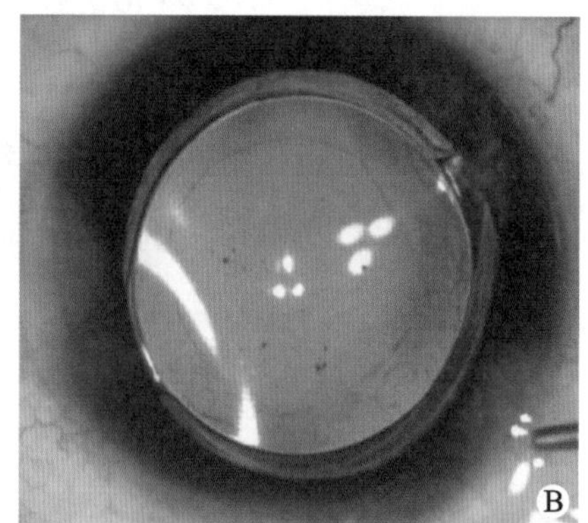


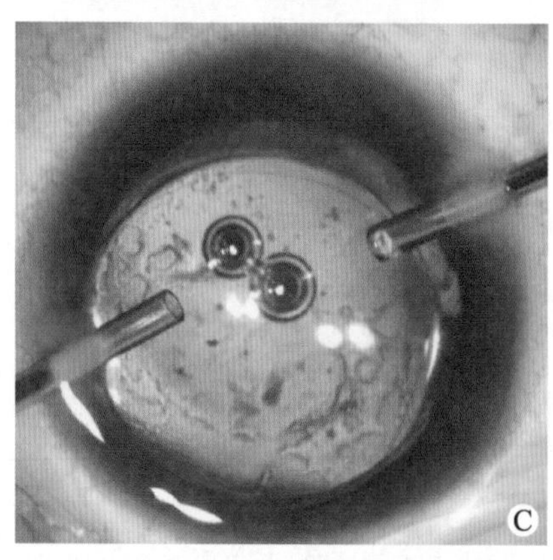


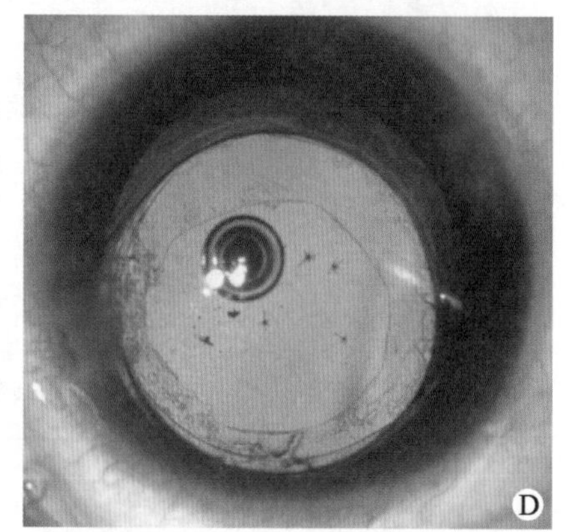


A. 右眼术前；B. 右眼术后；C. 左眼术前；D. 左眼术后。

图 4－3　双眼后囊膜切除并前段玻璃体切除术中

表 4－2　患儿第 2 次术后随访情况（视力、验光和眼轴）

| 术后时间（月） | 视力 | | 验光 | | 眼轴（mm） | |
|---|---|---|---|---|---|---|
| | OD | OS | OD | OS | OD | OS |
| 1 | 0.6 | 0.7 | +1.50 DS/－2.00 DC×180 | +1.00 DS/－1.50 DC×180 | 21.43 | 21.2 |
| 9 | 1.0 | 1.0 | +1.50 DS/－2.25 DC×180 | +1.00 DS/－2.50 DC×180 | — | — |
| 12 | 1.0 | 1.0 | +1.50 DS/－2.25 DC×180 | +1.00 DS/－2.50 DC×180 | 21.55 | 21.35 |
| 24 | 1.0 | 1.0 | +1.00 DS/－2.75 DC×180 | －0.00 DS/－2.50 DC×180 | 21.77 | 21.58 |
| 30 | 1.0 | 1.0 | －1.00 DS/－2.75 DC×180 | －1.50 DS/－2.75 DC×180 | 21.86 | 21.73 |

## 病例分析

【病例特点】

（1）双眼晶状体呈弥漫性结晶样混浊，伴有间歇性外斜视。

（2）双眼白内障术后，视力明显提高，斜视无改善，之后出现后发性白内障，经过激光治疗无改善。

【诊疗思路分析】

（1）关于诊断，患儿出生时即有瞳孔区灰白色，先天性白内障诊断明确。从形态学上讲，全晶状体内弥漫性结晶样混浊，属于先天性结晶样白内障。这个形态学诊断，经典先天性白内障分类学上没有，然而国内有学者报道过。

（2）关于手术时机，本例患儿在首次就诊 2 年后我们才安排手术。主要是首次就诊时患儿年幼，而且晶状体部分透明，患儿活动自如，无明显视力障碍表现。权衡利弊，决定先门诊随访，予以散瞳治疗增加光线刺激。然至 3 岁再来复查时，已经出现间歇性外斜

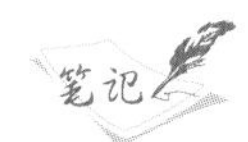

视，不能再拖了，得抓紧手术。

（3）关于是否在一期手术时保留后囊膜，当时的考虑是患儿非常乖巧，检查也很配合，如若出现后发性白内障可以施行 YAG 激光来解决。事实证明，这个思路有点问题，随访过程中出现了后发性白内障，虽然患儿能配合打激光，然而激光术后混浊的后囊膜和玻璃体前界膜混杂在一起，依然需要 2 次手术治疗。

（4）为什么将斜视手术放在二期和前段玻璃体切除术同期进行呢？我们大家都知道，白内障手术后斜视度可能会发生变化，所以，一般来说两个手术不能同期进行。而具体到本例患儿，当时已经将近 5 岁，视力恢复且双眼接近，右眼 0.5 左眼 0.6，斜视度也在一段时间内稳定不变，原则上可以进行斜视矫正术了。当然，也是为了减少麻醉次数，减少患儿来回奔波的不易。

## 【先天性白内障伴发斜视】

先天性白内障会影响儿童的双眼视功能发育及正位视的维持。有学者指出约 50% 的先天性白内障儿童会出现斜视。白内障发病年龄越小，晶状体混浊程度越重，出现斜视的风险越高。相反，发病年龄较大、晶状体部分混浊、术前视力较好的患儿，更可能保持正位眼。因此，斜视的体征可以提示该白内障属于早期发生且病程较长，而且，可能存在双眼视力发育不平衡。尽管有学者提出白内障形态差异与斜视的发生有关，然而因混杂因素众多，先天性白内障和斜视病因学之间的关系仍有很大的争议。也有学者提出斜视的类型与白内障起病时间有关。及时处理白内障对视觉发育具有重要作用，甚至有的患儿眼位会恢复正常。然而更多时候，即使白内障处理得当，术后仍有发生斜视的可能。

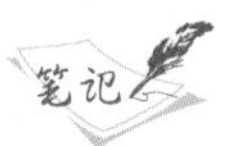

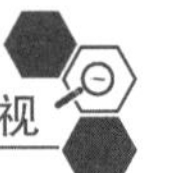

## 赵云娥教授病例点评

本例患儿在等待白内障手术的过程中出现了斜视，这是比较遗憾的。临床工作中，对于儿童的部分性白内障，做出手术决策是需要多方面衡量的。这个病例首次就诊时不急着做手术是对的，在等待手术过程中应该更加强调随访的及时性，一旦出现视力障碍加重，例如出现眼位偏斜、儿童的正常行动能力下降、儿童学习走路的能力减弱等，都提示家长尽早复诊。

首次手术保留了后囊膜，出现后发性白内障是意料之中的事。然而，后来的 YAG 激光治疗未能使视轴区透明，因为患儿后囊膜和玻璃体前界膜之间的 Berger 间隙尚未形成，激光切开的后囊膜会依然顽固地粘在前界膜上，挡在视轴区，仍然需要手术处理。这个经验提醒我们，即使患儿能配合打激光，也应该在一期进行后囊膜和前段玻璃体的处理，以杜绝后发性白内障的可能。目前，一般认为，在 6 ~ 8 岁以下的患儿白内障手术需要同期进行后囊膜和前段玻璃体切除术。

先天性白内障术后斜视的转归并不明确。有研究表明白内障术后可能会降低斜视的发生率并提高立体视觉。然而也有研究指出先天性白内障术后斜视发生率从术前的 33% 上升到术后的 78% 。斜视手术是择期手术，可以在通过弱视治疗最大程度提高视力后，进一步评估斜视的稳定性，再决定行斜视手术治疗。Bothun ED 报道了在先天性白内障术后做斜视手术的患者可进一步改善双眼视觉功能，提高立体视觉。事实上，本例患儿在进行了二期前段玻璃体切除术和斜视矫正术后，视力获得持久稳定的提高，不久之后达到正常视力，不仅眼位维持正位，而且获得了一定程度的立体视，这个结果还是可喜可贺的。

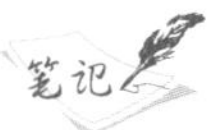

## 参考文献

1. 张哲，张素华，刘建亭，等. 一个常显先天性结晶样白内障家系致病基因鉴定及产前诊断［J］. 中国药物与临床，2015，15(4)：530－532.

2. LAMBERT S R，LYNN M，DREWS-BOTSCH C，et al. A comparison of grating visual acuity，strabismus，and reoperation outcomes among children with aphakia and pseudophakia after unilateral cataract surgery during the first six months of life［J］. Journal of AAPOS，2001，5(2)：70－75.

3. HILES D A，SHERIDAN S J. Strabismus associated with infantile cataracts［J］. International journal of Ophthalmology，1977，17(4)：193－202.

4. HWANG S S，KIM W S，LEE S J. Clinical features of strabismus and nystagmus in bilateral congenital cataracts［J］. International Journal of Ophthalmology，2018，11(5)：813－817.

5. WEISBERG O L，SPRUNGER D T，PLAGER D A，et al. Strabismus in pediatric pseudophakia［J］. Ophthalmology，2005，112(9)：1625－1628.

6. BOTHUN E D，LYNN M J，CHRISTIANSEN S P，et al. Strabismus surgery outcomes in the Infant Aphakia Treatment Study (IATS) at age 5 years［J］. Journal of AAPOS，2016，20(6)：501－505.

7. DEMIRKILINC B E，BOZBIYIK D I，ONDER URETMEN，et al. Strabismus in infants following congenital cataract surgery［J］. Graefes archive for clinical and experimental Ophthalmology，2015，253(10)：1801－1807.

（赵银莹 整理）

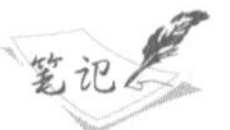

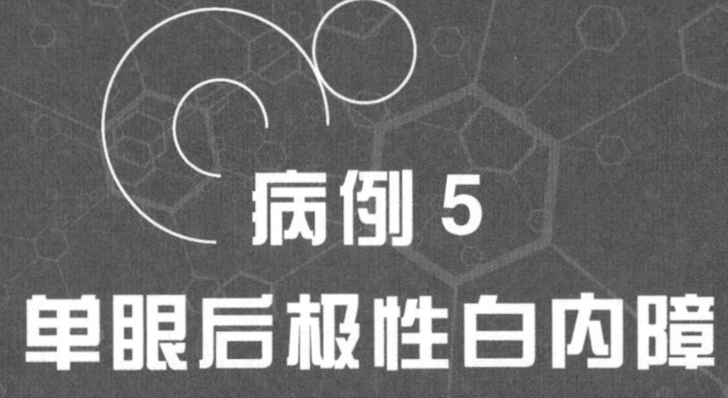

# 病例 5 单眼后极性白内障

## 病历摘要

【基本信息】

患儿，男，2 岁。

**主诉：**发现左眼畏光 1 年。

**既往史：**患儿家属 1 年余前发现患儿左眼畏光，遂至当地医院就诊，考虑“左眼散光”，建议保守治疗。患儿家属为求进一步治疗，遂来我院门诊就诊，拟“左眼先天性白内障、间歇性外斜视”收住入院。

**个人史：**患儿系足月剖宫产，无吸氧史。否认家族史及其他病史。

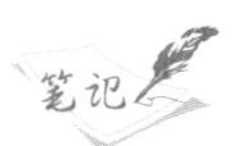

【全身情况】

身高 91 cm，体重 14 kg，发育正常，无特殊病史。

【专科检查】

视力：右眼 0.15，左眼 0.10（检查配合不佳）。眼压：右眼 10 mmHg，左眼 8 mmHg（iCare，Vantaa，Finland）。双眼结膜无充血，角膜透明，前房深，瞳孔圆，直径约 3 mm，右眼晶状体透明，左眼晶状体中央偏鼻侧见灰白色混浊（图 5－1），眼底红光反射中可见阴影。角膜映光法：－10°，可控制正位，眼球运动无受限。

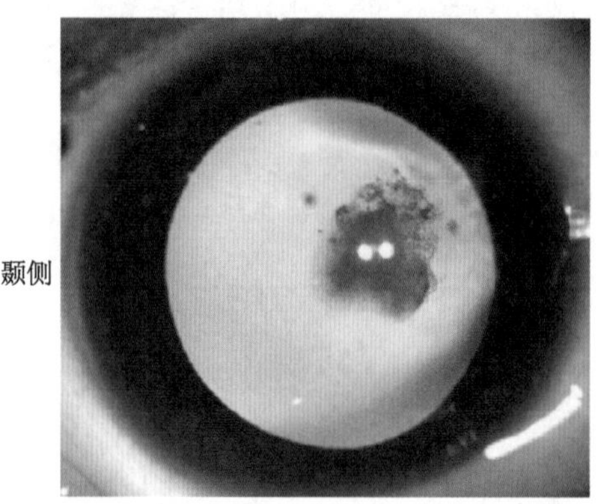


图 5－1　左眼术前显微镜下大体照

【实验室检查】

血尿常规、肝肾功能、电解质未见明显异常。TORCH：单纯疱疹病毒Ⅰ型 IgG 抗体（HSV Ⅰ-IgG）、风疹病毒 IgG 抗体（RV-IgG）和巨细胞病毒 IgG 抗体（CMV-IgG）均阳性。

【特殊检查】

B 超：双眼玻璃体未见明显异常。

眼轴：右眼 22.54 mm，左眼 21.88 mm。

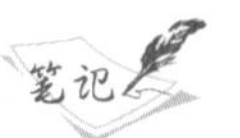

角膜曲率：右眼 39.50 D@162，42.25 D@72；左眼 41.00 D@58，41.75 D@148。

中央角膜厚度：右眼 526 μm，左眼 529 μm。

角膜直径（术中测量）：左眼横径 11 mm，纵径 10 mm。

【诊断】

左眼先天性白内障（后极性）；左眼形觉剥夺性弱视；间歇性外斜视。

【治疗经过】

患者完善术前各项检查、排除手术禁忌证后，于 2017 年 5 月 4 日行“左眼微切口白内障超声乳化吸除 + 后囊膜撕除 + 前段玻璃体切除 + 人工晶状体植入术”，术中见晶状体后极部偏鼻侧团块状混浊，直径约 3 mm（图 5 – 2A，图 5 – 2B），前囊膜做连续环形撕囊，直径约 5 mm，吸除混浊皮质，撕囊镊撕除中央混浊的后囊膜，直径约 3.5 mm（图 5 – 2C），23 G 玻璃体切割头切除前段玻璃体（图 5 – 2D），囊袋内植入一片式人工晶状体，预留 +2.79 D（图 5 – 2E）。手术顺利，术后予以常规抗炎、预防感染、活动瞳孔治疗。

于术后第 2 天验配框架眼镜，并长期配戴，坚持遮盖治疗，每日遮盖右眼 4 ~ 6 小时。

【治疗结果及随访】

门诊检查：左眼术后眼压平稳，视力逐渐提高，术后 2 个月，眼位恢复正位，术后 2 年左眼矫正视力达到 1.0，眼位正，左眼角膜透明，前房深清，人工晶状体位正、透明（图 5 – 3）。部分随访数据见表 5 – 1。

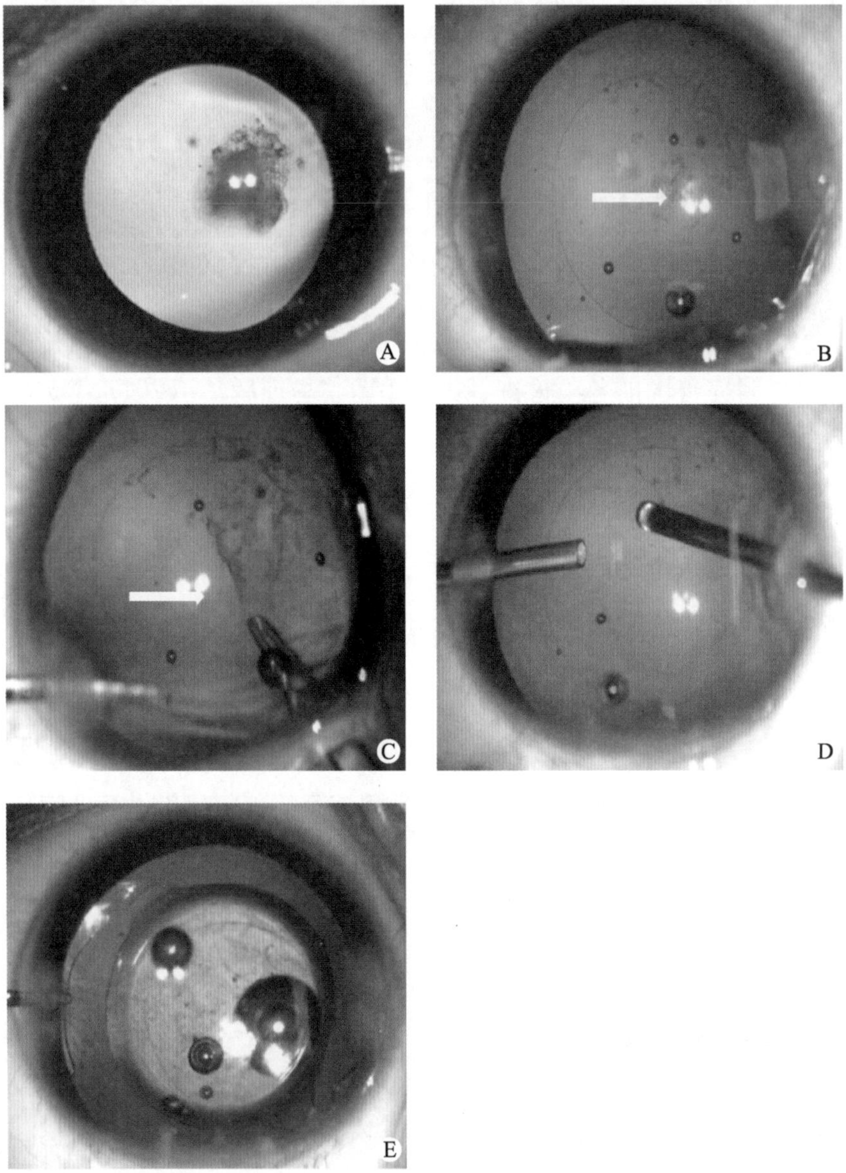

图 5-2　左眼术中

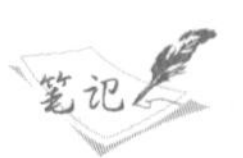

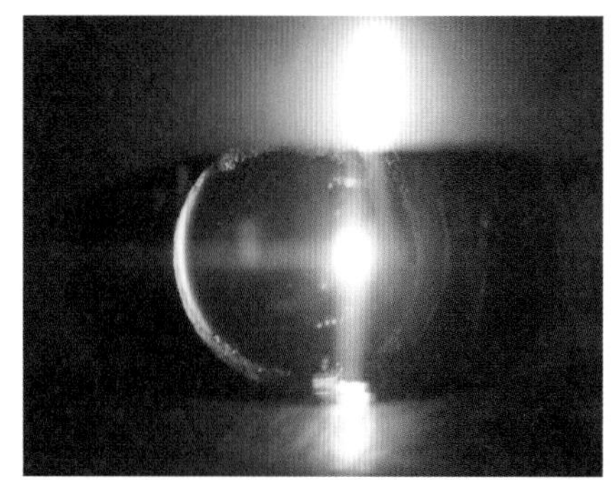

图5－3　左眼术后2年

表5－1　患儿术后随访情况（视力、验光和眼轴）

| 术后时间 | 视力 | | 验光 | | 眼轴（mm） | |
|---|---|---|---|---|---|---|
| | OD | OS | OD | OS | OD | OS |
| 1周 | 0.5 | 0.4 | — | +5.00 DS/－0.50 DC×180 | 22.54 | 21.88 |
| 6个月 | 0.6 | 0.6 | +1.75 DS/－0.75 DC×175 | +3.75 DS/－0.75 DC×150 | 22.55 | 21.99 |
| 10个月 | 0.6 | 0.6 | +1.00 DS/－0.50 DC×180 | +3.00 DS/－0.50 DC×150 | 22.63 | 22.15 |
| 18个月 | 0.6 | 0.6 | — | +2.75 DS/－0.50 DC×175 | 22.73 | 22.1 |
| 24个月 | 1.0 | 0.8 | — | +2.50 DS/－0.50 DC×170 | — | — |
| 36个月 | 1.0 | 0.8 | +0.75 DS/－0.50 DC×170 | +2.75 DS/－0.75 DC×170 | 22.44 | 22.27 |

## 病例分析

【病例特点】

（1）患儿2岁，以“左眼畏光1年”为主诉。

（2）专科检查发现左眼晶状体中央偏鼻侧混浊，并伴有间歇性外斜视。

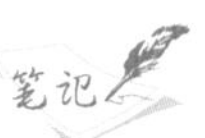

【诊疗思路分析】

（1）患儿晶状体混浊较局限，但是位于后囊膜中央偏鼻侧，对视觉发育影响较大，应尽早手术治疗，尽早进行弱视训练。

（2）关于术式选择，本例患儿 2 岁，单眼白内障，宜同期植入人工晶状体。术式可以选择超声乳化的方式吸除混浊皮质，也可以采取晶状体切割的方式。患者后囊膜斑块状混浊，可以考虑玻璃体切割头切割或者撕囊镊撕除的方式进行，同时，还要做部分前段玻璃体切除。

【后极性白内障】

后极性白内障是一种特殊类型的先天性白内障，文献报道其发生率为 0.5%～7.0%。后极性白内障具有常染色体显性遗传模式，并有散发的非家族性突变报道。显性遗传性白内障倾向于双眼，而散发性白内障一般为单眼。它的特点是位于晶状体后极部的局限性混浊。根据结构特点，后极性白内障可分为三类：①无后囊膜受累；②有后囊膜受累；③自发性脱位。在既往文献报道中，后极性白内障分为静止型和进展型两种，其中静止型更常见，约占 65%。静止型后极性白内障表现为在后囊膜中央致密的盘状混浊，其周围有同心环状混浊的后部晶状体皮质。进展型后极性白内障的盘状混浊，其后部晶状体皮质呈放射状或花萼状混浊。因后极性白内障混浊位于视轴上，在眼屈光系统的结点附近，对视力影响显著。因此，患儿若在视觉形成关键时期发生后极性白内障，且未得到及时治疗，多发生不可逆性的严重弱视，故需及时的手术治疗。

## 赵云娥教授病例点评

本例患儿的首诊主诉是左眼畏光 1 年。很多后极性白内障患

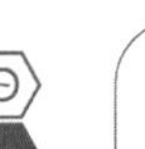

者，只有在亮光下和近距离，瞳孔缩小时出现畏光、视力逐渐下降等症状。因后极性白内障病变范围不大，儿童检查不配合，故常被漏诊，可借助直接眼底镜，观察到眼底红光反射中有局限性阴影时，应进一步仔细检查。因为有些后极性白内障会严重阻碍婴幼儿视力发育，然而早期又很难发现，这是一对矛盾。只有仔细检查，家长和医生都不放过可疑的蛛丝马迹，才能够得到早期诊断和治疗。

正确识别后极性白内障是至关重要的，因为后极性白内障常常存在后囊膜的先天缺陷，如后囊缺损等，在白内障手术中增加了后囊膜破裂的风险。除了常规的裂隙灯检查，也可借助眼前节 OCT 等设备观察晶状体混浊部分是否累及后囊膜。尽管白内障手术过程中会切除部分后囊膜及前段玻璃体，术中避免后囊膜破裂同样重要，因为若后囊膜破裂的位置不佳或者范围过大，可能导致人工晶状体无法植入囊袋内。手术过程中应避免使用水分离，维持前房稳定至关重要，可减少对后囊膜的压力，皮质吸除应从周边开始，向中心剥离，后部混浊团块应留到最后吸除。

本例患儿同时存在间歇性外斜视，术后配镜矫正结合每日 4 ~ 6 小时的健眼遮盖治疗后，术后 2 个月复查时，眼位即恢复正位，而且术后 1 周矫正视力即达到 0.4，略低于对侧健眼，经过 6 个月的训练，视力和健眼一样，在术后 2 年时，双眼视力均为 1.0，眼位一直维持正位。这样好的恢复结果，我们可以推测患儿在生命早期的后极性白内障程度较轻、范围较小，视力得到了一定程度的发育。而在出现视力明显障碍并且引起间歇性外斜视 2 个月时，获得了较为及时的治疗，局势有了很好的扭转。所以说，正确识别后极性白内障，以及正确评估白内障引起的视力障碍，适时手术介入，对治疗及预后有很大的帮助。

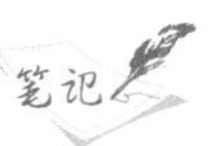

# 参考文献

1. FORSTER J E, ABADI R V, MULDOON M. Grading infantile cataracts [J]. Ophthalmic Physiological and Optics, 2006, 26(4): 372 – 379.

2. KAPOOR G, SETH S, AHLUWALIA T S, et al. Posterior polar cataract: Minimizing risks [J]. Medical Journal Armed Forces India, 2016, 72(3): 242 – 246.

3. VASAVADA A R, VASAVADA V A. Managing the posterior polar cataract: An update [J]. Indian Journal of Ophthalmology, 2017, 65(12): 1350 – 1358.

4. FOSTER G, AYERS B, FRAM N, et al. Phacoemulsification of posterior polar cataracts [J]. Journal of Cataract Refractive Surgery, 2019, 45(2): 228 – 235.

5. KALANTAN H. Posterior polar cataract: A review [J]. Saudi Journal of Ophthalmology, 2012, 26(1): 41 – 49.

（赵银莹 整理）

# 病例 6 双眼粉尘状白内障合并高度远视

## 病历摘要

【基本信息】

患儿，女，4 岁 8 个月。

**主诉：**双眼视力矫正半年未提高。

**既往史：**半年前患儿幼儿园体检怀疑先天性白内障，遂于我院门诊就诊，诊断为"双眼先天性白内障，双眼高度远视，双眼弱视"，建议先验光配镜，同时进行弱视训练，观察视力提高情况。现戴镜矫正，弱视训练已半年，视力无明显提高。

**个人史：**患儿孕 39 周剖宫产，出生体重 3150 g，父母非近亲结

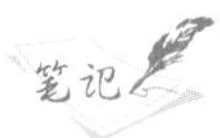

婚，其母、外公曾诊断为“先天性白内障”，未行手术治疗。

【全身情况】

身高 101 cm，体重 17.5 kg。发育正常。

【专科检查】

右眼裸眼视力 0.3，矫正视力 +7.5 DS/ -1.0 DC ×150 =0.4；左眼裸眼视力 0.3，矫正视力 +7.25 DS =0.4。无眼球震颤，无斜视。眼压：右眼 7.2 mmHg，左眼 8.8 mmHg（Topcon，Japan）。双眼裂隙灯检查：角膜透明，前房深清，可见永存瞳孔膜，晶状体核粉尘状混浊，中央致密混浊直径约 3 mm（图 6 -1），眼底小瞳孔下模糊，直接检眼镜 0 D 窥孔下可见眼底红光反射中一片阴影，散瞳后能见度良好，未见明显异常（图 6 -2）。

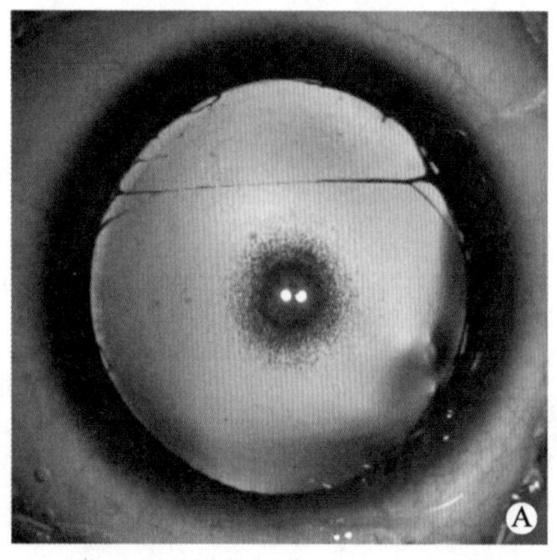
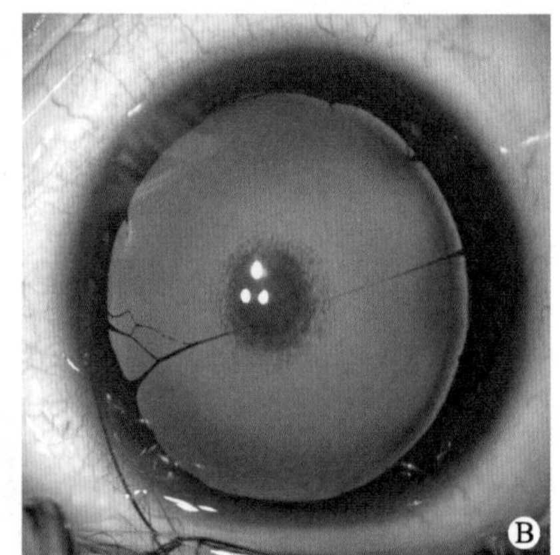

A. 右眼；B. 左眼。

图 6 -1　双眼显微镜下大体照

【实验室检查】

血尿常规、肝肾功能、电解质未见明显异常。TORCH：HSV Ⅰ-IgG、RV-IgG 和 CMV-IgG 均阳性。

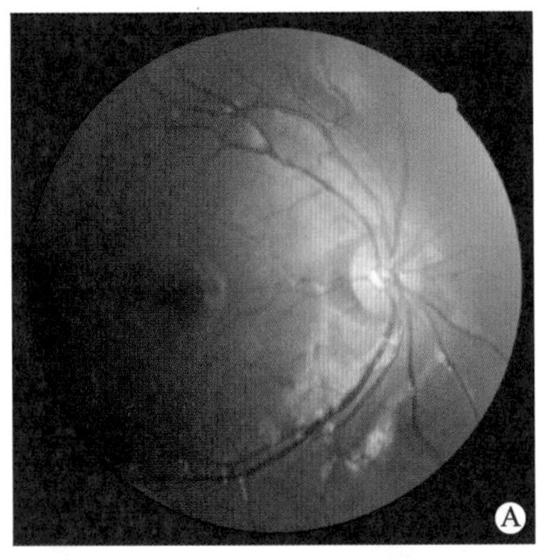
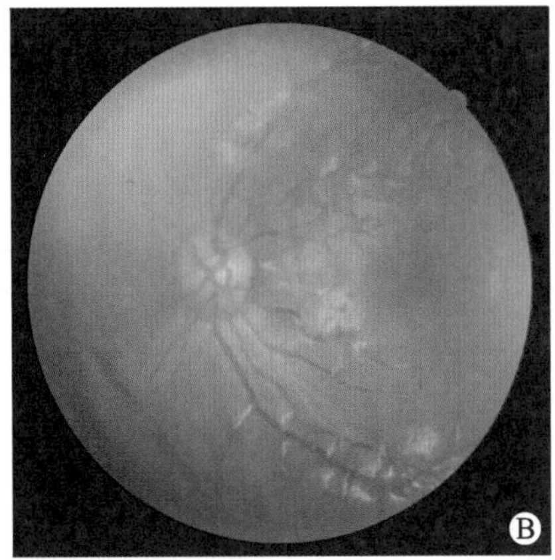

A. 右眼眼底轻度模糊；B. 左眼模糊较重。

图 6-2　双眼术前眼底

【特殊检查】

眼轴（2018-11-14）：右眼 20.36 mm，左眼 20.33 mm（IOL-Master 700，Zeiss，Germany）。

眼轴（2019-4-11）：右眼 20.43 mm，左眼 20.38 mm（IOL-Master 700，Zeiss，Germany）。

角膜曲率：右眼 43.55 D@143，44.29 D@53；左眼 43.44 D@5，44.70 D@95（IOL-Master 700，Zeiss，Germany）。

B 超：双眼玻璃体腔未见明显异常（Cinescan S，Quantel Medical，French）。

【诊断】

双眼先天性白内障；双眼高度远视；双眼弱视；双眼先天性永存瞳孔膜。

【治疗经过】

入院后完善术前检查，次日全身麻醉下先行左眼手术。左眼手术方式为：前入路角膜缘切口 23 G 晶状体切除 + 中央后囊膜切除 + 前段玻璃体切除（前囊口连续环形撕囊，后囊口玻璃体切割头

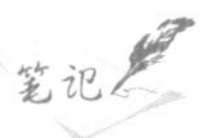

切除）+IOL 囊袋内植入术（经巩膜隧道切口植入 +29.0 D 一片式可折叠 IOL，预留 +1.64 D）（图 6 -3A）。隔日完成右眼手术，手术方式为：I/A 晶状体吸除（前后囊膜均连续环形撕囊）+IOL 植入术（经巩膜隧道切口植入 +29.5 D 一片式可折叠 IOL，预留 +1.41 D；IOL 脚襻植入囊袋内，IOL 光学面嵌顿至后囊口下）（图 6 -3B）。

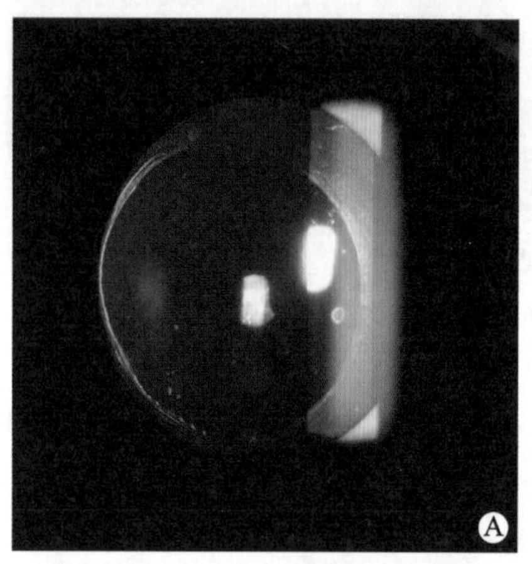


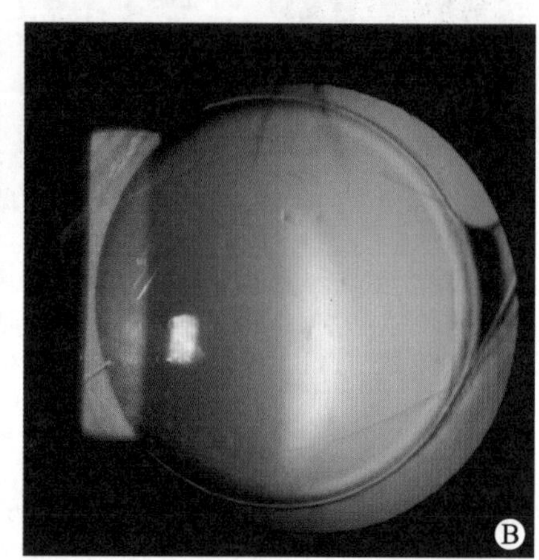


A. 患者左眼术后照片，人工晶状体位置居中，视轴区清亮，后囊口直径约 3.5 mm；B. 患者右眼术后照片，人工晶状体位置居中，可见光学面嵌顿至后囊口后。

图 6 -3　患者双眼术后

## 【治疗结果及随访】

患儿术后半年随访期间，双眼眼压正常，术后主觉验光结果如下。

术后 1 周：右眼 +3.00 DS =0.8；左眼 +3.50 DS/ -1.00 DC ×180 =0.8。

术后 1 个月：右眼 +2.50 DS =0.8；左眼 +2.75 DS/ -0.75 DC ×5 =0.7。

术后 5 个月：右眼 +2.00 DS/ -0.50 DC ×140 =0.7；左眼 +2.00 DS/ -1.00 DC ×40 =0.8。

## 病例分析

【病例特点】

（1）该患儿4岁时因体检怀疑先天性白内障而就诊，患儿家长在患儿更年幼时并没有发现其平日有眼部异常的表现。

（2）该患儿的白内障属于较轻的类型，中央致密混浊的范围较小，同时存在合并高度远视症状。

（3）戴镜矫正并进行弱视训练，但是视力提高不明显。

【诊疗思路分析】

（1）本病例中，患儿初次于我院就诊时，发现其白内障属于较轻的类型，双眼高度远视，双眼裸眼视力0.3，验光右眼+6.00 DS=0.3，左眼+6.00 DS=0.3，家长诉平日未发现患儿有视力异常的表现。故建议患儿进行散瞳验光，配镜矫正远视，并积极进行弱视训练，定期复诊。

（2）半年后患者视力仍提高不明显，弱视训练效果差，结合裂隙灯检查及眼底彩照模糊程度，决定行双眼白内障手术。

## 赵云娥教授病例点评

婴幼儿期的白内障，由于混浊的晶状体阻碍视功能的发育，可造成不可逆的弱视，手术是主要的治疗方法。手术时机的选择需要权衡视功能重建的益处和手术风险之间的关系。本例患儿家属平日未察觉患儿有异常，双眼白内障中央致密混浊的范围较小，结合患者高度远视的验光结果，因此我们推断患儿视力低下的原因为高度

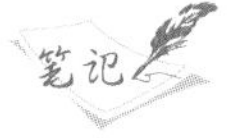

远视和白内障，其主要原因可能还是高度远视。所以我们想先试试配镜及弱视训练的治疗方案。随访半年后，视力无改善，因此我们建议手术治疗。事实证明手术治疗效果很好，术后 1 周视力即达到 0.8，说明患儿并没有明显的弱视，出生早期获得过良好的视力发育，同时，术前高度远视可能是因为白内障干扰了检影验光所致。对于这样居中的核性粉尘状白内障，虽然范围不大，但中央致密，还是会严重影响视力。在是否进行手术的评估时，可以加上别的视觉质量分析，例如检查视网膜视力、以客观视觉质量分析系统（optical quality analysis system，OQAS）检查客观散射指数（object scatter index，OSI），综合考虑，做出更加科学的决策。

本例患儿双眼的手术方式稍有不同。左眼手术，我们进行了中央区后囊膜及前段玻璃体的切除，囊袋内植入人工晶状体，这是婴幼儿一期植入 IOL 的标准术式。有的患儿前后囊膜未能与 IOL 较好地贴合，周边囊袋内的皮质增生溢出并借助前段玻璃体及人工晶状体为支架迅速迁延至全层覆盖视轴区，形成视轴区混浊。右眼的手术，我们选择了后囊膜环形撕囊，将 IOL 光学面夹持到后囊口后面的技术，不做玻璃体切除。两种手术方式的效果，不同术者报道结果各异。Vasavada 和 Savleen Kaur 等学者对两种术式长期随访观察研究发现，两组患者视轴区混浊的发生率均无差异。也有学者认为 IOL 光学部后囊膜嵌顿可显著降低视轴区混浊及 IOL 术后偏位的发生率，但是 IOL 前表面色素沉积的发生率明显增高。目前看来，我们这位小患者视轴区保持清亮，人工晶状体位正，而且表面干净无沉着。

## 参考文献

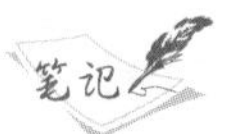

1. MEHRDAD M, AMIRREZA S, ALIREZA S, et al. Updates on managements of

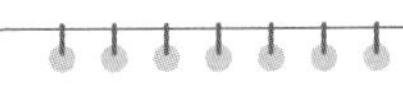

pediatric cataract [J]. Journal of Current Ophthalmology, 2018, 31(2): 118 - 126.

2. ABHAY R V, VAISHALI V, SAJANI K S, et al. Postoperative outcomes of intraocular lens implantation in the bag versus posterior optic capture in pediatric cataract surgery [J]. Journal of Cataract and Refractive Surgery, 2017, 43(9): 1177 - 1183.
3. SAVLEEN K, JASPREET S, JAGAT R. Comparison of posterior optic capture of intraocular lens without vitrectomy vs endocapsular implantation with anterior vitrectomy in congenital cataract surgery: A randomized prospective study [J]. Indian Journal of Ophthalmology, 2020, 68(1): 84 - 88.
4. ZHOU H W, ZHOU F. A Meta-analysis on the clinical efficacy and safety of optic capture in pediatric cataract surgery [J]. Indian Journal of Ophthalmology, 2016, 9(4): 590 - 596.

（王丹丹 整理）

笔记

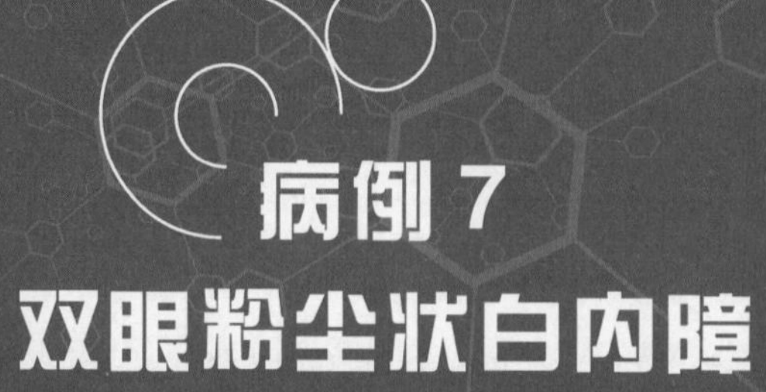

# 病例 7 双眼粉尘状白内障

## 病历摘要

【基本信息】

患儿，女，5 岁。

**主诉：** 双眼畏光伴视物模糊 1 年，无眼红、眼痛，眼部分泌物增多。

**个人史：** 足月顺产，无吸氧史，父母非近亲结婚，家族中无类似病例。

【全身情况】

身高 100 cm，体重 17.8 kg。发育正常。心、肺、腹部检查未见明显异常。

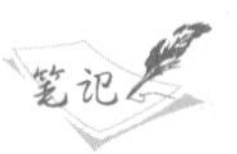

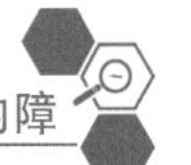

【专科检查】

裸眼视力：右眼 0.25，左眼 0.25。矫正视力：右眼 +0.75 DS/ -1.25 DC × 125 = 0.60，左眼 +0.75 DS/ -1.50 DC × 180 = 0.60。眼位正，无眼球震颤。眼压：右眼 12.1 mmHg，左眼 12.5 mmHg。双眼结膜无充血，角膜透明，前房深度正常，房水清，瞳孔圆，对光反射存。散瞳检查显示双眼晶状体核及核周皮质弥漫粉尘样混浊（图 7 - 1），玻璃体透明，眼底模糊，隐见视盘境界清，色淡红，视网膜平伏（图 7 - 2）。

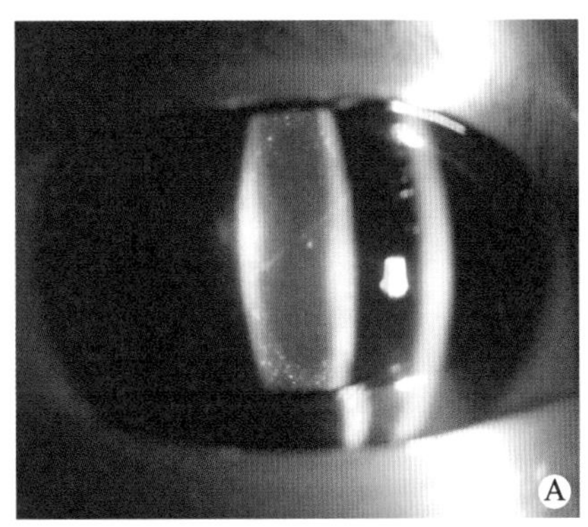


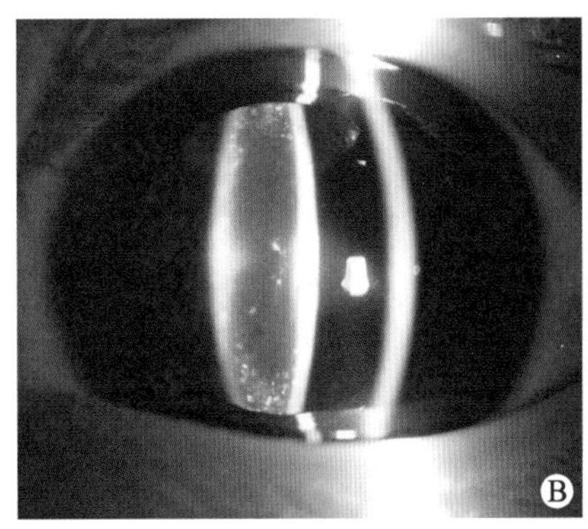


A. 右眼；B. 左眼。

图 7 - 1　双眼眼前节

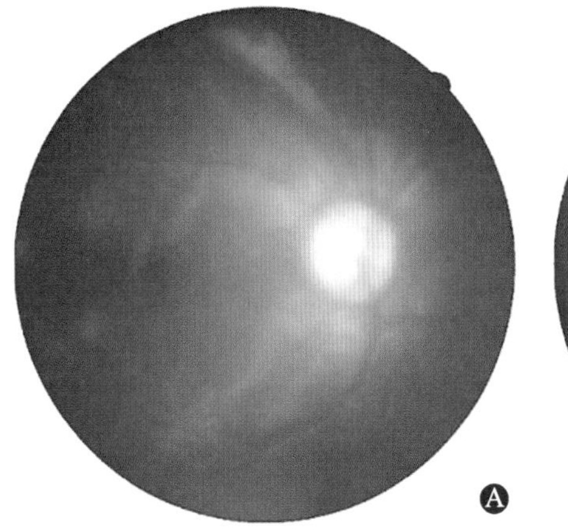


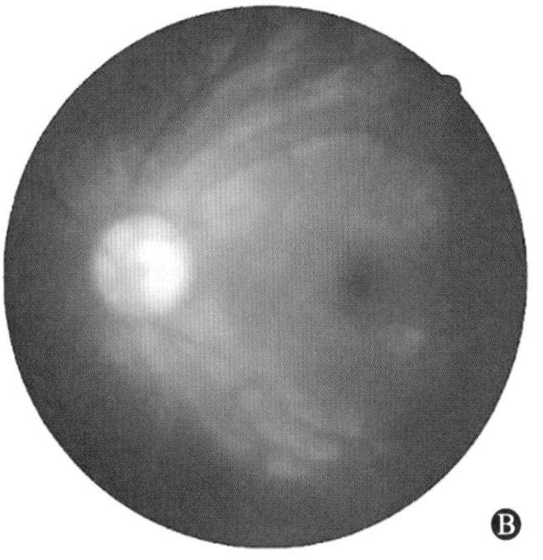


A. 右眼；B. 左眼。

图 7 - 2　双眼眼底

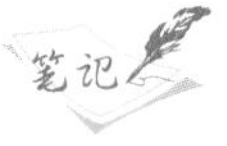

【实验室检查】

血尿常规、肝肾功能、电解质未见明显异常。TORCH：CMV-IgG 和 RV-IgG 阳性，其余结果阴性。

【特殊检查】

眼轴：右眼 21.47 mm，左眼 21.39 mm（IOL Master 500，Carl Zeiss Meditec AG，Germany）。

角膜曲率：右眼 44.35 D@1，46.94 D@91；左眼 44.29 D@0，46.75 D@90（IOL Master 500，Carl Zeiss Meditec AG，Germany）。

B 超：双眼玻璃体腔未见明显异常回声（Cinescan S，Quantel Medical，French）。

OQAS Ⅱ检查：右眼客观散射指数为 5.5，左眼不配合检查（OQAS，IQ Medical，Australia）。

【诊断】

双眼发育性白内障（粉尘状白内障）；双眼弱视。

【治疗经过】

患儿术前局部给予 0.5% 的左氧氟沙星滴眼液清洁结膜囊，在明确诊断、排除手术禁忌证后，全身麻醉下行左眼手术。术中见晶状体呈粉尘样混浊（图 7－3A）。上方结膜切开，角膜缘后约 1.5 mm 处切开约 1/2 厚巩膜，制作 3 mm 巩膜隧道切口，制作两个 0.8 mm 侧切口。前囊膜以撕囊镊做居中连续环形撕囊，直径约 5 mm，吸除皮质，23 G 玻璃体切割头角膜缘入路行中央后囊膜切除、前段玻璃体切除，囊袋内植入 +23.5 D 三片式人工晶状体一枚（预留 +1.55 D）（图 7－3B），缝合上方切口并埋结，水密两侧切口，注气形成前房（图 7－3C）。地塞米松注射液 0.5 mg 球结膜下注射。5 日后行右眼手术（过程略，术前大体照见图 7－3D）。

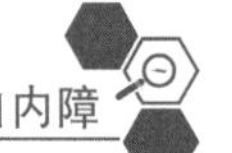

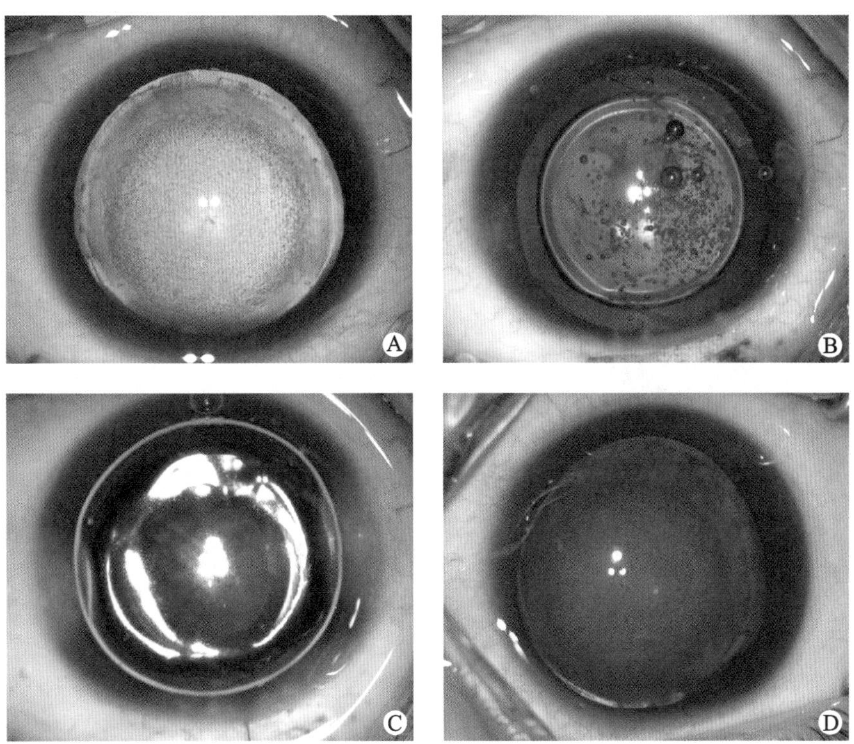

A. 左眼术前；B. 左眼术中；C. 左眼术毕；D. 右眼术前。

图 7－3　患儿全身麻醉后手术显微镜下大体照

双眼术后第 4 天患儿进行了验光配镜。主觉验光结果：右眼 +3.50 DS/－1.50 DC×180＝0.8，左眼 +3.50 DS/－1.75 DC×180＝0.8；远用处方同主觉验光结果，近附加 +3.00 D。

## 【治疗结果及随访】

患儿诉术后畏光减轻，逐渐消失，视力改善。随访至术后一年，期间眼压无明显异常，随访期间验光结果如下。

术后 1 个月：右眼 +3.00 DS/－2.25 DC×170＝0.6，左眼 +3.25 DS/－1.75 DC×175＝0.7。

术后 3 个月：右眼 +2.75 DS/－2.25 DC×175＝1.0，左眼 +3.00 DS/－1.75 DC×175＝1.0。

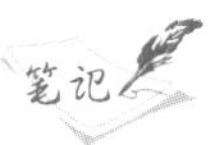

术后 6 个月：右眼 +2.75 DS/ -2.25 DC × 175 = 1.0，左眼 +3.00 DS/ -1.75 DC × 175 = 1.0。

术后 1 年：右眼 +2.75 DS/ -2.25 DC × 175 = 1.0，左眼 +3.00 DS/ -1.75 DC × 175 = 1.0。

术后 1 年立体视检查：TNO 200″，Titmus 200″。

## 病例分析

【病例特点】

（1）患儿，女，5 岁，因“双眼畏光伴视物模糊 1 年”入院。

（2）双眼白内障，生长发育过程中起病并逐渐加重，晶状体核及核周皮质弥漫粉尘样混浊。

【诊疗思路分析】

患儿已满 5 岁，家长诉 1 年前出现视物模糊，裂隙灯检查显示双眼晶状体混浊，诊断为“双眼发育性白内障”。本例患儿白内障形态表现为晶状体核及核周皮质弥漫粉尘样混浊，双眼发病，这些均符合“粉尘状白内障”特点。因患儿晶状体已出现明显混浊且对其日常生活造成了明显影响，OQAS Ⅱ客观散射指数高，提示晶状体混浊已对患儿视觉质量造成明显干扰，因此我们选择手术干预。

【粉尘状白内障】

粉尘状白内障，是一类表现为晶状体中央部散在细小点状、颗粒状混浊的白内障类型，一般累及晶状体胚胎核及胎儿核。粉尘状白内障可见于多种基因突变中，如 *CRYGC* 基因、*GJA8* 基因及 *GJA3* 基因，一般累及双眼且表现为常染色体显性遗传，即患者家系中每代均有患者。很多粉尘状白内障患者因晶状体混浊较轻、视力较

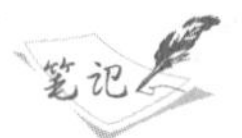

好，并不会意识到自己患有白内障。一些粉尘状白内障可在发育过程中逐渐加重，逐步影响患者视力。在部分基因突变类型中，粉尘状白内障可合并其他眼部异常，如小角膜、虹膜缺损等。早在1906年Nettleship就报道了粉尘状白内障，即Coppock白内障（Coppock为患者姓氏），后来人们将形态与Coppock白内障类似的白内障命名为Coppock样白内障（Coppock-like cataract），目前Coppock cataract、Coppock-like cataract及粉尘状白内障的直译Pulverulent cataract常可在外文文献中通用。

## 赵云娥教授病例点评

粉尘状白内障一般呈现常染色体显性遗传，常可通过先证者找到代代均有患者的遗传家系，部分患者可能因白内障较轻而从未就诊。本例患儿为双眼白内障，其形态呈现典型的粉尘状白内障特点，但家属否认有家族史，考虑以下可能：①患儿白内障为新发突变导致；②因患儿母亲带其就诊，未对其父亲进行检查，不排除其父亲为轻症粉尘状白内障患者。进行基因检测可以发现致病突变，帮助我们更好地理解患儿的发病机制。

轻症粉尘状白内障无须手术治疗，并常常在体检时被检出。本例患儿5岁，能清楚表达主诉和需求，诉畏光及视物模糊1年，说明她的白内障逐渐加重，并已影响其视功能，OQAS Ⅱ结果亦提示白内障对视觉质量造成严重干扰，因而我们对患儿施行了手术干预。术后视力恢复良好，说明患儿没有明显弱视。至术后1年，患儿具有一定的立体视功能，虽然较正常同龄儿童差，但是有立体视比没有强多了，亦进一步证明了手术的必要性。

需要指出的是，这样的轻中度发育性白内障，临床上做手术决

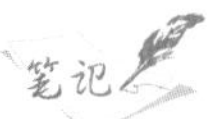

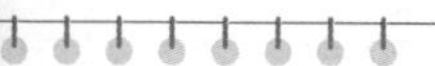
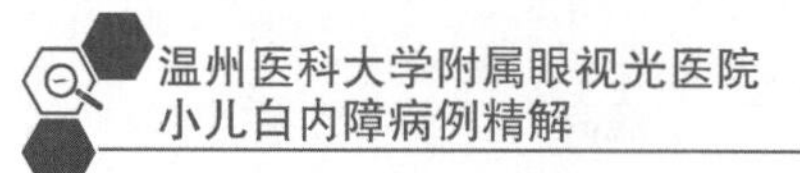


策需要非常慎重，需要经过综合检查和考量，也需要考虑接诊医生本身的医疗技术和经验，而不是一经检查发现白内障就决定做手术。

## 参考文献

1. ZHANG L, QU X, SU S, et al. A novel mutation in *GJA3* associated with congenital Coppock-like cataract in a large Chinese family [J]. Molecular Vision, 2012, 18: 2114 - 2118.

2. GONZÁLEZ-HUERTA L M, MESSINA-BAAS O, URUETA H, et al. A *CRYGC* gene mutation associated with autosomal dominant pulverulent cataract [J]. Gene, 2013, 529(1): 181 - 185.

（张冰 整理）

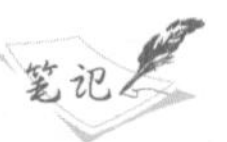

# 病例 8 发育性白内障多焦点人工晶状体植入

## 病历摘要

【基本信息】

患儿，女，14 岁。

**主诉：**双眼渐进性视物模糊 3 个月，无其他不适症状，近来双眼视物模糊明显加重，影响学习和日常生活，现来我院门诊就诊，拟“双眼白内障”收住入院。

**个人史：**患儿孕 38 周出生，第 1 胎，出生体重为 2.75 kg。否认家族史及其他既往病史。

【全身情况】

身高 150 cm，体重 51 kg。发育正常。心、肺、腹部检查未见

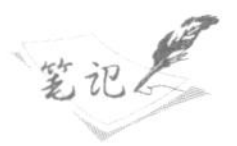

明显异常。心电图（2018 年 3 月 19 日，本院）：窦性心律。

【专科检查】

裸眼视力：右眼 0.4，左眼 0.3。矫正视力：右眼 +2.50 DS =0.5，左眼 +3.25 DS =0.3。眼压：右眼 12.9 mmHg，左眼 13.7 mmHg。双眼角膜透明，前房深，房水清，瞳孔圆，直径约 3 mm，对光反射存，晶状体核粉尘状混浊伴后极部中央混浊，以及周边皮质放射状混浊（图 8 -1），玻璃体无明显异常。眼底（图 8 -2）：右眼视盘境界清晰，色淡红，C/D≈0.3，视网膜平伏，黄斑中心凹反光存；左眼隐见视盘境界清晰，色淡红，C/D≈0.3，视网膜平伏，黄斑窥不清。

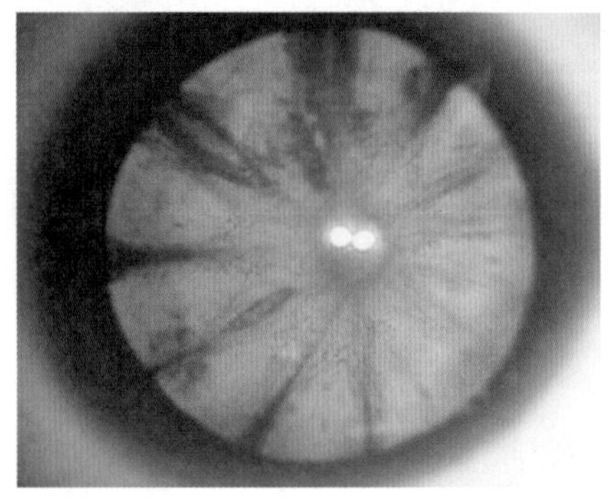

图 8 -1　左眼术中显微镜下大体照

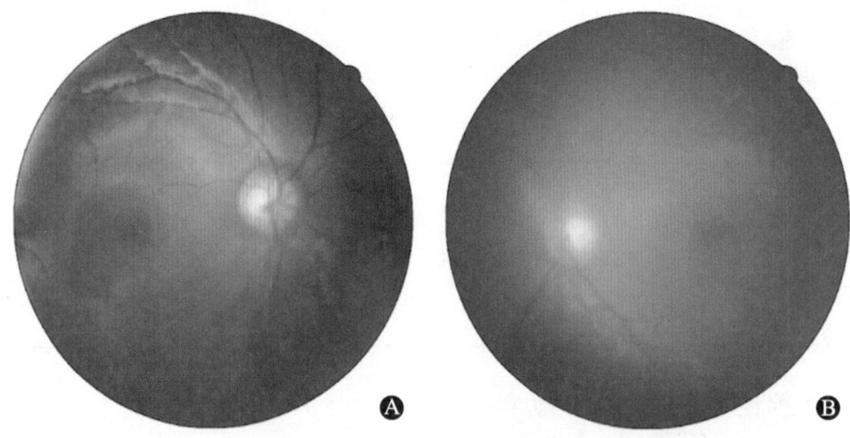


A. 右眼；B. 左眼。左眼底能见度较差。

图 8 -2　双眼眼底

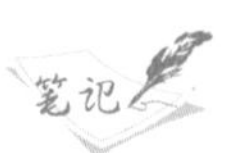

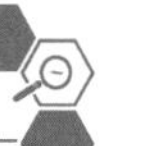

【实验室检查】

血尿常规、肝肾功能、电解质未见异常。

【特殊检查】

B 超（2018 年 3 月 19 日，本院）：双眼玻璃体轻度混浊。

IOLMASTER（2018 年 3 月 19 日，本院）：眼轴：右眼 23.01 mm，左眼 23.61 mm；角膜曲率：右眼 41.72 D@9，43.60 D@99，左眼 42.03 D@7，43.83 D@97。

角膜内皮镜（2018 年 3 月 19 日，本院）：右眼 3676 个/mm$^2$，左眼 3311 个/mm$^2$。

OCT（2018 年 3 月 1 日，外院，图 8－3）：双眼黄斑中心凹形态存。

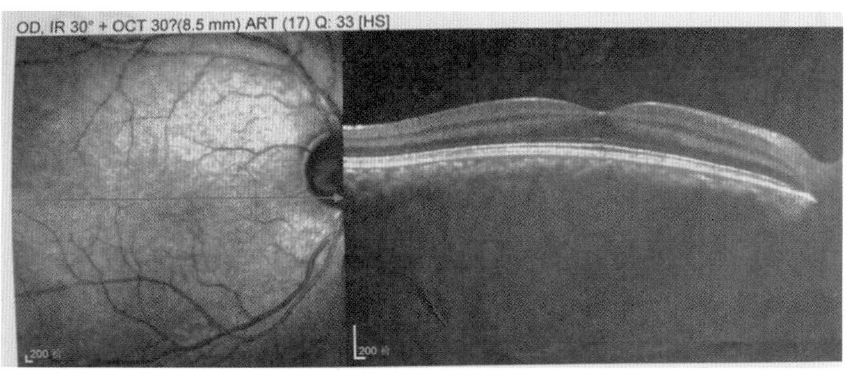


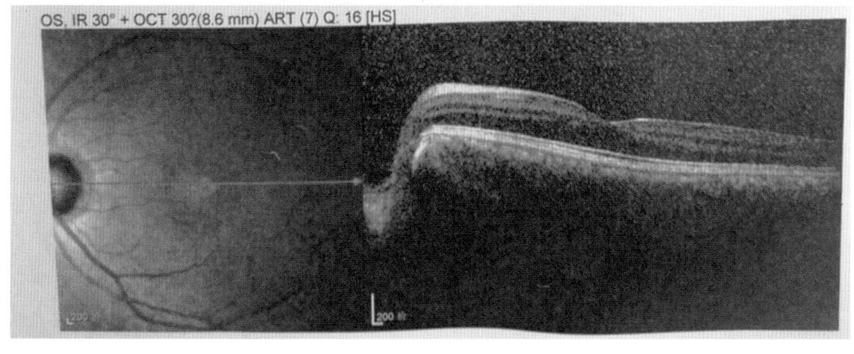


黄斑中心凹结构均未见明显异常。

图 8－3　双眼黄斑 OCT

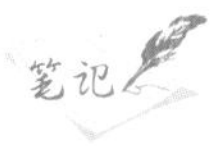

【诊断】

双眼发育性白内障；双眼形觉剥夺性弱视？

【治疗经过】

患儿入院完善相关检查、排除手术禁忌证后，于2018年3月20日在表面麻醉下行“左眼微切口白内障超声乳化吸除并人工晶状体植入术”，抛光前囊膜，完整保留后囊膜，术中囊袋内植入+22.0 D人工晶状体（预留-0.03 D）。手术顺利，术后予以妥布霉素地塞米松滴眼液及0.5%左氧氟沙星滴眼液常规抗炎、预防感染治疗。

【治疗结果及随访】

患儿次日自诉视力明显改善，远中近视物清，视力0.8/0.63（80 cm）/0.8（40 cm），眼压20.7 mmHg。1周后复查，视力0.8/0.63（80 cm）/0.5（40 cm），眼压25.1 mmHg，可能为一过性激素性高眼压，故改妥布霉素地塞米松滴眼液为氯替泼诺滴眼液。术后3个月复查时，诉生活、学习等用眼均无不适，无明显夜间眩光等不适感，远视力0.8，眼压10.1 mmHg，图8-4为术后3个月复查时的照片。

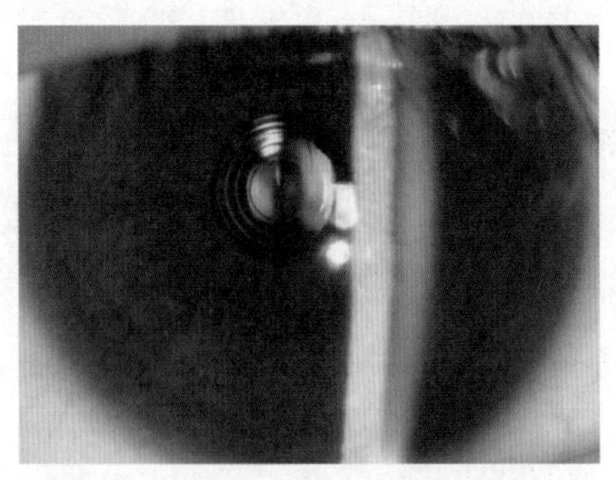

图8-4　术后3个月左眼眼前节

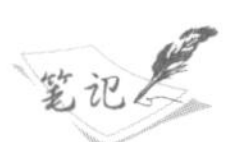

## 病例分析

【病例特点】

（1）患儿14岁，以“双眼渐进性视物模糊3个月”为主诉。

（2）晶状体核粉尘状混浊伴后极部中央混浊，以及周边皮质放射状混浊。

（3）没有药物使用史，没有葡萄膜炎征。

【诊疗思路分析】

患儿14岁，主诉视物模糊3个月，说明她小时候视力还是不错的，白内障的加重和发展是近几个月的事情。然而患儿没有药物使用史，没有眼部其他疾病表现，所以可以诊断为“发育性白内障”，可能会伴有轻度弱视。患儿可能有比较好的视力发育基础，考虑到学龄期儿童的学习需求，我们决定给她做手术，而且可以选择多焦点人工晶状体植入。经过沟通，家长和患儿决定用双焦点人工晶状体，假如中距离不够清楚，另一眼再另作选择。

## 赵云娥教授病例点评

本例患儿的手术指征，想必大家都是认同的，双眼白内障伴有远视，矫正视力右眼0.5、左眼0.3，学习和日常生活都深受影响。临床上比较纠结的是人工晶状体的选择。一方面，十几岁的学龄期小姑娘，双眼白内障术后失去调节能力，需要配戴老花镜，小姑娘可能比较难以接受；另一方面，虽然患者主诉视力下降3个月，但是没有之前的就诊记录，幼时眼部情况不明朗，根据患者自述的之

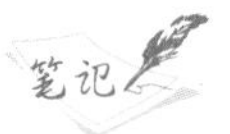

前视力情况，可能没有弱视或者仅有轻度弱视，视力预后应该是不错的。所以，为了避免老花镜的困扰，可以考虑选择多焦点人工晶状体。那么问题又来了，14 岁的孩子，眼球还在生长发育进程中，尚未完全稳定，将来可能会出现近视，而多焦点人工晶状体植入术是要求术后正视的，这形成了一个矛盾。再者，这个患者的角膜顺规散光约 1.8 D，也不符合多焦点人工晶状体植入的适应证，不过，我们可以选择在陡轴上做切口，可以将术后散光控制在 1.5 D 之内。

以上情况，都需要与患者及其家长充分沟通。另外，还要告知多焦点人工晶状体植入后可能出现夜间眩光及光晕等不适，严重者也可能影响日常生活及将来开车等。

经过充分沟通，患者和家长决定选择多焦点人工晶状体，术后结果证明这个选择没错，小姑娘不必戴眼镜就能实现全程视力。如果将来近视了，可以通过配戴近视眼镜或者角膜激光手术来矫正。

多焦点人工晶状体在青少年发育性白内障中并非禁用，不过，我们应该结合患者眼部条件、年龄及需求等多方面因素，并在充分告知相关风险的条件下，谨慎使用。

## 参考文献

1. JACOBI P C, DIETLEIN T S, KONEN W. Multifocal intraocular lens implantation in pediatric cataract surgery [J]. Ophthalmology, 2001, 108(8): 1375 – 1380.

2. RAM J, AGARWAL A, KUMAR J, et al. Bilateral implantation of multifocal versus monofocal intraocular lens in children above 5 years of age [J]. Graefe's Archive for Clinical and Experimental Ophthalmology, 2014, 252(3): 441 – 447.

3. RYCHWALSKI P J. Multifocal IOL implantation in children: Is the future clear? [J]. Journal of Cataract & Refractive Surgery, 2010, 36(12): 2019 – 2021.

（丁锡霞 整理）

# 病例 9 双眼先天性白内障未行手术

## 病历摘要

【基本信息】

患儿，男，9 岁。

**主诉：** 发现双眼先天性白内障 6 年余。

**既往史：** 患儿 6 年余前于体检时发现“双眼白内障”，当时我院门诊验光结果显示右眼 +1.50 DS/ +1.00 DC ×100 =0.50，左眼 +1.00 DS/ +1.00 DC ×80 =0.50，未施行手术，后于我院定期随访。

**个人史：** 患儿母亲、外婆均患有“白内障”，无早产及吸氧史。

【全身情况】

无特殊。

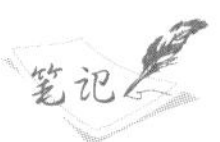

【专科检查】

裸眼视力：右眼 0.5，左眼 0.8；矫正视力：右眼 +0.50 DS/-1.25 DC×20 =0.70，左眼 -1.25 DC×175 =0.80。眼压：右眼 18.9 mmHg，左眼 20.4 mmHg。双眼结膜无充血，角膜透明，前房深度可，房水清，虹膜纹理清晰，无眼球震颤，瞳孔圆，对光反射灵敏，散瞳后，双眼晶状体中周部皮质羽毛状不均匀轻度混浊、视轴区透亮（图 9-1），眼底检查未见明显异常，眼底照片显示黄斑区能见度良好（图 9-2）。

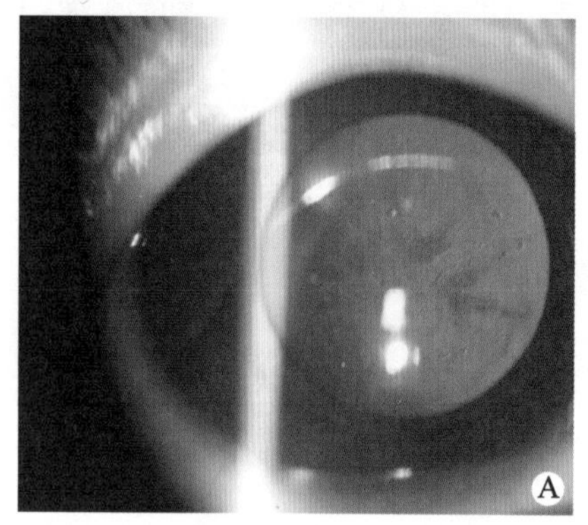


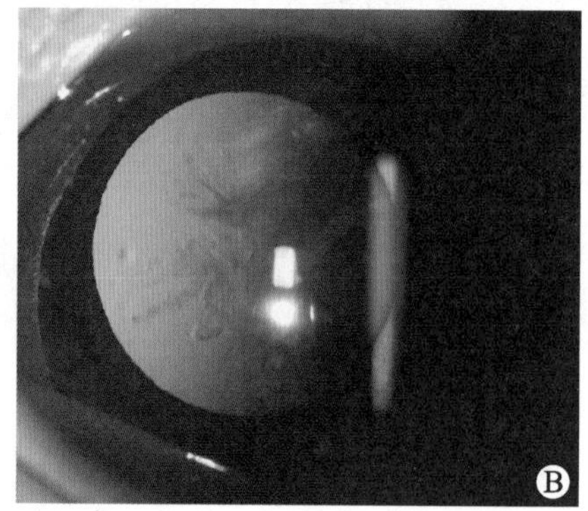


A. 右眼；B. 左眼。

图 9-1　双眼眼前节

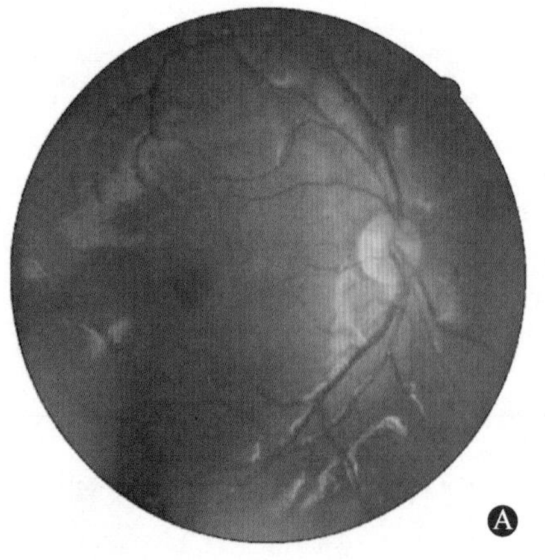


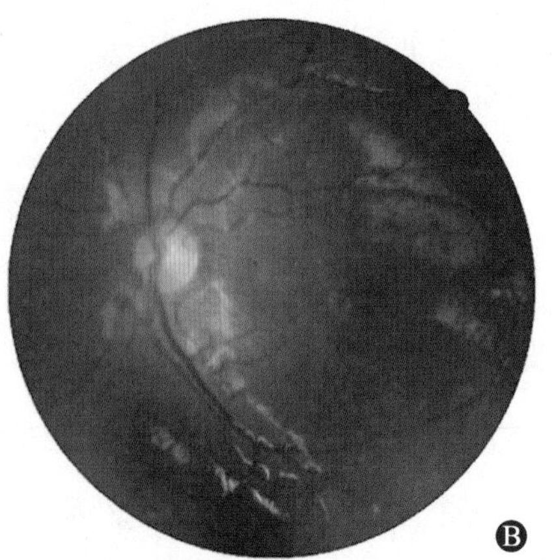


A. 右眼；B. 左眼。

图 9-2　双眼眼底

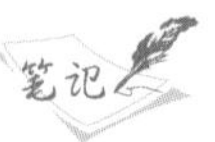

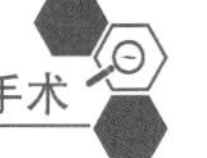

【实验室检查】

因患儿无须行白内障手术，未行抽血检查等实验室检查。

【特殊检查】

眼部 B 超、黄斑 OCT 检查、视盘 OCT 检查未见明显异常。

OQAS Ⅱ检查：结果如图 9－3 所示，客观散射指数（objective scattering index，OSI）右眼为 2.1，左眼为 2.9（OQAS，IQ Medical，Australia）。

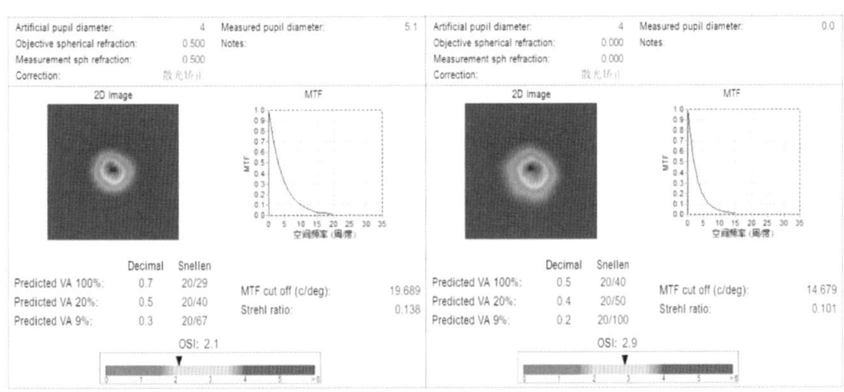


左侧为右眼结果，右侧为左眼结果。

图 9－3 双眼 OQAS Ⅱ检查结果

【诊断】

双眼先天性白内障；双眼屈光不正。

【治疗经过】

患儿未行白内障手术治疗，嘱每半年复诊 1 次，病情变化于门诊随诊。采用框架眼镜矫正屈光不正，并嘱患儿定期行医学验光、更换眼镜。

【治疗结果】

患儿采用框架眼镜矫正屈光不正，右眼矫正视力为 0.7，左眼矫正视力为 0.8。

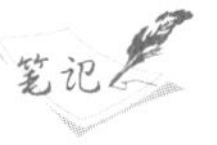

【随访】

患儿未遵医嘱于我院定期复诊，电话回访诉亦未于其他医院复诊，但学校视力筛查结果显示矫正视力无明显改变，屈光度数变化情况不详。

## 病例分析

【病例特点】

（1）患儿3岁时于我院诊断为“双眼先天性白内障”，矫正视力0.5。

（2）目前患儿9岁，具有清晰的表达能力，他表示学习生活中没有明显障碍。

（3）矫正视力尚可，双眼晶状体中周部皮质混浊但视轴区透亮。

（4）OQAS Ⅱ检查OSI右眼2.1、左眼2.9，明显大于正常透明晶状体的1.0以下范围，然而眼底照片显示能见度良好。

【诊疗思路分析】

（1）散瞳后行裂隙灯检查，可见晶状体混浊，不难诊断为双眼白内障。

（2）仔细分析本例患儿，虽然患儿晶状体中周部皮质混浊，但混浊较轻且视轴区无明显累及，而且目前矫正视力尚可（右眼0.7，左眼0.8），眼底能见度良好。除常规检查外，我们还为患儿安排了OQAS Ⅱ检查，评价患者眼球光学系统质量。患儿OSI右眼为2.1，左眼2.9（图9－3），提示白内障影响不大。综合考虑，决定暂时不手术，门诊定期复诊。

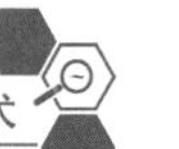

## 赵云娥教授病例点评

尽管手术是治疗先天性白内障的主要手段，但在考虑施行手术时要格外谨慎，因为一旦施行手术，便会不可避免地牺牲患儿的调节能力；此外，亦应权衡术后并发症对患儿的终生影响，如手术后可能出现眼压异常及青光眼。施行手术的指标：白内障影响患儿的视功能发育，出现弱视、斜视或眼球震颤；明显的晶状体混浊，重要的表现为患儿眼底窥视不清、眼底红光反射减弱或消失。通常来说，位于晶状体中央区域 3 mm 以上的混浊便可显著影响患儿的视功能。本例患儿虽然可见晶状体混浊，但仔细观察后发现混浊并未明显累及视轴区。考虑患儿的矫正视力尚可，我们加查了 OQAS Ⅱ，该技术可帮助判断患儿的客观视觉质量。在白内障手术决策中，我们常会用到 OSI，机器内置阈值：2 以下正常；2 ~4 为增高，考虑早期白内障；4 以上为异常，提示白内障较重。目前有些眼科中心主要参考患眼视力、OSI、视觉质量量表进行白内障评估及手术决策。我们参考患儿自觉症状、病史、专科检查及辅助检查情况，决定先不手术，提醒家长要定期复查。

## 参考文献

1. WILSON M E, TRIVEDI R H, PANDEY S K. Pediatric cataract surgery: Techniques, complications, and management [J]. Lippincott Williams & Wilkins, 2005: 31.

2. HWANG J S, LEE Y P, BAE S H, et al. Utility of the optical quality analysis system for decision-making in cataract surgery [J]. BMC ophthalmology, 2018, 18(1): 1 – 8.

（张冰 整理）

笔记

# 病例 10
# 单眼先天性白内障伴后囊膜大缺损

## 病历摘要

【基本信息】

患儿，男，1 岁。

**主诉：**发现右眼瞳孔区发白 1 周于 2019 年 3 月 20 日到我院就诊。

**个人史：**患儿足月顺产，G1P1，出生体重 3150 g，其母孕 32 周时曾患感冒，未服药。否认眼部手术及外伤史，否认近亲结婚，否认产伤史，否认系统性疾病史，否认家族史。

【全身情况】

身高 82 cm，体重 11.5 kg，发育正常。心、肺、腹部检查未见

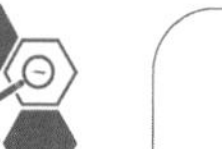

明显异常。心脏彩超( - )，胸部 X 线片( - )。

【专科检查】

矫正视力：右眼无法追光。眼压：右眼 10.7 mmHg，左眼 16.2 mmHg。双眼角膜映光点正，无眼球震颤。裂隙灯检查发现双眼角膜透明，前房深清，瞳孔直接和间接对光反射正常，直径约 3 mm，右眼 4 点位和 10 点位可见瞳孔丝状残膜，晶状体致密白色混浊（图 10 - 1），眼底窥不入，左眼晶状体透明，玻璃体及眼底检查不配合。

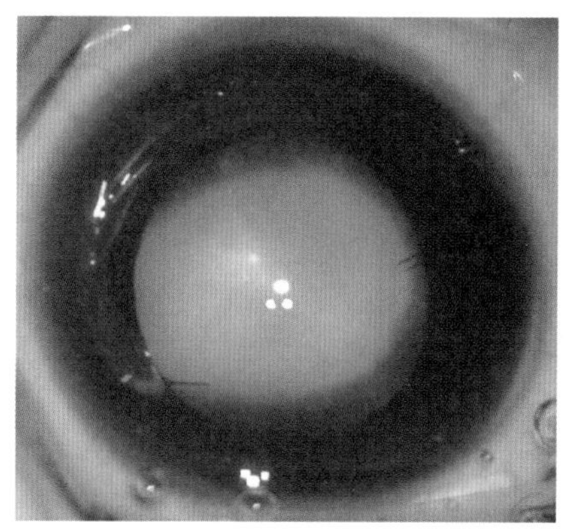

图 10 - 1　右眼术前显微镜下大体照

【实验室检查】

血尿常规、肝肾功能、电解质未见明显异常，TORCH 未见明显异常。

【特殊检查】

眼轴：右眼 21.51 mm，左眼 21.47 mm（Axis nano，Quantel Medical，French）。

晶状体厚度：右眼 3.93 mm，左眼 3.98 mm（Axis nano，Quantel Medical，French）。

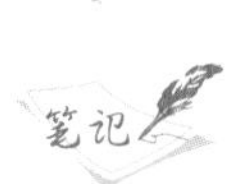

角膜曲率：右眼 46.50/47.50 D，左眼 41.25/44.50 D（PachPen，Accutome，US）。

B 超：双眼玻璃体、视网膜均未探及明显异常回声（Cinescan S，Quantel Medical，French）。

角膜直径：右眼 10.8 mm，左眼 9.8 mm。

术中房角镜检查：右眼鼻侧梳状韧带密集，余象限未见明显异常，4～6 点位悬韧带缺如。

【诊断】

初步诊断：右眼先天性白内障，右眼形觉剥夺性弱视，右眼永存瞳孔膜。

补充诊断：右眼先天性后囊膜缺损，右眼永存性胚胎血管。

【治疗经过】

患儿入院后局部给予 0.5% 的左氧氟沙星滴眼液清洁结膜囊，在明确诊断、排除手术禁忌证后，于 2019 年 3 月 25 日全身麻醉下行右眼手术。以 23 G 玻璃体切割头环形切除前囊膜，直径约 4.5 mm，吸除混浊的晶状体后见后囊膜中央缺损呈椭圆形，范围约 5 mm × 3.5 mm，前段玻璃体颗粒状混浊，下方可见被拉长的睫状突（图 10－2A），修切后囊缺损边缘，消除颞上和鼻下的放射状切迹，切除混浊的玻璃体，经上方巩膜隧道植入一片式人工晶状体于囊袋内（＋18.5 D，预留＋3.25 D），并将脚襻旋转垂直于缺损长轴（图 10－2B）。缝合切口，注气形成前房。

术后使用 0.5% 的左氧氟沙星滴眼液预防感染，每日 4 次，2 周后停药，妥布霉素地塞米松滴眼液局部抗炎，每日 4 次，每周减少 1 次至术后 4 周停药，复方托吡卡胺滴眼液每晚 1 次，活动瞳孔至术后 1 个月停药。

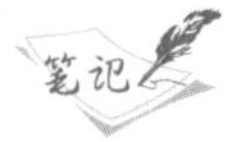

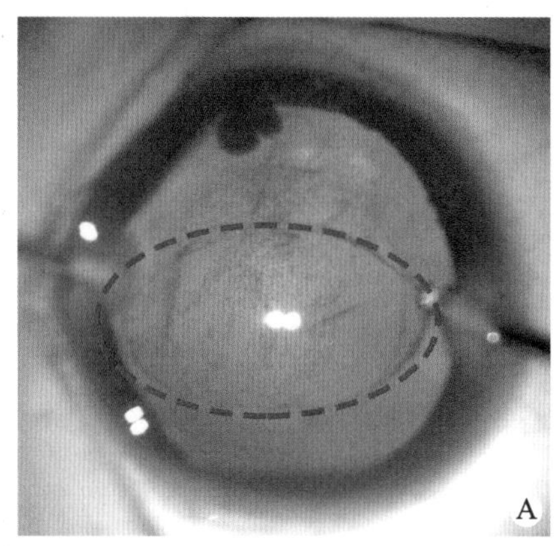

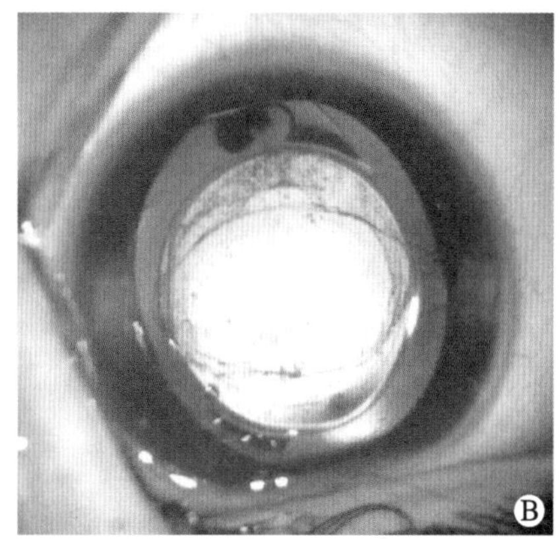


图 10－2　右眼术中显微镜下大体照

【治疗结果及随访】

术后第 1 天验光：右眼 +3.50 DS/ －0.50 DC ×80，左眼 +3.50 DS/ －1.00 DC ×80。予以配镜、左眼遮盖等弱视治疗。术后 3 个月复查戴镜视力（Teller 视力表）：右眼 0.5，左眼 0.6。眼压：右眼 13.0 mmHg，左眼 13.0 mmHg。右眼轻度内斜视，无眼球震颤，裂隙灯检查无明显异常。术后 7 个月随访时，验光：右眼 +4.50 DS/ －0.50 DC ×80，左眼 +3.50 DS/ －1.00 DC ×80。眼压：右眼 11.3 mmHg，左眼 14.7 mmHg。眼位正，裂隙灯检查眼前节无明显异常，人工晶状体位于囊袋内。

## 病例分析

【病例特点】

（1）患儿 1 岁，发现右眼瞳孔区发白 1 周。

（2）检查发现右眼晶状体混浊，伴永存瞳孔膜，术中发现先天性后囊膜缺损伴下方悬韧带缺失及睫状突拉长。

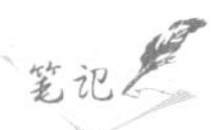

【诊疗思路分析】

（1）关于诊断，依据术中观察到的异常体征，右眼先天性白内障伴右眼先天性后囊膜缺损、右眼永存胚胎血管和右眼永存瞳孔膜诊断确立。

（2）关于是否一期植入人工晶状体，主要考虑到以下 2 个因素：①患儿已经 1 周岁，且患眼的眼轴也已发育至正常水平；②单眼白内障对患儿的视觉发育影响更大，而早期植入人工晶状体可以促进患儿双眼视的发育。因此，在本病例我们选择一期人工晶状体植入。

【先天性后囊膜缺损】

先天性后囊膜缺损由 Vajpayee 和 Sandramouli 两位学者于 1992 年首次报道，在先天性白内障患儿中的发生率约为 6.75% 。先天性后囊膜缺损的缺损范围不同，造成的晶状体混浊程度也不同。小或者筛网状的缺损，常常可能伴有机化膜修复或皮质遮盖缺损区，常表现为后极部混浊，伴或不伴有核性混浊；大的缺损，容易形成全白内障。如果术者在不知道后囊膜是否存在缺损的情况下，术中进行水分离或者水分层存在进一步损伤后囊膜甚至掉核的风险。因此，术前检测是否存在后囊膜缺损对于手术设计及术前准备至关重要。由于晶状体和玻璃体存在沟通，所以先天性后囊膜缺损会有一些特征性的体征，包括：①后囊膜上边界清晰的斑块样混浊；②混浊边缘散在致密白色颗粒，有时白色颗粒可连续成环形；③周边皮质出现空泡。另外，该类患者常伴随晶状体变薄，这可以通过术前 A 超发现。玻璃体的混浊有时候也能提示后囊膜缺损的可能。

## 赵云娥教授病例点评

伴后囊膜大缺损的先天性白内障常常进展迅速。针对先天性白

内障伴后囊膜缺损的治疗，关键在于术前对后囊膜情况的预判。通过对特征性体征的观察及术前辅助检查结果（尤其晶状体厚度）的解读可提示存在后囊膜缺损，若怀疑后囊膜缺损的存在，术中应避免水分离、水分层的步骤。

本例患儿后囊膜先天性缺损，范围约5.0 mm×3.5 mm，我们经过修切后囊口消除颞上和鼻下切迹后，将人工晶状体植入到囊袋内，并将脚襻旋转垂直于缺损长轴，术毕人工晶状体位正，经过7个月的随访，人工晶状体一直稳定于囊袋内。对于后囊膜大缺损的情况，不能强求人工晶状体的囊袋内植入，可以选择三片式人工晶状体植入睫状沟，将光学面夹持到前囊口后面，也能起到固定人工晶状体、减少旋转摩擦的作用。本例的情况，我们将后囊膜缺损口进行修切后，判断应该能将人工晶状体植入于囊袋内，术后随访也证明了这点。值得注意的是，对于有切迹或放射状角的后囊膜缺损，即便范围很小，若想要将人工晶状体植入到囊袋内，务必使用玻璃体切割头修切消除放射状角，或用撕囊镊撕成一个连续的囊边，以防日后囊膜沿切迹或放射角裂开，造成人工晶状体下沉脱位进入玻璃体腔。

除外先天性后囊膜缺损，患儿还伴有少量永存瞳孔膜及拉长的睫状突。依据最新的永存性胚胎血管（persistent fetal vasculature，PFV）定义，该类病变属于最小量胚胎血管残留（minimal fetal vascular remnants，MFVRs）。所以，我们给加上了永存胚胎血管的诊断。先天性后囊膜缺损的具体机制仍未知，有学者认为是由于原始玻璃体动脉牵拉致后囊膜局部薄弱，部分患者可形成晶状体后圆锥，严重者可致后囊膜局部缺损。临床上常见到后囊膜缺损和PFV伴存。

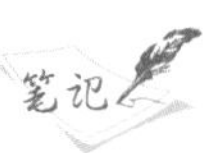

# 参考文献

1. VAJPAYEE R B, SANDRAMOULI S. Bilateral congenital posterior-capsular defects: A case report [J]. Ophthalmic Surgery, 1992, 23(4): 295 – 296.

2. VASAVADA A R, PRAVEEN M R, NATH V, et al. Diagnosis and management of congenital cataract with preexisting posterior capsule defect [J]. Journal of Cataract and Refractive Surgery, 2004, 30(2): 403 – 408.

3. LI Z, CHANG P, WANG D, et al. Morphological and biometric features of preexisting posterior capsule defect in congenital cataract [J]. Journal of Cataract and Refractive Surgery, 2018, 44(7): 871 – 877.

4. MÜLLNER-EIDENBÖCK A, AMON M, MOSER E, et al. Persistent fetal vasculature and minimal fetal vascular remnants [J]. Ophthalmology, 2004, 111(5): 906 – 913.

5. KILTY L A, HILES D A. Unilateral posterior lenticonus with persistent hyaloid artery remnant [J]. American Journal of Ophthalmology, 1993, 116(1): 104 – 106.

6. CROUCH E R, PARKS M M. Management of posterior lenticonus complicated by unilateral cataract [J]. American Journal of Ophthalmology, 1978, 85(4): 503 – 508.

（李璋亮 整理）

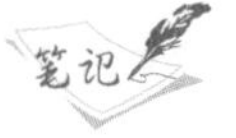

# 病例 11 单眼后极性白内障伴后囊膜小缺损

## 病历摘要

【基本信息】

患儿，男，3 岁。

**主诉：**发现左眼视力差 1 个月于 2017 年 9 月 25 日到我院就诊。

**个人史：**患儿足月剖宫产，G1P1。否认眼部手术及外伤史，否认近亲结婚，否认产伤史，否认系统性疾病史，否认家族史。

【全身情况】

身高 101 cm，体重 14 kg。发育正常。肺、腹部检查未见明显异常。心脏彩色超声检查提示三尖瓣轻度反流，胸部 X 线片( - )。

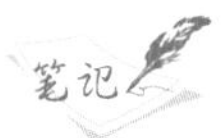

【专科检查】

矫正视力：右眼 0.5，左眼 0.3。裸眼视力：右眼 +0.75 DS/ -1.00 DC×180 =0.7，左眼 +1.75 DS/ -2.50 DC×10 =0.3。眼压：右眼 15.0 mmHg，左眼 12.8 mmHg（iCare，Vantaa，Finland）。双眼角膜映光点正，无眼球震颤。裂隙灯检查发现双眼角膜透明，前房深清，瞳孔直接和间接对光反射正常，直径约 3 mm，右眼晶状体透明，左眼晶状体后极部混浊，玻璃体及眼底检查不配合（图 11 -1）。

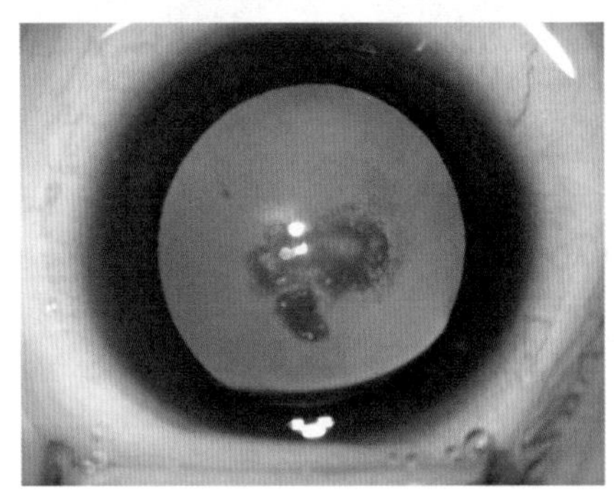

图 11 -1　左眼显微镜下大体照

【实验室检查】

血尿常规、肝肾功能和电解质未见明显异常。TORCH：HSV Ⅰ-IgG、RV-IgG 和 CMV-IgG 阳性，余无殊。

【特殊检查】

眼轴：右眼 22.48 mm，左眼 22.18 mm（IOL-Master，Zeiss，Germany）。

角膜直径：右眼 11.0 mm，左眼 10.0 mm。

角膜曲率：右眼 41.82 D@180/43.88 D@90，左眼 40.86 D@13/43.32 D@103（PachPen，Accutome，US）。

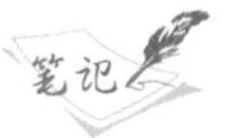

B 超：右眼视盘轻微隆起伴一条纤细条索伸向玻璃体腔

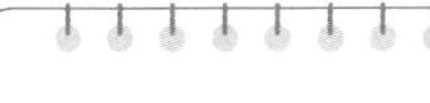

（Cinescan S，Quantel Medical，French）（图 11 -2）。

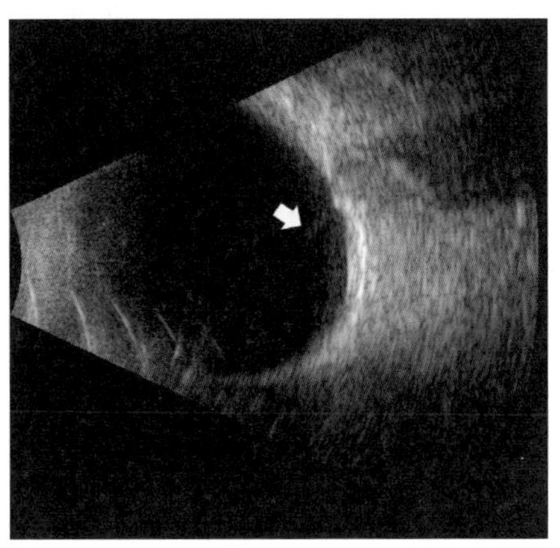

图 11 -2　右眼视盘（白色箭头）

【诊断】

左眼先天性白内障（后极性）；左眼先天性后囊膜缺损；左眼弱视；双眼屈光不正。

【治疗经过】

患儿入院后局部给予 0.5% 的左氧氟沙星滴眼液清洁结膜囊，在明确诊断、排除手术禁忌证后，患儿于 2017 年 11 月 1 日全身麻醉下手术。撕囊镊连续环形撕囊约 5 mm，吸除皮质，见后囊膜不规则缺损，直径约 1 mm，其后的玻璃体散在颗粒状混浊（图 11 -3A），23 G 玻璃体切割头切除中央后囊膜和前段玻璃体，囊袋内植入 +25.0 D 人工晶状体一枚（图 11 -3B），预留 +1.81 D。缝合切口，注气恢复前房。

术后使用 0.5% 的左氧氟沙星滴眼液预防感染，每日 4 次，2 周后停药，妥布霉素地塞米松滴眼液局部抗炎，每日 4 次，每周减少 1 次至术后 4 周停药，复方托吡卡胺滴眼液每晚 1 次，活动瞳孔至术后 1 个月停药。

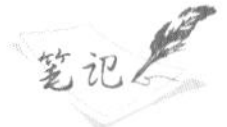

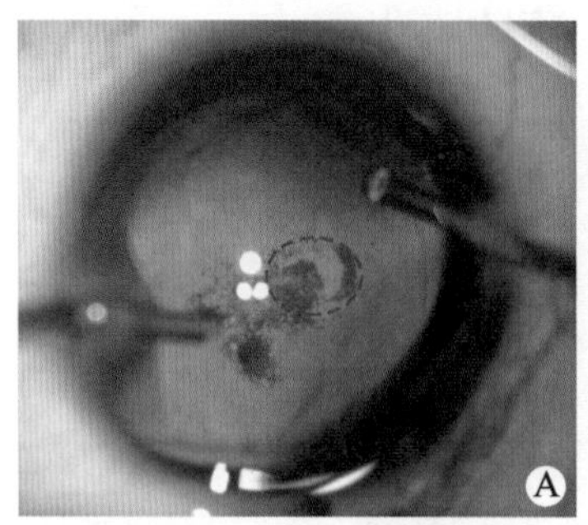
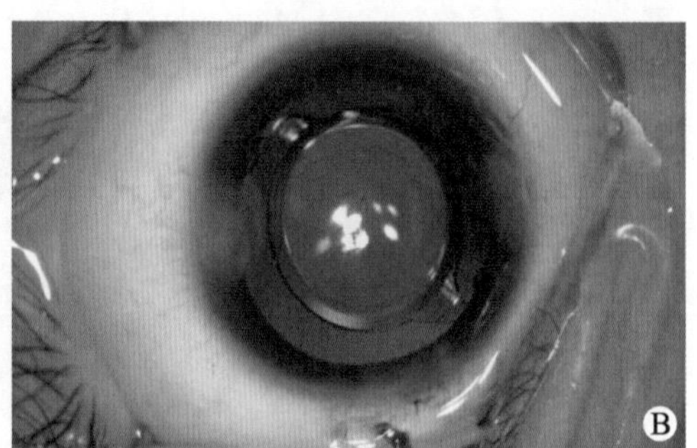

A. 红色虚线提示吸除皮质后的后囊膜缺损处；B. 植入人工晶状体后。

图 11 -3　左眼术中显微镜下照片

术后 3 天验光结果：右眼 +0.75 DS/ -1.25 DC ×175 =0.9，左眼 +3.75 DS/ -2.25 DC ×30 =0.6。予以配镜、右眼遮盖等弱视治疗。

【治疗结果及随访】

该患儿随访 2 年余，最后 1 次随访左眼的矫正视力已经恢复至 1.0，验光结果：右眼 +1.00 DS/ -1.00 DC ×175 =1.0，左眼 +1.75 DS/ -1.75 DC ×15 =1.0。眼压：右眼 16.9 mmHg，左眼 12.0 mmHg。双眼眼位正，裂隙灯检查双眼角膜透明，前房深清，瞳孔对光反射正常，人工晶状体透明，眼底检查( - )。

## 病例分析

【病例特点】

本病例是一例单眼发病的后极性白内障合并先天性后囊膜缺损。后囊膜上缺损的区域正好被后极部混浊的晶状体皮质遮挡。

【诊疗思路分析】

(1) 该患儿已 3 周岁，单眼发病，矫正视力明显低于对侧健

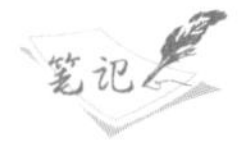

眼，提示患儿的视觉发育已经受到影响，建议尽早行白内障摘除合并一期人工晶状体植入手术，同时配合积极的弱视治疗。

（2）这一类型的先天性后极性白内障常常伴有后囊膜缺损，要避免水分离、水分层的操作。

## 赵云娥教授病例点评

本例患儿的眼部表现和病例 5 很相似，都属于后极性白内障，位置上略有不同。病例 5 在 2 岁时来诊，主诉左眼畏光 1 年，而本病例 3 岁来诊，因为能配合检查视力，发现左眼视力差 1 个月。现在临床上不少单眼白内障患儿在幼儿园入园体检时发现视力差而得到诊治，本病例就是这样的例子。所幸患儿的白内障致密混浊位置不完全居中，而且可能是逐步加重的，幼时视力得到一定程度的发育，依据患儿术后第 1 次验光结果，其患眼矫正视力可达 0.6，经过弱视治疗后矫正视力甚至达到 1.0。所以，积极的手术治疗配合科学的弱视训练仍可以让此类患儿获得良好的预后。

考虑到后极性白内障存在后囊膜缺损的风险，我们建议更温和的手术操作、注意维持前房稳定、调低参数、避免水分离。推荐使用玻璃体切除技术，可以在人工晶状体植入前或植入后，切除后囊膜和前段玻璃体。

## 参考文献

1. OSHER R H, YU B C Y, KOCH D D. Posterior polar cataracts: A predisposition to intraoperative posterior capsular rupture [J]. Journal of Cataract and Refractive Surgery, 1990, 16(2): 157 – 162.

2. LEE M W, LEE Y C. Phacoemulsification of posterior polar cataracts—a surgical

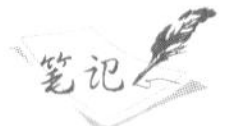

challenge [J]. The British Journal of Ophthalmology, 2003, 87(11): 1426 - 1427.

3. ESHAGHIAN J, STREETEN B W. Human posterior subcapsular cataract: An ultrastructural study of the posteriorly migrating cells [J]. Archives of Ophthalmology, 1980, 98(1): 134 - 143.

4. VASAVADA A, SINGH R. Phacoemulsification with posterior polar cataract [J]. Journal of Cataract and Refractive Surgery, 1999, 25(2): 238 - 245.

5. LAMBERT S R, LYNN M J, REEVES R, et al. Is there a latent period for the surgical treatment of children with dense bilateral congenital cataracts? [J]. Journal of AAPOS, 2006, 10(1): 30 - 36.

（李璋亮 整理）

# 病例 12 核性白内障伴后囊膜盘状机化

## 病历摘要

【基本信息】

患儿，女，1 月龄。

**主诉：**发现左眼瞳孔区发白 20 余天于 2019 年 12 月到我院就诊。

**个人史：**患儿足月剖宫产，出生时体重 3400 g，G1P1。父母非近亲结婚，家族中无类似病例。

【全身情况】

体温 36.5 ℃，脉搏 140 次/分，呼吸 32 次/分，身高 57 cm，体重 5 kg。发育中等，营养中等。心、肺、腹部检查未见明显异常。

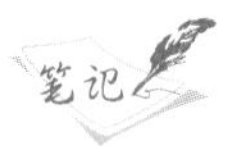

心脏彩超：卵圆孔未闭（$\phi$=0.28 cm），三尖瓣轻度反流。胸部 X 线片无异常。

【专科检查】

双眼能追光。眼压：右眼 8.5 mmHg，左眼 7.4 mmHg（iCare，Vantaa，Finland）。双眼结膜无充血，角膜透明，前房深，虹膜纹理清，瞳孔圆，直径约 3 mm，对光反射可，右眼晶状体透明，眼底红光佳；左眼瞳孔缘丝状残膜，散瞳后见晶状体核性混浊伴周围皮质不均匀混浊，眼底周边红光反射存（图 12－1）。

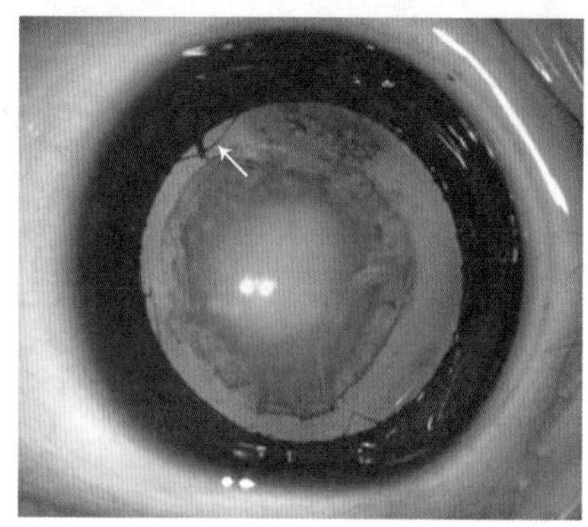

箭头所示为瞳孔丝状残膜。

图 12－1　左眼眼前节

【实验室检查】

血尿常规、肝肾功能、电解质及 TORCH 检查未见明显异常。

【特殊检查】

眼轴：右眼 16.89 mm，左眼 16.06 mm（Axis nano，Quantel Medical，French）。

角膜曲率：右眼 40.0 D@99，47.50 D@9；左眼 47.50 D@176，49.25 D@86（Axis nano，Quantel Medical，French）。

前房深度：右眼 2.24 mm；左眼 2.34 mm（Axis nano，Quantel Medical，French）。

心电图（2019 年 12 月 16 日，外院）：窦性心动过速。

B 超：双眼玻璃体未见明显异常回声（Cinescan S，Quantel Medical，French）。

【诊断】

初步诊断：左眼先天性白内障、左眼形觉剥夺性弱视。

术中添加诊断：左眼永存瞳孔膜。

【治疗经过】

患者入院完善相关检查、排除手术禁忌证后，在全身麻醉下于 2019 年 12 月 19 日行左眼手术。3 点位及 9 点位角膜缘制作 2 个 0.8 mm 侧切口，23 G 玻璃体切割头角膜缘入路，环形切除前囊膜，直径约 4.5 mm，吸除皮质后见后囊膜盘状机化混浊（图 12 –2），行后囊膜切除 + 前段玻璃体切除。缝合两侧切口并埋结，恢复前房。术后予以常规抗炎、预防感染、散瞳剂活动瞳孔治疗。术后长期配戴眼镜矫正并行弱视治疗。

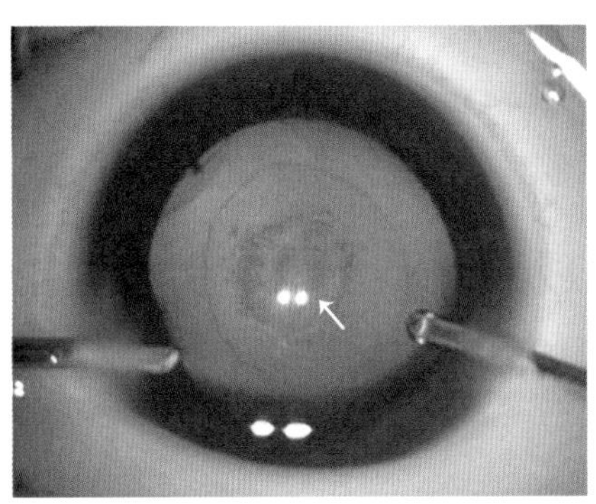

箭头所示为后囊膜盘状机化混浊。

图 12 –2　左眼术中晶状体切除后

【治疗结果及随访】

专科检查（术后 1 周）：双眼可追物，追光准确。检影验光：右眼 –0.00；左眼 +25.0 DS。眼压：右眼 12.9 mmHg；左眼 16.6 mmHg。

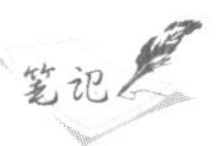

左眼角膜前房(－)，瞳孔圆，瞳孔区透明，眼底红光佳。术后1个月：右眼眼压12.5 mmHg，左眼眼压16.7 mmHg；左眼角膜上皮粗糙，前房(－)，瞳孔圆，晶状体缺如，眼底红光佳，予以滴眼液调整。术后6个月：遮盖右眼时患儿能追物；右眼眼压8 mmHg，左眼眼压8.9 mmHg；左眼角膜透明，瞳孔圆，对光反射敏感，眼底红光佳，左眼检影验光＋25.00 DS。随访过程中坚持配戴眼镜和遮盖健眼进行弱视治疗。

## 病例分析

【病例特点】

（1）该患儿1月龄，发现左眼瞳孔区发白20余天。

（2）专科检查：左眼瞳孔丝状残膜，晶状体混浊。

（3）术中发现后囊膜盘状机化混浊。

【诊疗思路分析】

（1）患儿1月龄，单眼发病，发现左眼瞳孔区发白20余天，晶状体混浊，左眼先天性白内障诊断明确。

（2）患儿单眼发病，一般来说要在4～6周龄之前完成手术。如不及时解除视轴区混浊，将会严重损害患儿视力发育情况，故尽早行白内障手术治疗。

（3）如前所述，小儿晶状体上皮细胞生长活跃，如保留后囊膜和玻璃体前界膜，势必很快就出现后发性白内障或者视轴区混浊，所以我们给他的手术设计是左眼晶状体切除联合前段玻璃体切除术。

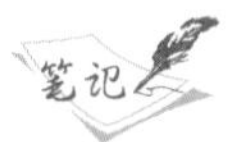

## 赵云娥教授病例点评

先天性白内障的手术时机主要取决于患儿的年龄、单眼还是双眼患病、晶状体混浊的类型及其对视轴区的影响。一篇纳入了700多例先天性白内障手术的Meta分析结果显示，在出生后4周内行手术治疗可增加继发性青光眼的风险。对于该患儿，如是双眼发病，我们可能会选择在6周龄后再行手术治疗，但她是单眼致密的核性白内障，在权衡早手术、早建立视觉通路和晚手术、减轻术后炎症及并发症之间，我选择了前者。术后我们尽早予以激素及睫状肌麻痹剂局部治疗缓解术后炎症，予以短效散瞳剂活动瞳孔，避免瞳孔粘连。患儿恢复良好，瞳孔无粘连，视轴区透明，眼压双侧对称。

单眼白内障患儿术后配戴角膜接触镜对视力发育更有利，然而，有时候由于各种原因患儿可能没能配戴，例如家长不愿意、没有合适的高度数、角膜太小或者角膜曲率不合适等。本例患儿眼镜度数高，而且家长害怕角膜接触镜的潜在风险，故选择了框架眼镜。

本例患儿在术中吸除混浊核和皮质后，显露出盘状机化混浊的后囊膜，类似的情况实际上临床比较常见。这样的后极部混浊，假如不伴有核混浊，那么临床诊断应该是后极性白内障。我们在病例10介绍过关于“先天性后囊膜缺损”，小或者筛网状的缺损，常常可能伴有机化膜修复或皮质遮盖缺损区，常表现为后极部混浊，伴或不伴有核性混浊。这个病例很符合这一点，推测其可能存在后囊膜的筛网状缺损，炎症机化修复缺损区，进而表现为后囊膜的盘状机化混浊。

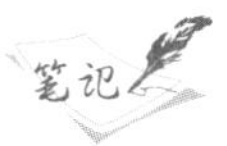

患儿同时存在丝状瞳孔残膜。永存瞳孔膜又称瞳孔残膜，有丝状及膜状两种，一般一端始于虹膜小环，另一端附着在对侧的虹膜小环处，或附着于晶状体前囊。永存瞳孔膜和原始玻璃体动脉都属于 PFV 的范畴，PFV 经常伴发后囊膜缺损。提示我们，对于伴发永存瞳孔膜的先天性白内障，我们更要关注患儿的后囊膜情况，术前提前发现异常，方能早做预案。

## 参考文献

1. KUMAR H, SAKHUJA N, SACHDEV M S. Hyperplastic pupillary membrane and laser therapy [J]. Ophthalmic Surgery, 1994, 25: 189 - 190.
2. GUPTA R, KUMAR S, SONIKA S S. Laser and surgical management of hyperplastic persistent pupillary membrane [J]. Ophthalmic Surgery Lasers Imaging, 2003, 34: 136 - 139.
3. VASAVADA A R, PRAVEEN M R, NATH V, et al. Diagnosis and management of congenital cataract with preexisting posterior capsule defect [J]. Journal of Cataract and Refractive Surgery, 2004, 30: 403 - 408.
4. VAJPAYEE R B, SANDRAMOULI S. Bilateral congenital posterior-capsular defects: a case report [J]. Ophthalmic Surgery, 1992, 23: 295 - 296.
5. MATAFTSI A, HAIDICH A B, KOKKALI S, et al. Postoperative glaucoma following infantile cataract surgery: an individual patient data meta-analysis [J]. JAMA Ophthalmology, 2014, 132: 1059 - 1067.

（常平骏 整理）

# 病例 13 双眼先天性白内障伴双眼后囊膜不同程度缺损

## 病历摘要

【基本信息】

患儿，男，6 月龄。

**主诉：**发现双眼瞳孔区发白 1 周，来我院就诊，初步诊断为“双眼先天性白内障”，建议住院手术治疗。

**个人史：**患儿为第 2 胎，足月剖宫产，产程无殊。否认家族史及其他病史。

【全身情况】

患儿发育正常，心、肺、腹部检查未见明显异常。

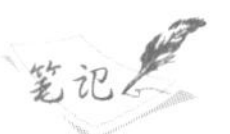

【专科检查】

患儿能追光。双眼眼球震颤，右眼较重，右眼内斜。眼压（iCare，Vantaa，Finland）：右眼 12 mmHg，左眼 13 mmHg。双眼结膜无充血，角膜透明，前房深，房水清，瞳孔圆，对光反射灵敏，散瞳后可见晶状体视轴区呈灰白色混浊，范围 >4 mm，玻璃体及眼底窥不入。

【实验室检查】

血尿常规、肝肾功能和电解质等均未见明显异常。

【特殊检查】

B 超：双眼玻璃体回声未探及明显异常。

眼轴（A 超测量）：右眼 18.44 mm，左眼 18.62 mm。

【诊断】

术前诊断：双眼先天性白内障；双眼弱视；双眼眼球震颤；右眼内斜视。

术中补充诊断：双眼晶状体后囊膜缺损。

【治疗经过】

患儿入院后完善相关检查，排除手术禁忌证。患儿在全身麻醉下行右眼角膜缘入路 23 G 晶状体切除术 + 中央后囊膜切除术 + 前段玻璃体切除术（图 13 – 1），玻璃体切割头切除前囊膜制作前囊口，直径约 5 mm，吸除皮质后，见后囊膜部分缺损，直径约 2 mm × 1 mm，玻璃体前界膜表面可见大量灰白色浑浊颗粒附着。隔日左眼手术，术式同右眼，术中见后囊膜部分缺损，纵椭圆形，直径约 5.0 mm × 2.5 mm，玻璃体前界膜表面亦可见大量灰白色浑浊颗粒附着。手术顺利，术后予以局部常规抗炎、预防感染治疗。术后验光配镜。

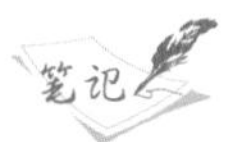

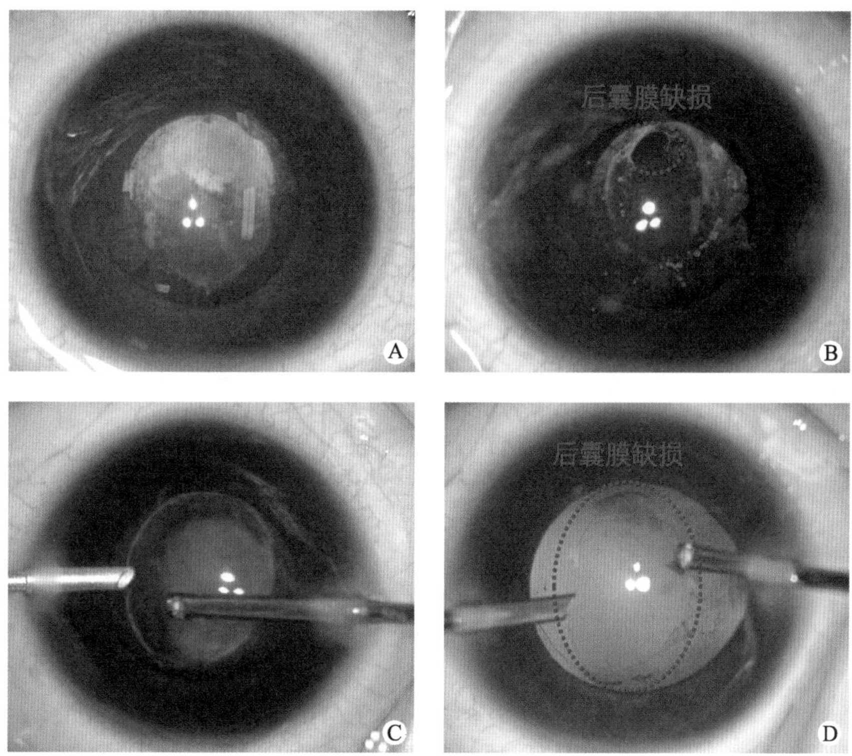


A. 右眼见瞳孔区晶状体混浊，下方致密；B. 吸除皮质后见下方后囊膜缺损灶；C. 左眼瞳孔区晶状体后部混浊明显；D. 吸除皮质后见纵椭圆形后囊膜缺损灶。

图 13－1　双眼术中显微镜下大体照

## 【随访】

患儿术后随访 3 年，中央视轴长期保持透明，周边囊膜明显机化伴囊袋内皮质增生（表 13－1，图 13－2）。术后 1 个月出现左眼药物毒性角膜炎，医嘱予以父母血清滴眼治疗后恢复。术后早期（前 3 个月）患儿仍不配合视力检查，遮左眼时，右眼游移不定，眼球明显震颤，偶尔能注视能追物。术后 6 个月第 1 次配合测 Teller 视力为双眼 0.6，单眼检查仍不配合，家长诉右眼眼球震颤大幅度减轻。术后 3 年，患儿已能配合视力检查，戴镜视力（RGP）：右眼 0.1，左眼 0.4。右眼间歇性外上斜，遮盖左眼后右眼眼球震颤。

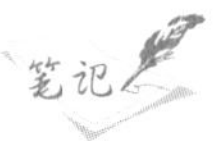

表 13－1　患儿随访情况（眼轴、角膜曲率和检影验光）

| | 眼轴（mm） | 角膜曲率（D） | | 检影验光 |
|---|---|---|---|---|
| 术前 | | | | |
| OD | 18.44 | 48.25@171 | 51.75@81 | +17.00 DS/ +1.00 DC90（术后4天） |
| OS | 18.62 | 47.75@173 | 51.00@83 | +17.00 DS/ +1.00 DC90（术后2天） |
| 术后1年 | | | | |
| OD | 18.81 | 46.25@1 | 49.00@91 | +19.50 DS |
| OS | 18.75 | 45.75@177 | 49.25@87 | +19.00 DS |
| 术后2年 | | | | |
| OD | 18.98 | 45.25@147 | 46.00@57 | RGP（+25.0 DS） OVER-REF +3.0 DS |
| OS | 18.88 | 46.25@165 | 46.75@75 | RGP（+25.0 DS） OVER-REF +3.0 DS |

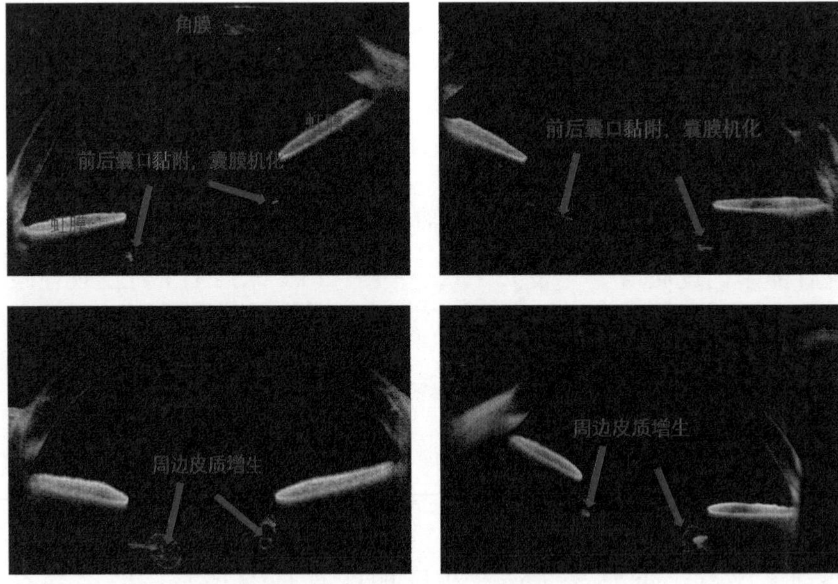


图 13－2　双眼术后 SS-OCT

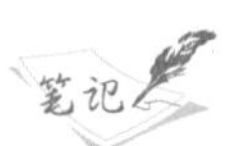

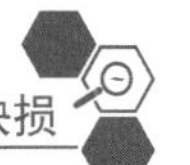

## 病例分析

【病例特点】

（1）患儿6个月，双眼晶状体混浊，伴眼球震颤，右眼内斜视。

（2）术中见双眼后囊膜部分缺损，玻璃体前界膜表面可见大量灰白色浑浊颗粒附着，故补充诊断“双眼先天性晶状体后囊膜缺损”。

【诊疗思路分析】

患儿6月龄，双眼晶状体混浊，诊断为“双眼先天性白内障”，因其已明显影响视力发育，故需尽早行双眼白内障手术。患儿年龄小，考虑其眼部发育及人工晶状体植入相关风险，故暂缓人工晶状体植入。

## 赵云娥教授病例点评

该患儿6月龄行双眼手术，术中未植入人工晶状体，术后予以框架眼镜配戴矫正。术后视力虽有进步，但较缓慢，且右眼明显较差，眼球震颤较重，故建议改用RGP配戴治疗，视觉质量相对较好，有利于弱视治疗。同时医嘱予以遮盖左眼每日2小时，随患儿长大逐渐增加遮盖时间，训练右眼。术后3年，患儿右眼视力仍明显低于左眼。分析原因，主要是因为右眼晶状体混浊程度明显较左眼重，形觉剥夺程度较重，可能导致右眼错过了视力发育的最关键期，而且手术前已经出现右眼内斜视及眼球震颤。这个患儿的情况提示我们，无论是医生还是家长，都应更加关注小儿出生后早期的

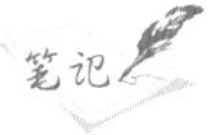

眼部情况，一旦出现眼球震颤抑或斜视，更应该加强眼内屈光混浊性疾病尤其是白内障的筛查和诊断。

对于先天性白内障皮质不均匀混浊的情况，我们应该考虑到后囊膜异常尤其是缺损的可能性，做好预案，术中保持警惕，最好选择晶状体切除联合前段玻璃体切除的手术方式。另外，除裂隙灯检查外，SS-OCT 扫描也是观察患儿后囊膜情况的良好方法，有些患儿，术前可能可以通过 SS-OCT 发现后囊膜的异常，术后的周边囊膜情况也可以清晰显示。

该患儿目前已然 3 岁余，然眼轴成长缓慢，依然不足 19 mm，可以继续戴 RGP。当然，如果家长积极的话，也可以考虑二期人工晶状体植入术，术后继续积极进行弱视训练。

## 参考文献

1. MISTR S K, TRIVEDI R H, WILSON M E. Preoperative considerations and outcomes of primary intraocular lens implantation in children with posterior polar and posterior lentiglobus cataract [J]. Journal of AAPOS, 2008, 12(1): 58 – 61.
2. VASAVADA A R, PRAVEEN M R, NATH V, et al. Diagnosis and management of congenital cataract with preexisting posterior capsule defect [J]. Journal of Cataract and Refractive Surgery, 2004, 30(2): 403 – 408.
3. LI Z, CHANG P, WANG D, et al. Morphological and biometric features of preexisting posterior capsule defect in congenital cataract [J]. Journal of Cataract and Refractive Surgery, 2018, 44(7): 871 – 877.

（丁锡霞 整理）

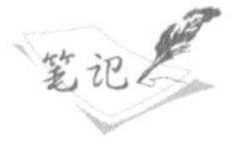

# 病例 14 双眼先天性白内障伴双眼后囊膜巨大缺损

## 病历摘要

【基本信息】

患儿，男，3 岁。

**主诉：**发现双眼瞳孔区发白 4 个月。

**既往史：**4 个月前家长发现患儿双眼瞳孔区发白，遂至当地医院就诊，诊断为“双眼先天性白内障”，建议手术治疗。为求进一步治疗来我院门诊，拟“双眼先天性白内障”收住入院。

**个人史：**足月剖宫产，无吸氧史。否认家族史及其他病史。

【全身情况】

身高 100 cm，体重 16.3 kg，发育正常。

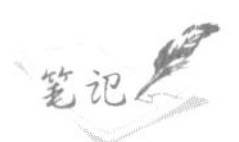

【专科检查】

双眼眼球震颤，视力检查不配合。眼压：右眼 9.4 mmHg，左眼 17.9 mmHg。双眼结膜无充血，角膜透明，前房深，房水清，瞳孔圆，对光反射存，晶状体呈灰白色混浊，玻璃体及眼底检查不配合（图 14－1）。

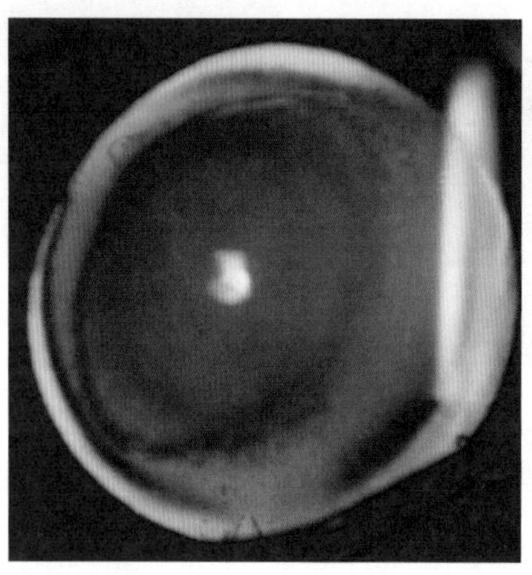
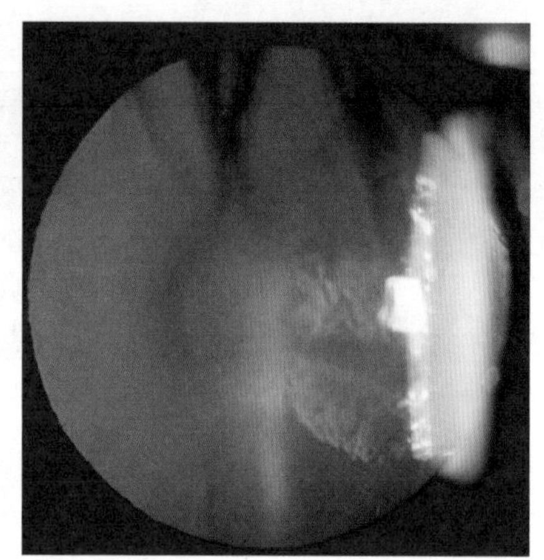

图 14－1　双眼术前裂隙灯前节

【实验室检查】

血尿常规、肝肾功能和电解质未见明显异常，TORCH 未见异常。

【特殊检查】

B 超：双眼玻璃体腔未见明显异常。

眼轴：右眼 20.96 mm；左眼 21.12 mm。

角膜直径（术中测量）：右眼水平径 11 mm，垂直径 10.5 mm；左眼水平径 10.4 mm，垂直径 10 mm。

【诊断】

双眼先天性白内障；双眼弱视；双眼眼球震颤。

术中补充诊断：双眼后囊膜缺损。

【治疗经过】

完善术前各项检查（图 14－2A），排除手术禁忌证，2018 年 7 月 3 日于全身麻醉下行右眼手术。上方结膜切开，角膜缘后约 1.5 mm 处切开约 1/2 厚巩膜，制作 3 mm 巩膜隧道切口，制作 2 个 0.8 mm 侧切口，前囊膜以撕囊镊连续环形撕囊，直径约 5 mm，23 G 玻璃体切割头吸除混浊的皮质（图 14－2B），见中央后囊膜呈梭形缺损，直径约 3 mm×5 mm，无明显放射状切迹，其后玻璃体上可见灰白色皮质颗粒附着（图 14－2C），玻璃体切割头切除前段玻璃体，囊袋内植入 +25.5 D 人工晶状体（预留 +3.66 D，Haigis 公式）（图 14－2D），吸除粘弹剂，缝合主侧切口，恢复前房。手术顺利，术后予以常规抗炎、预防感染治疗。术后配戴框架眼镜。

患儿于 2018 年 9 月 18 日行左眼手术（图 14－3A）。术式同右眼，玻璃体切割头吸除混浊的皮质后（图 14－3B），见中央后囊膜大范围缺损，大小约 7.5 mm×3.5 mm，缺损边缘见点状颗粒附着，无显见放射状切迹（图 14－3C），玻璃体切割头切除前段玻璃体，囊袋内植入 +24.5 D 人工晶状体（预留 +3.89 D，Haigis 公式）（图 14－3D），前房注入消毒空气，确认人工晶状体位正，手术顺利，术后予以常规抗炎、预防感染治疗。

术后第 2 天，发现患儿人工晶状体脱入玻璃体腔，完善术前准备（图 14－4A），当日全身麻醉下平坦部入路行“左眼玻璃体切除并人工晶状体调位术”，术中发现后囊膜缺口并无扩大，于 1 点和 4 点位做 25 G 巩膜隧道口，7 点位做角膜隧道切口，25 G 玻璃体切割头切除部分玻璃体，游离人工晶状体和其周边玻璃体，异物镊夹持人工晶状体入前房（图 14－4B），前房注入粘弹剂，将人工晶状体脚襻置于睫状沟（图 14－4C），光学面夹持于前后囊膜之间（图 14－4D），10-0 缝线缝合侧切口，8-0 可吸收缝线关闭巩膜隧道，

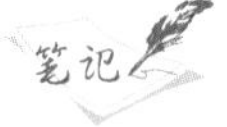

前房注水后可见，前房深度可，人工晶状体位正，手术顺利，术后予以常规抗炎、预防感染治疗。术后配戴框架眼镜。

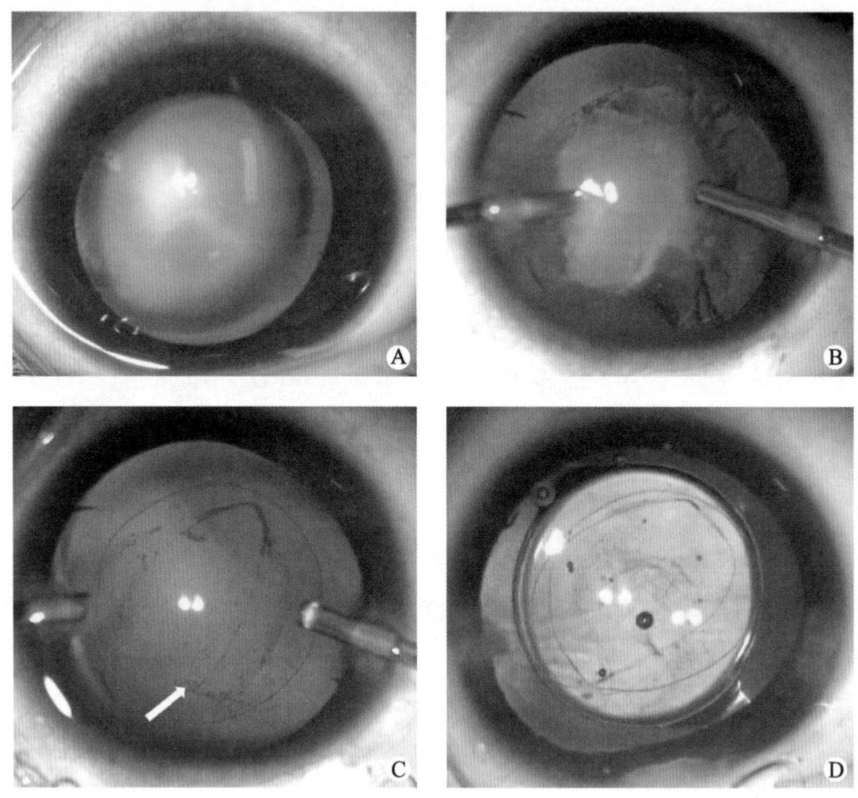

白色箭头提示后囊膜缺损处。

图 14－2　右眼术中过程

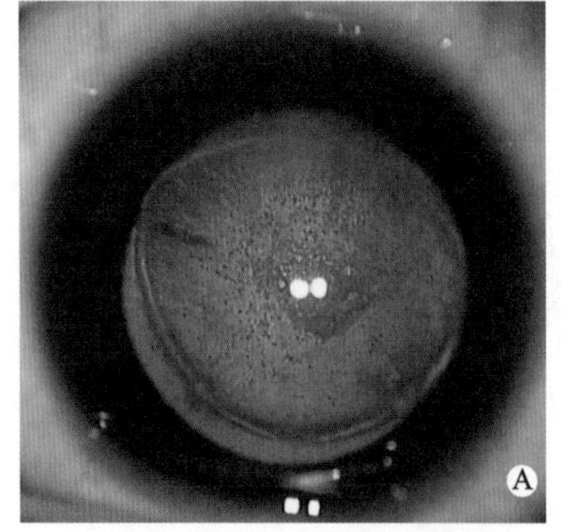

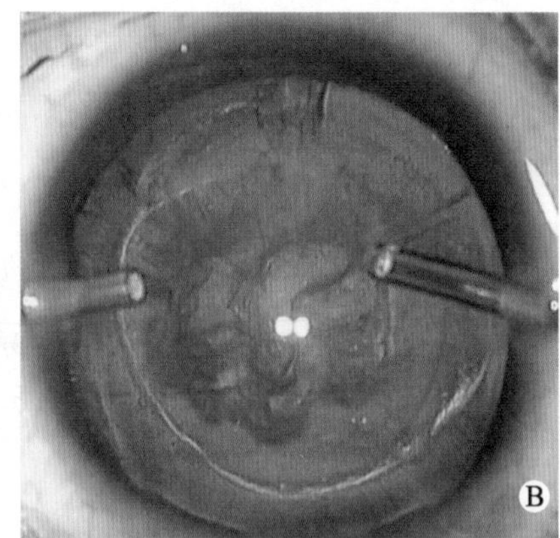

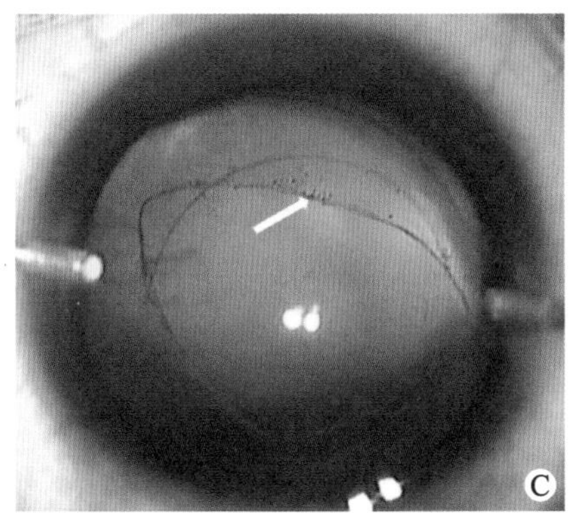
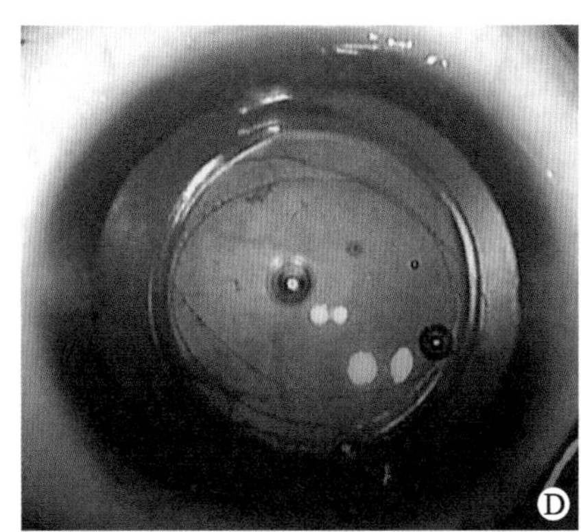

A. 术前大体照；B. 玻璃体切割头切除混浊皮质；C. 见后囊膜缺损；D. 人工晶状体植入术后。白色箭头提示后囊膜缺损处。

图 14－3 左眼术中过程

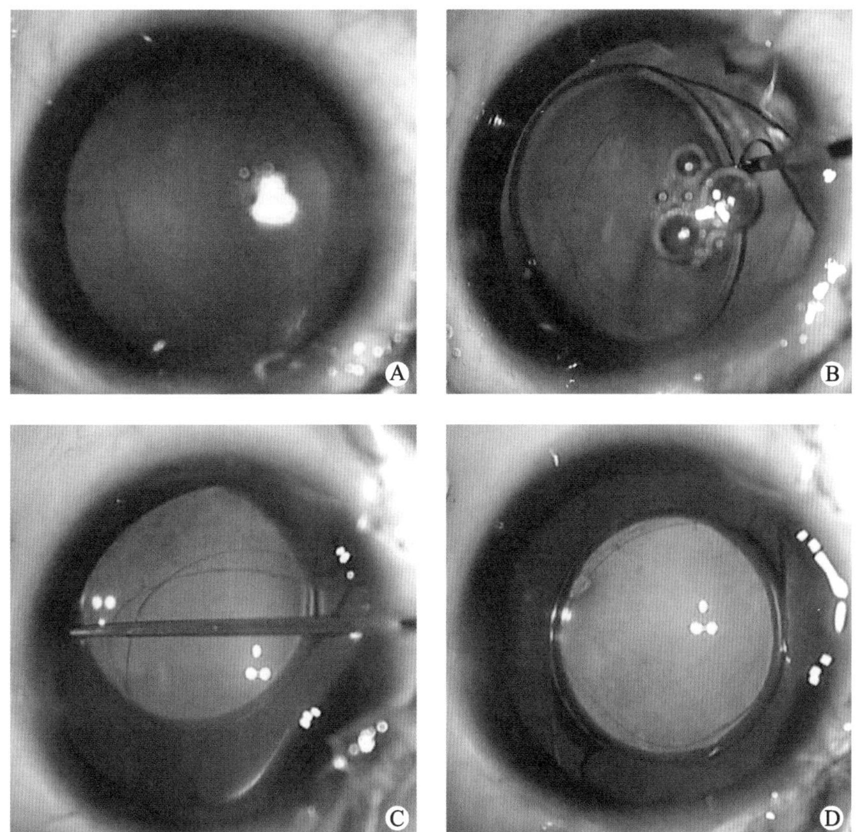

图 14－4 左眼人工晶状体调位术中过程

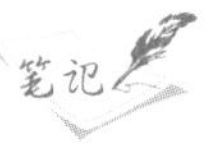

【随访】

患儿术后定期复诊，目前随访至术后1年。专科检查：双眼结膜无充血，角膜透明，前房深度正常，房水清，瞳孔(-)，人工晶状体位正透明，眼底红光反射佳。术后眼压平稳。术后1周矫正视力双眼0.4，至术后12个月复诊时矫正视力双眼1.0（表14-1）。复查B超显示双眼玻璃体轻度混浊，无其他异常。

表14-1　患儿术后随访情况（时间、视力、验光）

| 术后时间 | 视力 | | 验光 | |
| --- | --- | --- | --- | --- |
| | OD | OS | OD | OS |
| 1周 | 0.4 | 0.4 | +4.50 DS/-2.25 DC×5 | +4.50 DS/-1.25 DC×10 |
| 3个月 | 0.9 | 0.8 | +4.50 DS/-2.25 DC×180 | +4.25 DS/-1.50 DC×5 |
| 6个月 | 1.0 | 0.9 | +4.50 DS/-2.25 DC×180 | +4.25 DS/-1.50 DC×5 |
| 12个月 | 1.0 | 1.0 | +4.50 DS/-2.00 DC×180 | +3.75 DS/-1.50 DC×5 |

## 病例分析

【病例特点】

（1）双眼晶状体呈不均匀的核性混浊（右眼混浊致密），术前右眼隐见晶状体后部椭圆形边界，左眼也可见明显的边界，显微镜下尤其明显，判断有后囊膜缺损。术中确认后囊膜缺损。

（2）人工晶状体囊袋内植入后第2天，人工晶状体坠入玻璃体腔，再次行左眼人工晶状体调位术。

【诊疗思路分析】

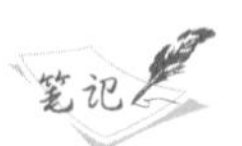

（1）根据患儿晶状体混浊的特殊形态，不均匀的核性混浊和隐

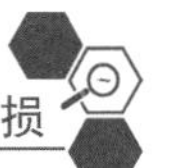

约可见的后囊膜边界，可在术前预判患儿双眼存在后囊膜缺损。在术式选择上，不用超声乳化的方式吸除皮质，而是采用23 G玻璃体切割头吸除皮质，不容易造成核和皮质下沉，并且若遇到有玻璃体缠绕，可以直接切除，避免玻璃体的牵拉损伤。

（2）手术设计时拟将人工晶状体植入囊袋内，如后囊膜确实不足以支撑，则改为睫状沟植入。

## 赵云娥教授病例点评

在多年的小儿白内障临床实践中，我发现先天性白内障有不少存在后囊膜缺损，不过像本例患儿这么大范围的缺损却不多见。本例患儿右眼的缺损范围相对较小，人工晶状体植入囊袋内后，后囊膜缺损区域略有变形（囊袋直径偏小，晶状体襻牵拉所致）但能全周支撑人工晶状体，术毕人工晶状体位置稳定。左眼的情况有所不同，后囊膜缺损范围很大，而且不圆，最长径超过6 mm，我们小心地将人工晶状体放置于囊袋，术毕检查人工晶状体位置完好，而且从图14－3D可见位置稳定，后囊膜缺损区也都在人工晶状体光学面范围内。我们希望术后人工晶状体和周边囊袋的愈合会进一步稳定其位置。遗憾的是次日查房发现人工晶状体坠入玻璃体腔。可能的原因是患儿全身麻醉术后哭闹不止，眼内压力改变，导致人工晶状体滑入玻璃体腔。次日进行了手术补救，捞出人工晶状体调位到睫状沟，并下压光学面使之夹持于前囊孔后以稳定人工晶状体，虽然结果良好，但是，这不得不说是一个经验教训，提醒大家以后遇上类似情况不必强求囊袋内植入人工晶状体。

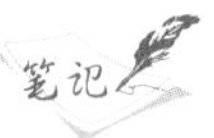

# 参考文献

1. VASAVADA A R, PRAVEEN M R, NATH V. Diagnosis and management of congenital cataract with preexisting posterior capsule defect [J]. Journal of Cataract Refractive Surgery, 2004, 30(2): 403-408.

2. VAN L J, NÍ D S, GODTS D. Pediatric bag-in-the-lens intraocular lens implantation: long-term follow-up [J]. Journal of Cataract Refractive Surgery, 2015, 41(8): 1685-1692.

3. TASSIGNON M J, DE V I, GODTS D, et al. Bag-in-the-lens intraocular lens implantation in the pediatric eye [J]. Journal of Cataract Refractive Surgery, 2007, 33(4): 611-617.

4. SOLEBO A L, CUMBERLAND P, RAHI J S, et al. 5-year outcomes after primary intraocular lens implantation in children aged 2 years or younger with congenital or infantile cataract: findings from the IoLunder2 prospective inception cohort study [J]. Lancet Child Adolesc Health, 2018, 2(12): 863-871.

5. WILSON M E J, TRIVEDI R H, BUCKLEY E G, et al. ASCRS white paper. Hydrophobic acrylic intraocular lenses in children [J]. Journal of Cataract Refractive Surgery, 2007, 33(11): 1966-1973.

6. TRIVEDI R H, WILSON M E, VASAVADA A R, et al. Visual axis opacification after cataract surgery and hydrophobic acrylic intraocular lens implantation in the first year of life [J]. Journal of Cataract Refractive Surgery, 2011, 37(1): 83-87.

（赵银莹 整理）

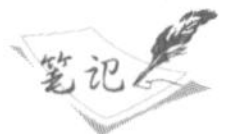

# 病例 15 伴晶状体后圆锥的先天性白内障

## 病历摘要

【基本信息】

患儿，女，6 月龄。

**主诉：** 发现左眼外斜 2 月余，无其他不适症状，遂至某医院就诊，诊断为“双眼先天性白内障”，建议手术治疗。

**个人史：** 足月顺产（41 周），第 3 胎，出生体重 3.4 kg，曾有海鲜过敏史，表现为全身皮疹。否认家族史及其他病史。

【全身情况】

身高 70 cm，体重 8.9 kg，发育正常。心、肺、腹部检查未见明显异常。心脏彩超：三尖瓣轻度反流，左室假腱索。胸部 X 线片（－）。

【专科检查】

双眼不能追物，左眼外斜。双眼角膜透明，前房深度正常，瞳孔圆，对光反射灵敏，晶状体混浊。散瞳后直径约 6 mm，右眼晶状体中轴区约 3 mm 致密的后囊膜混浊，左眼晶状体大范围皮质及核混浊（图 15－1）。双眼玻璃体及眼底检查不配合。眼压：右眼 12 mmHg，左眼 14 mmHg（iCare，Vantaa，Finland）。

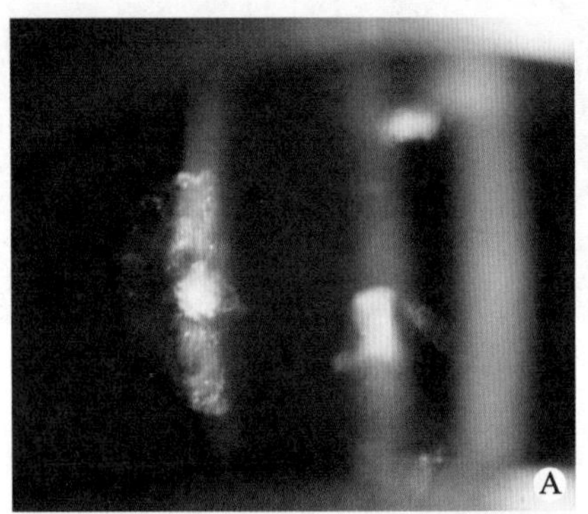


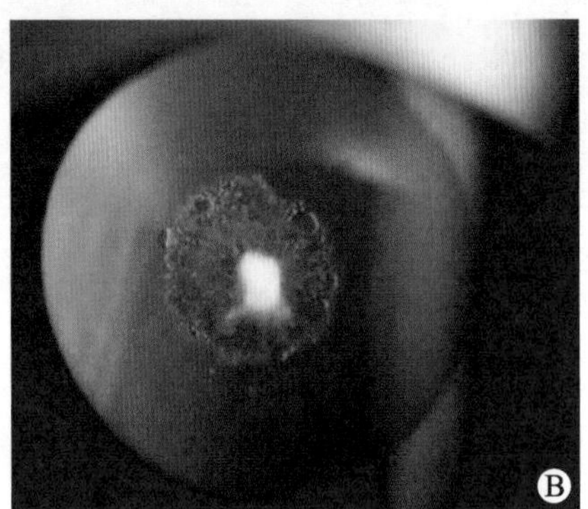


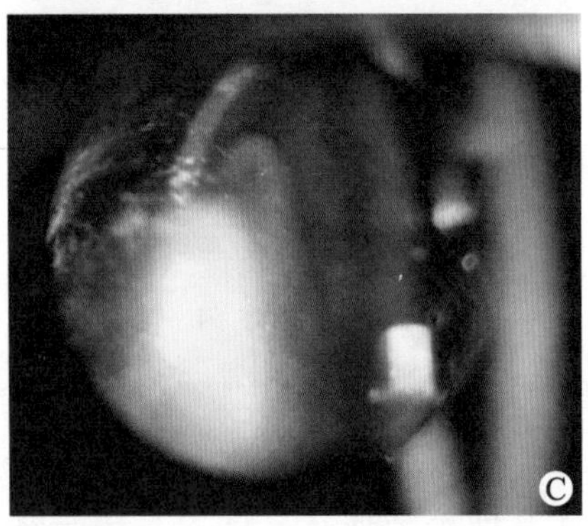


A、B. 右眼；C. 左眼。

图 15－1　双眼术前裂隙灯前节

【实验室检查】

血尿常规、肝肾功能和电解质未见明显异常，TORCH：HSV Ⅰ-IgG 阳性。

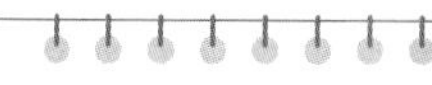

【特殊检查】

眼轴：右眼 20.03 mm，左眼 18.47 mm（Axis nano，Quantel Medical，French）。

角膜曲率：右眼 40.75 D@152，42.25 D@62；左眼 40.50 D@33，42.00 D@123（PachPen，Accutome，US）。

B 超：双眼玻璃体腔未见明显异常（Cinescan S，Quantel Medical，French）。

【诊断】

双眼先天性白内障；双眼形觉剥夺性弱视；左眼外斜视。

术中补充诊断：右眼后囊膜缺损（筛网状），左眼晶状体后圆锥。

【治疗经过】

完善术前各项检查，排除手术禁忌证，患儿在全身麻醉下行左眼手术，上方结膜切开，角膜缘后约 1.5 mm 处切开约 1/2 厚巩膜，制作 3 mm 巩膜隧道切口，制作两个 0.8 mm 侧切口，角膜缘入路 23 G 晶状体切除 + 中央后囊膜切除 + 前段玻璃体切除 + 人工晶状体植入术（图 15 – 2），术中囊袋内植入 +27.5 D 人工晶状体（预留：+9.0 D），术毕缝合主切口和两个侧切口。术中发现后囊后凸如圆锥，范围大约 5 mm。

隔日行右眼手术（图 15 – 3），术式和左眼一致，术中囊袋内植入 +22.0 D 人工晶状体（预留：+8.94 D）。术中撕除混浊的后囊膜前机化膜后，发现后囊膜混浊区如筛网状缺损，同时可见玻璃体上少量灰白色混浊颗粒。

手术顺利，术后予以常规抗炎、预防感染、短效散瞳剂活动瞳孔治疗。术后长期配戴框架眼镜矫正并弱视治疗。

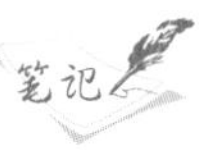

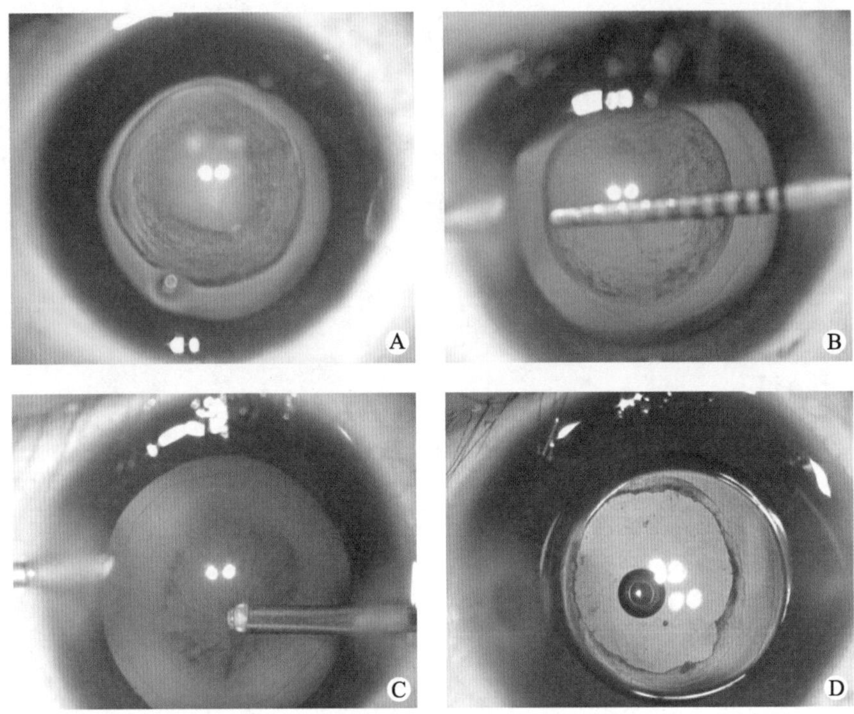

A. 手术开始前见晶状体中央区混浊，中轴区致密灰白色混浊；B、C. 吸除混浊皮质后可见中央后囊膜混浊且松弛飘动，向后凸出似圆锥；D. 囊袋内植入人工晶状体后切除混浊异常后囊膜。

图 15－2　左眼术中

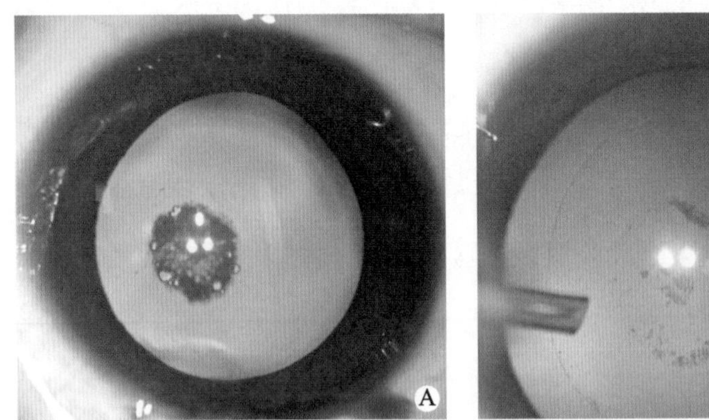

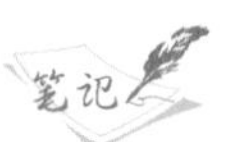

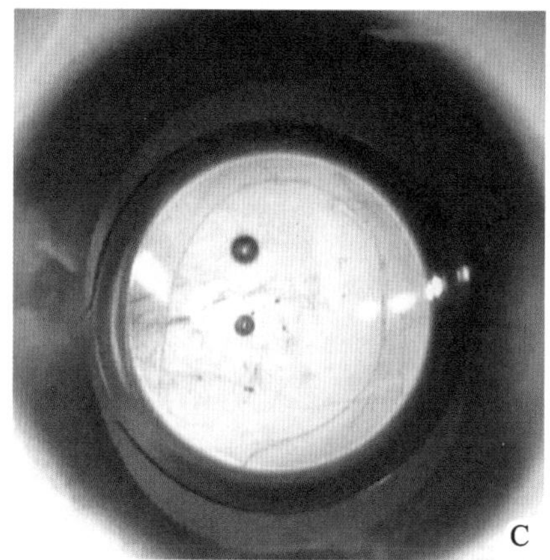

A. 手术开始前见晶状体中央偏颞侧局限性混浊；B. 吸除皮质后见病灶区后囊膜筛网状缺损，伴混浊；C. 切除中央后囊膜后植入人工晶状体。

图 15-3 右眼术中

【治疗结果及随访】

目前术后随访 20 个月，嘱每日遮盖右眼 2 小时以促进左眼发育。术后 6 个月时家长诉患儿戴镜视力佳，能抓蚂蚁及细小发丝；术后 12 个月上楼梯好，下楼梯慢；术后 16 个月时，眼位有时候正位，注意力不集中时会左眼外斜，能自主上下楼梯。

门诊检查：术后眼压均在正常范围。术后 6 个月及 12 个月，后囊膜边缘可见皮质增生，术后 20 个月，右眼视轴区透明，左眼见视轴区混浊（visual axis opacity，VAO），建议左眼行 YAG 激光混浊区切开术，尝试后未成功（图 15-4 ~ 图 15-6）。考虑到患儿

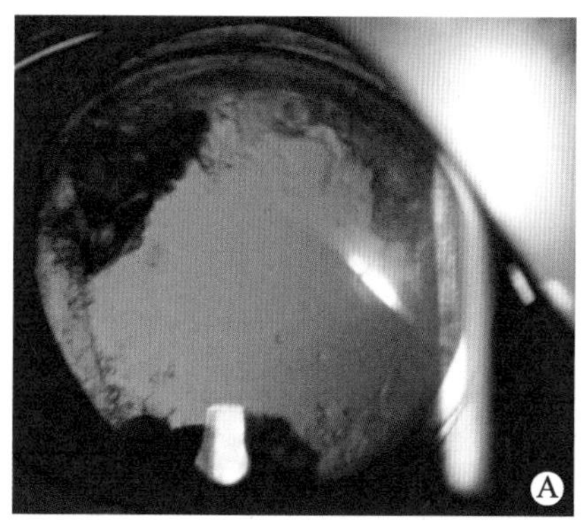

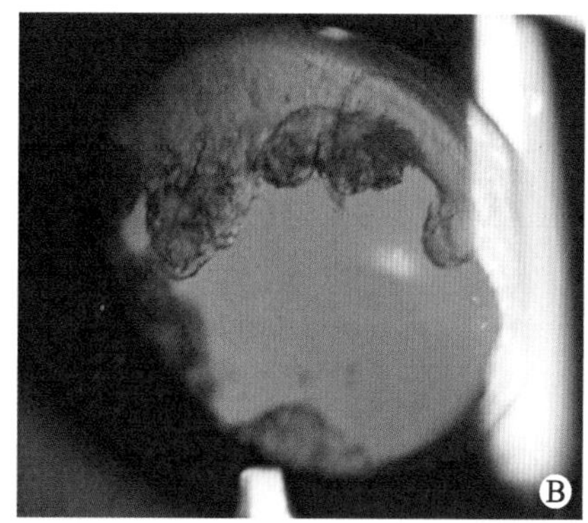

A、B. 双眼人工晶状体在位，视轴区透光佳，周边皮质增生明显。

图 15-4 术后 6 个月双眼眼前节

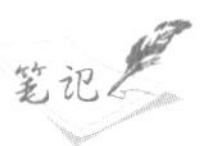

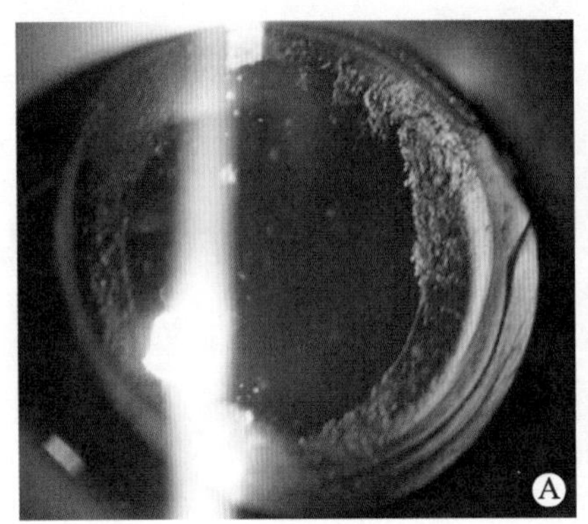
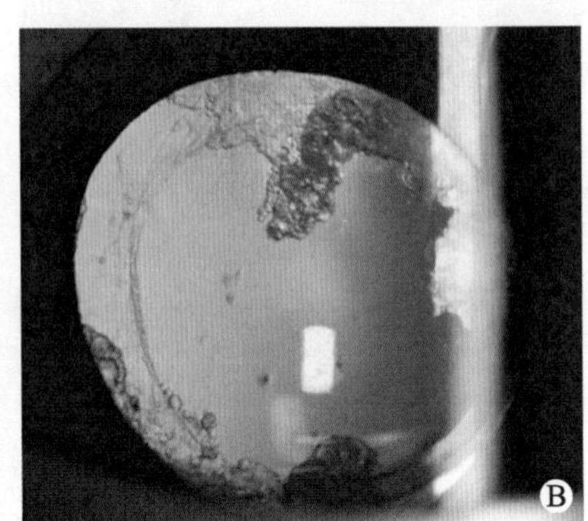

A、B. 双眼人工晶状体在位，视轴区透光佳，周边皮质增生明显。

**图 15－5 术后 12 个月双眼眼前节**

戴镜时可控制正位，左眼外斜好转，说明左眼视力发育尚可，视轴区混浊影响应该不是很大，嘱继续观察。具体随访情况见表 15－1。

**表 15－1 患儿随访情况（视力、验光和眼轴）**

| 术后视力（Teller） | 2 周（裸眼） | 1 个月（裸眼） | 6 个月（戴镜） | 9 个月（戴镜） |
|---|---|---|---|---|
| OD<br>OS | 0.1<br><0.1 | OU 0.15 | OU 0.3 | OU 0.4 |
| 术后验光 | 1 周 | 6 个月 | 12 个月 | 20 个月 |
| OD | +10.0 DS/－1.0 DC×180 | +10.5 DS | +9.0 DS/－1.0 DC×180 | +8.0 DS |
| OS | +11.0 DS | +11.0 DS | +9.0 DS | +8.0 DS |
| 眼轴（mm） | 术前 | 术后 6 个月 | 术后 12 个月 | 术后 20 个月 |
| OD | 20.03 | 20.21 | 20.29 | 20.30 |
| OS | 18.47 | 18.71 | 18.87 | 19.35 |

笔记

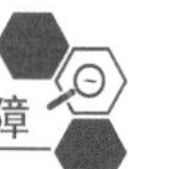

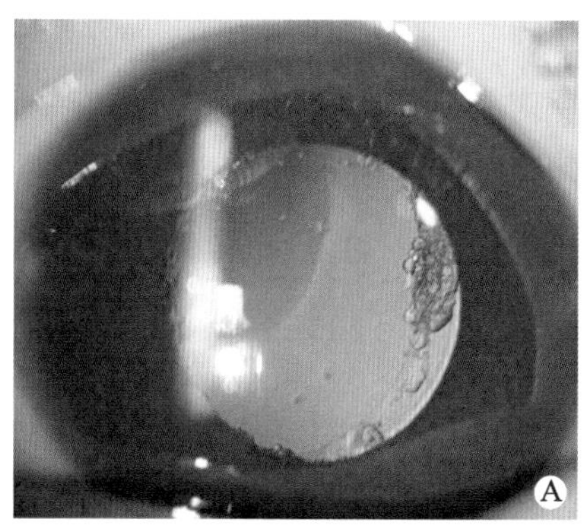
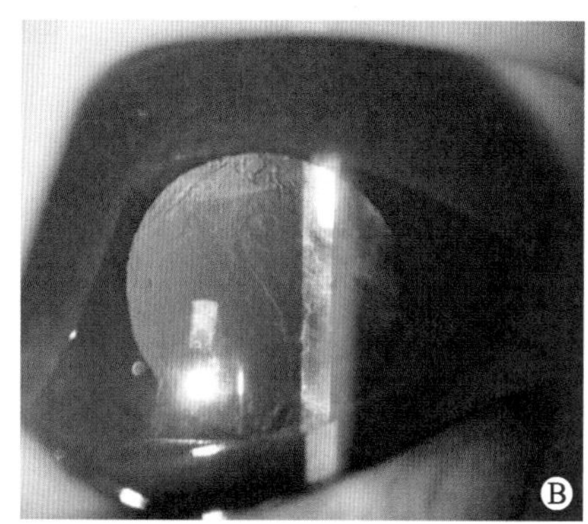

双眼人工晶状体在位；A. 右眼视轴区透光佳，周边皮质增生明显；B. 左眼视轴区轻度混浊，鼻下方透光佳。

图 15－6　术后 20 个月双眼眼前节

## 病例分析

【病例特点】

（1）患儿 6 月龄，以左眼外斜为主诉。

（2）晶状体：双眼混浊，右眼以后囊膜混浊为主，术中发现后囊膜筛网状缺损并机化；左眼大范围混浊，术中发现后囊膜约 5 mm 大小后凸呈圆锥状并混浊。

【诊疗思路分析】

（1）关于诊断，患儿"双眼先天性白内障，左眼外斜视，双眼弱视"的诊断是非常明确的。根据右眼术前的后囊膜表现，可以归类为后极性白内障一类，而术中撕除混浊机化膜后证明后囊膜呈筛网状缺损，玻璃体上的灰白色混浊颗粒为晶状体皮质碎屑的附着，更进一步证明了后囊膜的缺损。而左眼，后囊膜显著松弛后凹且活动度很大，晶状体后圆锥的诊断可以确立。

（2）右眼白内障明显较左眼轻，要不要手术？这是一个值得仔

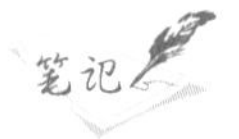

细思考的问题，患儿左眼严重白内障且出现外斜 2 个月，说明左眼功能严重受损，右眼还行。然而，考虑到右眼位于视轴中央区的致密白内障还是会严重影响视功能发育的，只是相对于左眼略好一些而已。而且，如果只做左眼手术，术后的屈光参差也会给配镜矫正带来较大麻烦。

（3）要不要植入人工晶状体？6 个月大的婴儿，眼球各方面还在迅速发育，可以在手术后对无晶状体眼进行配镜矫正。鉴于文献中有越来越多的婴儿植入人工晶状体获得良好的结果，经和家长充分沟通，决定植入人工晶状体，当天同时做了晶状体切除联合前段玻璃体切除术。

（4）术后配镜矫正和弱视训练，监测眼压，定期验光及时更换眼镜，是小儿白内障术后的常规治疗，不一一赘述。这个病例，因为左眼弱视较重，应该给予右眼一定时间的遮盖来促进左眼的视功能发育。

（5）关于左眼视轴区混浊的治疗。患儿术后 20 个月出现了左眼的视轴区混浊，理论上应该及时处理。有两种方式，YAG 激光或者再次前段玻璃体切除。尝试激光失败，家长也需要时间考虑接下来的处理。而且，从严重程度上来讲，左眼鼻下方还存在比较大的透亮区，颞侧混浊透光性尚可，也允许我们先观察。

【晶状体后圆锥】

晶状体后圆锥发生率低，约 1/100000，多数单眼发病，是一类先天性的晶状体发育异常的疾病，表现为晶状体后囊膜和皮质的局限性向后突出。一般呈渐进缓慢进展，期间晶状体混浊程度也可随之加重，同时也可出现后囊膜缺损。

发病机制：推测可能为玻璃体残留胚胎血管对晶状体后部的牵引，晶状体后纤维异常增生，导致晶状体后囊膜薄弱后凸，但是确

切的发病机制目前仍不清楚。本病例一眼晶状体后圆锥，一眼后囊膜缺损，可能可以用这个机制解释。

## 赵云娥教授病例点评

本例患儿6月龄，家长发现左眼外斜前来诊，说明她的白内障已经有很长时间了，左眼白内障严重所以一开始就处于劣势，慢慢地出现了外斜。实际上散瞳检查左眼的“白瞳症”还是相当明显的，说明我们的科普教育和筛查工作任重而道远啊。

患儿出现双眼不同严重程度的白内障，这种情况下对于白内障较轻眼睛的手术抉择需深思熟虑。正如前面分析的，左眼白内障较重，弱视也更严重，是不是可以先做左眼，等左眼视力发育一段时间再行右眼手术呢？这个选择是有一定依据的，有时候我也会做这样的选择。对于这个病例，右眼的白内障虽然较轻，位置却在正中央，而且事实证明右眼伴有后囊膜缺损，白内障有可能会在比较短的时间内显著加重，再者，患者路途遥远来去不便，这也是家长比较坚决一起做的理由。所以，我们在短时间内给这个孩子做了双眼手术，术后适当地进行右眼遮盖促进左眼弱视训练。

那么，为什么给6个月大的婴儿一期植入人工晶状体呢？目前公认小儿人工晶状体植入的合适年龄是2岁前后。我们团队之前给不少6、7个月的单眼白内障患儿一期植入人工晶状体，结果很好，积累了很宝贵的经验。Lambert等在2019年发表的一篇综述里表示，对于经验丰富的医生来说，6个月以上婴儿植入人工晶状体是安全可行的。不过，值得一提的是，我们给这个孩子预留的远视度数似乎是过高了，加上测量和计算的误差，术后有10 D左右远视，直到孩子26个月大了，还有8 D远视。术后屈光状态的选择和人工

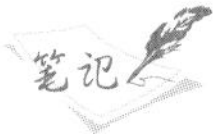

晶状体度数的计算是一个值得进一步讨论的话题。

这个病例虽然在首次手术时做了充分的前段玻璃体切除，依然在术后20个月时出现了左眼的视轴区混浊。小儿的晶状体上皮细胞非常活跃，增生能力很强，即使在充分的前段玻璃体切除术后依然有一定比例的患眼会发生视轴区混浊，提醒我们在术后随访时要仔细观察，及时处理。

## 参考文献

1. MISTR S K, TRIVEDI R H, WILSON M E. Preoperative considerations and outcomes of primary intraocular lens implantation in children with posterior polar and posterior lentiglobus cataract [J]. Journal of AAPOS, 2008, 12(1): 58-61.
2. VASAVADA A R, PRAVEEN M R, NATH V, et al. Diagnosis and management of congenital cataract with preexisting posterior capsule defect [J]. Journal of Cataract and Refractive Surgery, 2004, 30(2): 403-408.
3. LI Z, CHANG P, WANG D, et al. Morphological and biometric features of preexisting posterior capsule defect in congenital cataract [J]. Journal of Cataract and Refractive Surgery, 2018, 44(7): 871-877.
4. AMAYA L, TAYLOR D, RUSSELL-EGGITT I, et al. The morphology and natural history of childhood cataracts [J]. Survey of Ophthalmology, 2003, 48(2): 125-144.
5. KHALIL M, SAHEB N. Posterior lenticonus [J]. Ophthalmology, 1984, 91(11): 1429-1430, 1443A.
6. LAMBERT S R, AAKALU V K, HUTCHINSON A K. Intraocular lens implantation during early childhood: A report by the American Academy of Ophthalmology [J]. Ophthalmology, 2019, 126(10): 1454-1461.

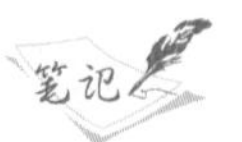

（丁锡霞 整理）

# 病例 16 先天性白内障合并 PFV

## 病历摘要

【基本信息】

患儿，男，7 月龄。

**主诉：**体检发现右眼“白内障”4 个月。

**现病史：**4 个月前，患儿体检时发现右眼“白内障”，建议择期行手术治疗。今为进一步治疗来我院，拟“右眼先天性白内障”收住入院。

**个人史：**患儿足月顺产，无吸氧史，出生体重约 3700 g，现能坐，否认类似疾病家族史。

【全身情况】

患儿较同龄婴儿头面偏大，心脏彩超显示三尖瓣轻度反流，余无特殊。

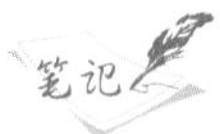

【专科检查】

眼压：右眼 8.3 mmHg；左眼 12.3 mmHg。视力检查不配合。右眼眼位外斜，约 10°。双眼结膜无充血，角膜透明，前房深度可，房水清，虹膜纹理清晰，无震颤。瞳孔圆，药物性散大，直径约 5 mm，右眼晶状体白色混浊，左眼晶状体透明、位正，玻璃体及眼底检查不配合。全麻后 Retcam 结果如图 16－1 所示，右眼隐见后极部视网膜平伏、余细节窥不清，左眼未见明显异常。

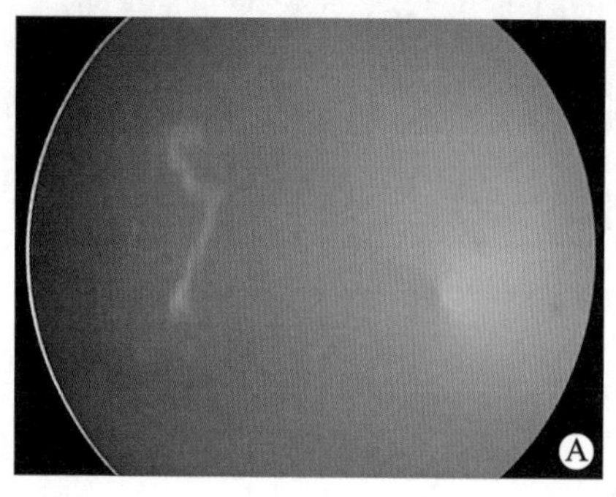

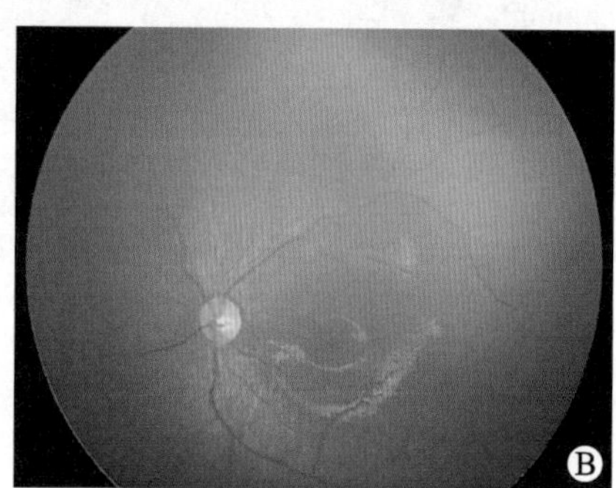

A. 右眼；B. 左眼。

图 16－1　患儿双眼 Retcam 眼底

【实验室检查】

血尿常规、肝肾功能和电解质未见明显异常。TORCH 未查。

【特殊检查】

B 超（图 16－2）：双眼玻璃体未见明显异常声像（Cinescan S，Quantel Medical，French）。

眼轴长度（A 超测量）：右眼 19.44 mm，左眼 20.72 mm（Axis nano，Quantel Medical，French）。

角膜曲率：右眼 41.75 D@21，45.25 D@111；左眼 42.50 D@170，45.50 D@80（PachPen，Accutome，US）。

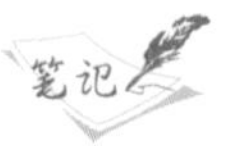

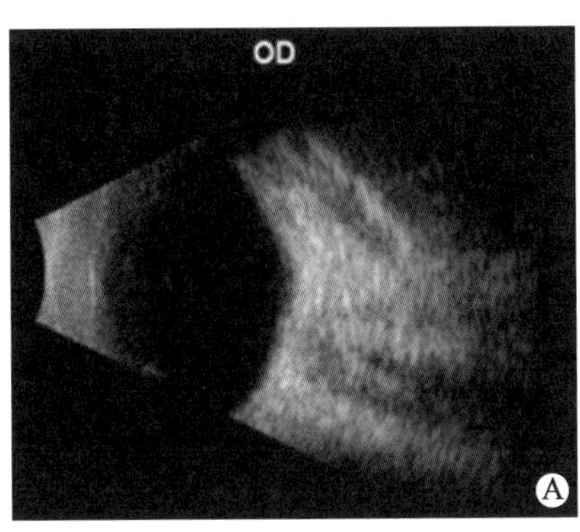

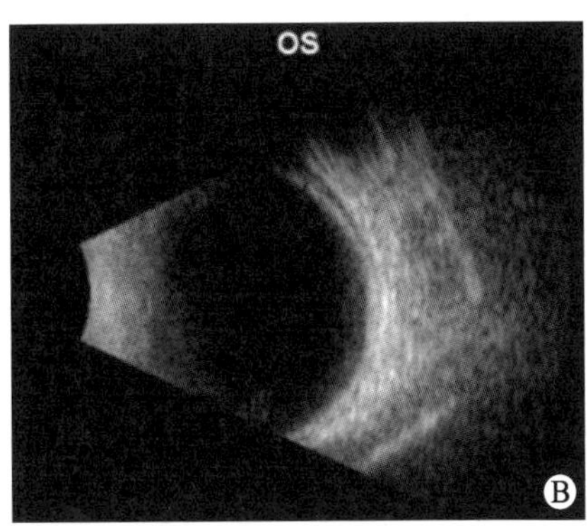


A. 右眼；B. 左眼。

图 16－2　患儿双眼 B 超检查

【诊断】

右眼先天性白内障；右眼外斜视；右眼晶状体后圆锥（后球形）。

术中补充诊断：右眼永存性胚胎血管。

【治疗经过】

患儿术前局部给予0.5%的左氧氟沙星滴眼液清洁结膜囊，在明确诊断、排除手术禁忌证后，于全身麻醉下行“右眼角膜缘入路23 G 晶状体切除术＋中央后囊膜切除术＋前段玻璃体切除术（玻璃体切割头切除前后囊膜）＋人工晶状体植入术”。术中可见晶状体混浊、后部呈球形向后突起（图 16－3A），吸除混浊皮质后，可见数根血管自睫状体延伸至后囊膜表面，另有一根血管自视盘伸出、止于后囊膜，提示右眼混合型 PFV（图 16－3B）。切除中央机化团块及后囊膜（切除直径约 3.5 mm），切除部分前段玻璃体，囊袋内植入人工晶状体（度数＋29.5 D，预留＋5.3 D），缝合主切口及侧切口（图 16－3C）。地塞米松注射液 0.5 mg 球结膜下注射。术后患者采用框架眼镜进行屈光矫正，并行左眼遮盖，右眼弱视训练。

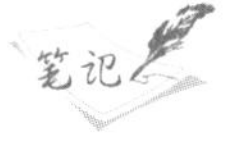

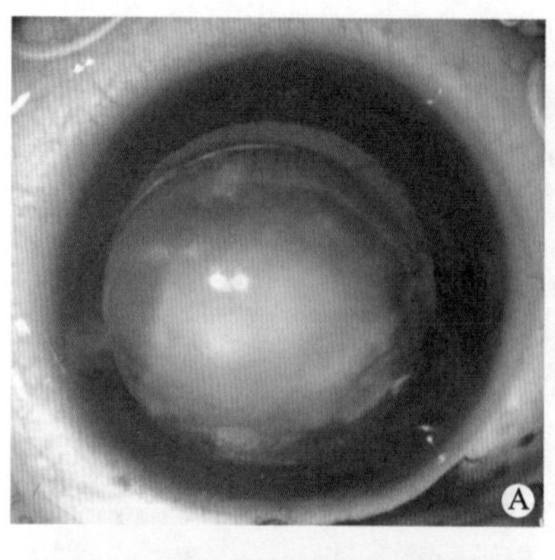


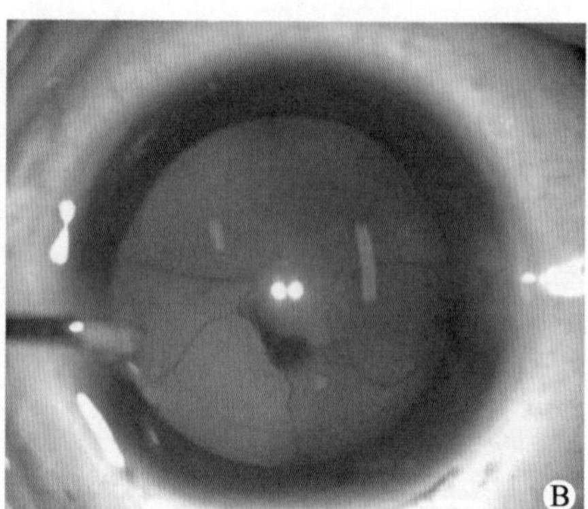


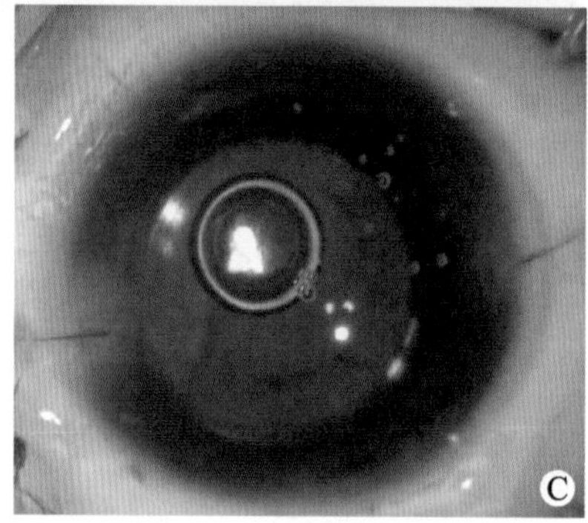


图 16－3　患儿右眼术中所见

【随访】

患儿术后 10 个月复诊时，家长述可在遮盖左眼时自如行动，偶有摔跤。术后 1 年半复诊，患儿可上下楼梯，眼位呈间歇性外斜、注视佳。术后 1 年半随访期间，双眼眼压正常。患眼术后验光处方及调整如下。

术后 2 天：检影验光 +4.75 DS/－0.75 DC×180，配镜处方 +6.75 DS/－0.75 DC×180。

术后半年：检影验光 +4.00 DS/－0.75 DC×180，配镜处方 +5.50 DS/－0.75 DC×180。

术后 10 个月：检影验光 +4.00 DS/－1.25 DC×180，配镜处方 +4.00 DS/－1.25 DC×180。

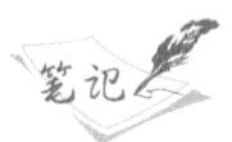

术后 14 个月：检影验光 +2.00 DS/ -2.00 DC ×180，配镜处方 +2.00 DS/ -2.00 DC ×180。

术后 18 个月：检影验光 +2.00 DS/ -2.00 DC ×180，配镜处方 +2.00 DS/ -2.00 DC ×180。

## 病例分析

### 【病例特点】

（1）患儿，男，7 月龄，因体检发现右眼“白内障”4 个月入院。

（2）单眼白内障，就诊时已出现外斜视，同时合并晶状体后圆锥及 PFV。

（3）患眼眼轴发育可，进行了一期人工晶状体植入，术后视功能恢复可，随访期内未发现眼压异常。

### 【诊疗思路分析】

（1）患儿为单眼白内障，而且出现外斜视，说明已经出现严重弱视，需要尽快手术。

（2）7 个月的患儿，手术方式和前面其他类似病例一致，不再赘述。那么，一期手术是否能植入人工晶状体呢？正如前面病例 3 里说到的那样，可以考虑一期植入。针对这个小患者，有晶状体后圆锥，可能伴存后囊膜缺损，最终决定还要取决于术中的具体情况。

### 【永存性胚胎血管】

PFV 曾被称为永存原始玻璃体增生症（persistent hyperplastic primary vitreous，PHPV）。因 PFV 较 PHPV 定义更为准确，同时也更能概括此类疾病的各种表现，目前最常使用 PFV 这一名称。PFV

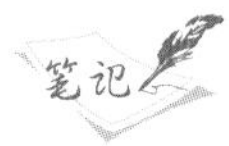

以单眼发病居多，一般不伴有其他全身异常，多数患者无 PFV 家族史。PFV 是一组与胚胎血管退化失常相关的疾病谱，其临床表现多样，如永存瞳孔膜、晶状体后纤维血管膜、Mittendorf 斑、Bergmeister 视盘、黄斑发育不全、视神经发育不良和视网膜皱褶等，单眼先天性白内障是其最常见的并发症之一。PFV 常伴发晶状体后皮质混浊，同时先天性白内障也常伴发 PFV，IATS 研究统计约 22% 单眼先天性白内障患者伴发 PFV（总样本量 83 例）。

PFV 有数个分类体系，常用的 Pollard 分型标准根据累及位置将 PFV 分为以下 3 型：①前部型 PFV，主要表现为白内障及晶状体后纤维血管膜性混浊；②后部型 PFV，主要累及玻璃体和视网膜；③混合型 PFV，此型兼有前两型 PFV 特点。

由于术前患儿配合程度差，综合检查困难，术前明确 PFV 的诊断仍具有挑战性。尽管 B 超是临床上最常用最快捷的检查手段，然而有一些比较细的血管和前段的血管，B 超难以探查。使用彩色多普勒超声检查，能够大大提高检出率。依据高分辨率彩色多普勒 B 超检查结果，混合型 PFV 还可分为 4 个亚型：Ⅰ型（“Ⅰ”型），表现为一条线状窄带，连接视盘和后囊膜；Ⅱ型（“Y”型），表现为后端以窄的基部与视盘相连、向前延伸至广泛后囊膜的膜性隔膜，后囊膜累及范围大；Ⅲ型（倒“Y”型），表现为后端以宽的基部与视盘相连、向前延伸过程中逐渐变窄并终止于后囊膜中央或旁中央的膜性隔膜；Ⅳ型（“X”型），此型 PFV 视盘处基底宽，向前延伸并覆盖大部分后囊膜。Ⅰ型和Ⅱ型均以眼前部受累为主，且Ⅱ型会造成广泛的后囊膜受累，但这两型的黄斑区结构一般不受累；Ⅲ型常伴发视网膜脱离，且脱离视网膜前面连有膜性隔膜；Ⅳ型则兼具Ⅱ型和Ⅲ型的病损特点，表现为前后均广泛受累。

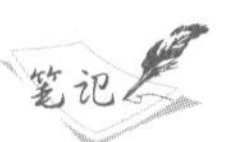

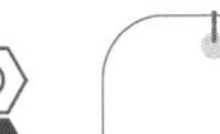

## 赵云娥教授病例点评

患儿为单眼先天性白内障合并 PFV 及晶状体后圆锥患者。因单眼先天性白内障患儿往往不会出现追物异常（患眼在 Hering 法则下可与健眼同向运动），较双眼白内障更为隐匿，发现也常较晚。本例患儿于体检时发现右眼白内障，并于发现 4 个月后来我院接受了手术干预，充分说明婴幼儿进行常规眼科检查的重要性，这对于单眼先天性白内障患儿的检出尤为重要；然而发现问题后，家长的决定对患儿的手术预后也起到很关键的作用，本例患儿在发现 4 个月后才来手术，这期间可能是患儿出现外斜视促成了家长的决定，说明我们在临床工作中需要进一步加强科普工作。

我们在术中发现患儿并存 PFV，PFV 分别从睫状体及视盘发出，与后囊膜相连，因此患儿 PFV 应属 Pollard 分型中的混合型 PFV。本例患儿胚胎血管较为细小，术前 B 超检查并未检出，若进行多普勒超声检查可能可以查出视盘来源的那条血管，然而 B 超仍然在 PFV 的诊断中有着重要的诊断价值。虽然存在晶状体后圆锥和 PFV，然而，后囊膜上有纤维增生机化团块，游离团块、切除混浊区后，正好制作了一个圆形的 3.5 mm 左右的后囊孔，周边囊袋完整，所以可以很顺利地植入人工晶状体于囊袋内。从术后的随访来看，患儿炎症轻微，恢复非常好。

虽然单从术眼来看，恢复很好，然而患者已经出现了外斜视，弱视的治疗和训练是一场需要家长和患儿共同努力的持久战。术后及时进行了验光配镜，并进行了遮盖等弱视训练，从门诊随访来看，弱视训练是成功的，患儿在术后 10 个月复诊时，已能在遮盖健眼的情况下进行一般活动，同时在术后 1 年半的复诊中，我们注

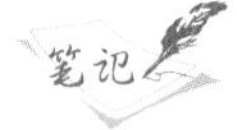

意到患儿眼位已由初诊时的患眼外斜变为间歇性外斜，提示患眼视功能改善。

## 参考文献

1. 赵云娥，胡曼. 重视婴幼儿永存胚胎血管的诊断和治疗［J］. 中华眼视光学与视觉科学杂志，2018，20(1)：7－13.

2. WILSON M E，TRIVEDI R H，PANDEY S K. Pediatric cataract surgery：techniques，complications，and management［J］. Lippincott Williams & Wilkins，2005：226－232.

3. MORRISON D G，WILSON M E，TRIVEDI R H，et al. Infant aphakia treatment study：Effects of persistent fetal vasculature on outcome at 1 year of age［J］. Journal of American Association for Pediatric Ophthalmology and Strabismus，2011，15(5)：427－431.

4. GOLDBERG M F. Persistent fetal vasculature（PFV）：an integrated interpretation of signs and symptoms associated with persistent hyperplastic primary vitreous（PHPV）. LIV Edward Jackson Memorial Lecture［J］. American Journal of Ophthalmology，1997，124(5)：587－626.

5. ÖNDER F，COŞSAR C B，GÜLTAN E，et al. Vitreous hemorrhage from the persistent hyaloid artery［J］. Journal of American Association for Pediatric Ophthalmology and Strabismus，2000，4(3)：190－191.

6. POLLARD Z F. Persistent hyperplastic primary vitreous：diagnosis，treatment and results［J］. Transactions of the American Ophthalmological Society，1997，95：487.

7. HU A，PEI X Q，DING X Y，et al. Combined persistent fetal vasculature：A classification based on high-resolution B-mode ultrasound and color doppler imaging［J］. Ophthalmology，2016，123(1)：19－25.

（张冰 整理）

笔记

# 病例 17
# 单眼先天性白内障伴混合型 PFV

## 病历摘要

【基本信息】

患儿，男，80 天。

**主诉：** 发现左眼瞳孔区发白 10 天来我院就诊，初步诊断为“左眼先天性白内障”，建议住院手术治疗。

**个人史：** 足月剖宫产，出生体重 3.5 kg，第 2 胎。否认其他病史及家族史。

【全身情况】

身高 55 cm，体重 7 kg，发育正常。心脏彩超：三尖瓣轻度反流。

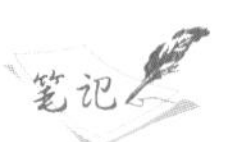

【专科检查】

双眼能追光。双眼眼压指测 Tn。双眼角膜透明，前房可，房水清，虹膜纹理清晰，瞳孔圆，散瞳后直径至 5 mm，右眼晶状体透明，左眼晶状体中央见灰白色致密混浊，周边皮质呈珍珠样混浊（图 17 – 1）。双眼玻璃体及眼底检查不配合。

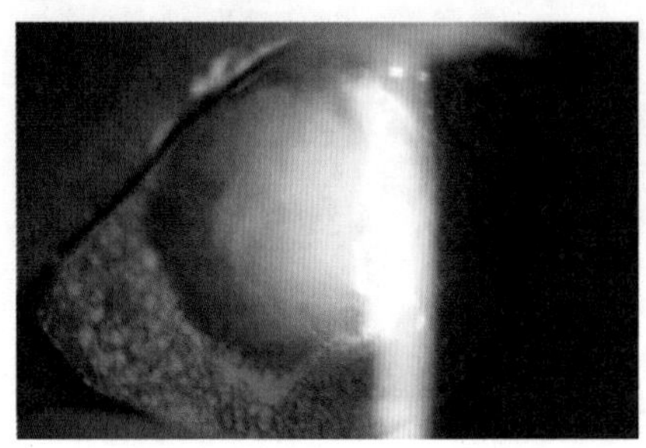

图 17 – 1　左眼术前眼前节

【实验室检查】

血尿常规、肝肾功能和电解质未见明显异常，TORCH：RV-IgG 定量 51.50 U/mL 阳性。

【特殊检查】

B 超：双眼玻璃体未见明显异常回声。

眼轴：右眼 19.36 mm，左眼 18.79 mm。

角膜曲率：右眼 40.75 D@76，42.75 D@166。

SS-OCT：左眼晶状体后部皮质及后囊膜下混浊，后囊膜异常可能（图 17 – 2）。

【诊断】

左眼先天性白内障；左眼弱视。

术中补充诊断：左眼 PFV（混合型）。

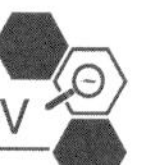

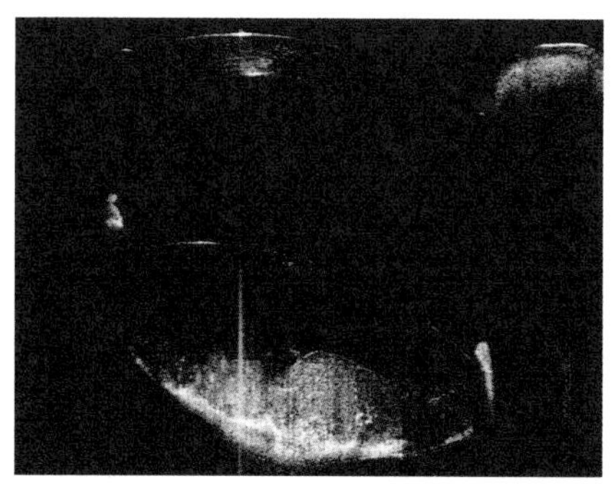

图 17－2　左眼术前 SS-OCT

【治疗经过】

一期手术：入院完善相关检查、排除手术禁忌证后，患儿在全身麻醉下行“左眼角膜缘入路 23 G 晶状体切除术＋中央后囊膜切除术＋前段玻璃体切除术”。分别做 2 点及 9 点位角膜侧切口，23 G 玻璃体切割头切除晶状体中央区前囊膜，直径 5.0 mm，吸除皮质后，可见 7 点位方向及 5 点位方向细小血管，自虹膜后发出，绕过赤道部囊膜到后囊后表面（图 17－3A）。后囊膜中央区白色盘状混浊约 3 mm，剥除之，见后囊膜中央缺损，欠规则，最大径 2 mm，

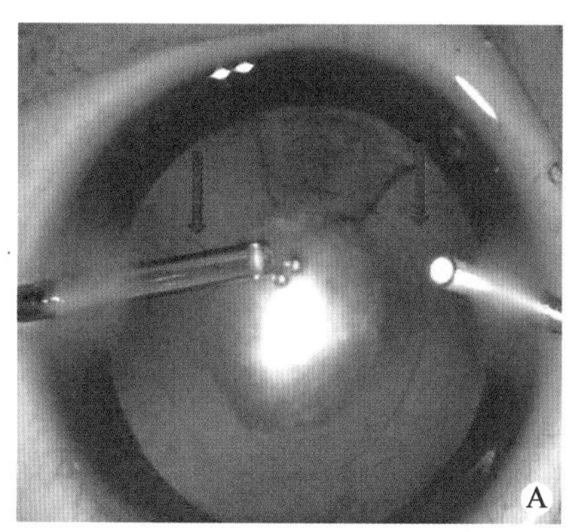

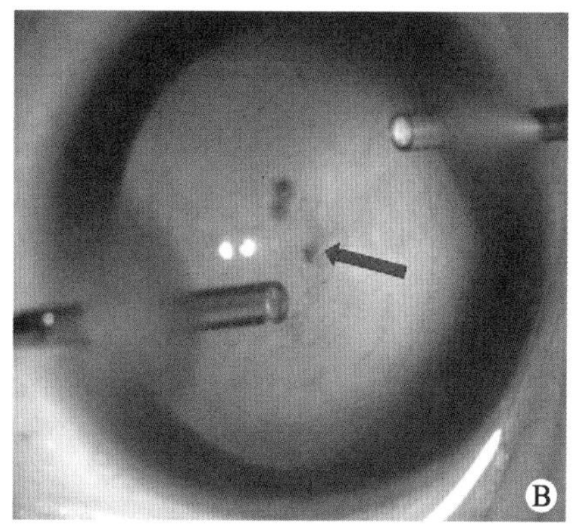

A. 红色箭头所示两条为连接虹膜或睫状体的永存胚胎血管；B. 红色箭头所示为一条连接视盘的永存胚胎血管。

图 17－3　左眼一期手术术中

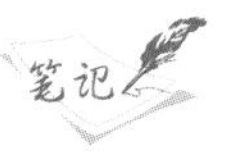

可见一根细长血管与视盘相连（图 17－3B）。手术顺利，术后予以常规抗炎、预防感染治疗。患儿术后长期配戴眼镜，遮盖右眼每天 1～2 小时，并逐渐增加遮盖时间，行弱视治疗。

【随访及二期手术】

一期术后：术后 3 天，检影验光左眼＋24.00 D，予以配镜；术后 14 个月和 18 个月，左眼＋16.00 D，随访 18 月余，患儿眼压均在正常范围。家长反馈：术后 1 个月时感觉孩子左眼不能注视，右眼遮盖时就睡觉；术后 9 个月时每天能遮盖右眼 3 小时，遮右眼能抓物。门诊检查：术后 9 个月，左眼外斜约 10°，无眼球震颤；术后 14 个月 Teller 视力 0.15，左眼外斜，轻度眼球震颤，注视可，眼轴 22.85 mm，告知家属可以考虑二期人工晶状体植入。术后 18 个月，Teller 视力 0.6，左眼外斜，轻度眼球震颤，注视可。患儿将近 21 月龄时，家长决定予以左眼二期人工晶状体植入术。

在全身麻醉下行左眼囊袋重建术＋前段玻璃体切割术＋二期人工晶状体植入术。术中见晶状体前后囊口全周粘连（图 17－4A），玻璃体切割头修整部分前囊口边缘分离囊袋，吸除增生的皮质（图 17－4B），切除中央区适量前段玻璃体，囊袋内植入＋17.0 D 一片式人工晶状体（预留＋3.0 D）（图 17－4C），手术顺利，术后予以常规抗炎、预防感染治疗。

二期术后：术后 3 天，检影验光左眼＋6.00 DS/－1.50 DC×180，予以配镜；术后 1 个月，Teller 视力 0.6，左眼＋6.00 DS/－0.50 DC×10。患儿眼位转为正位，轻度眼球震颤，能注视，不够稳定，眼压正常。

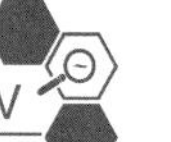

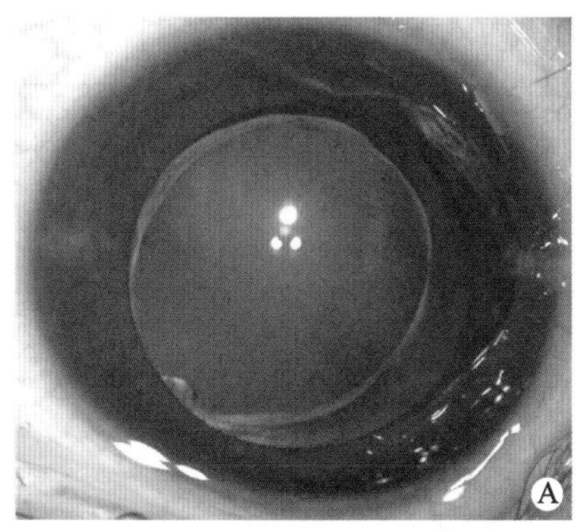

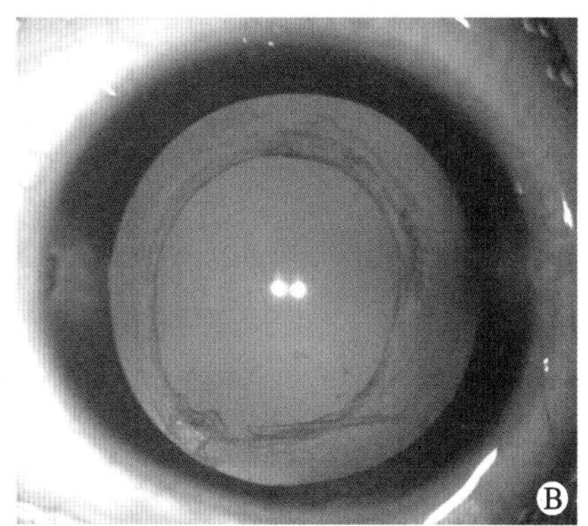

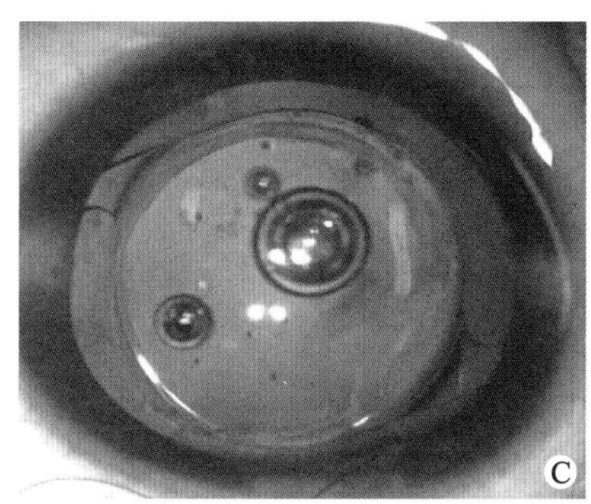

图 17－4　左眼二期手术术中

## 病例分析

【病例特点】

（1）患儿，男，80 天，以单眼出现瞳孔区发白为主诉。

（2）晶状体：单眼混浊，中央区致密混浊伴周边皮质混浊。术中发现永存胚胎血管连接虹膜、睫状体及视盘，后囊膜中央机化膜剥除后见缺损灶。

【诊疗思路分析】

（1）患儿不足 3 月龄，晶状体中央致密混浊已严重影响视力发育，拟一期手术不植入人工晶状体，术后配戴眼镜积极行弱视治疗。

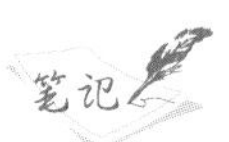

（2）首次术后 14 个月，患儿出现左眼眼球震颤，说明左眼视功能发育不佳。单眼患儿，家长不接受 RGP，可以适当提前植入人工晶状体，方便配戴框架眼镜，以利于视功能康复。

## 赵云娥教授病例点评

本例患儿的先天性白内障，虽然合并混合型 PFV，但是因为 PFV 仅仅表现为 3 条纤细的血管，没有伴随纤维组织增生，只要在切断血管的时候提升眼内压止血，手术难度和术后并发症方面，与普通的先天性白内障并无区别。

单眼白内障患儿，通常建议 4 ~ 6 周手术，本例患儿 80 天才手术，失去了最早的发育机会，术后 1 个月内遮盖右眼患儿即昏昏欲睡，说明视力训练相对比较困难。术后 9 个月出现外斜视，14 个月出现眼球震颤，都表明左眼的视功能康复比较差。家长害怕 RGP 的可能并发症，坚持戴框架眼镜，若能及时配戴 RGP，同时配合右眼一定时间的遮盖，左眼视功能康复可能会好一些。针对这种情况，我们认为可以适当早一些植入人工晶状体，所以在患儿 17 月龄左右时建议家长考虑，直到患儿 21 月龄时，进行了二期人工晶状体植入术。二期术后 1 个月，左眼能注视，虽然注视不够稳定，然而眼位恢复正位，说明视功能向着好的方向发展。继续遮盖健眼加患眼弱视训练，假以时日，应该会恢复得更好。

小儿患者生物学测量困难，人工晶状体度数计算困难，术后屈光预测准确性远不如成人。本例患儿，我们考虑到双眼屈光的对称性，选择术后预留远视 +3.00 D，然而结果却出人意料，虽然 6 D 的远视比无晶状体眼的 16 D 大大降低了，却比我们的既定目标多了 3 D，不能不说是令人遗憾的。

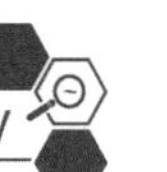

再谈谈手术方式，二期手术，我们分离开囊袋，切除部分玻璃体，植入人工晶状体于囊袋内。可能有读者会问，一期手术已经做过玻璃体切除了，二期手术为什么还要切？目前，二期人工晶状体植入手术，手术方式没有形成共识，有的术者植入睫状沟，有的术者植入囊袋内。我认为，囊袋内植入的长期稳定性好，而为了打开囊袋，器械进出眼内次数增多，手术时间延长，切口打开之后，不可避免会出现少量玻璃体前移，而且囊袋闭锁之前的皮质增生掉落玻璃体腔产生前段玻璃体混浊，所以需要做少量的玻璃体切除，以确保后囊口平面不残留玻璃体的嵌顿。

## 参考文献

1. REESE A B. Persistence and hyperplasia of primary viterous; retrolental fibroplasias-two entities [J]. Archives of Ophthalmology, 1949, 41(5): 527 - 552.

2. REESE A B. Persistent hyperplastic primary vitreous. The Jackson memorial lecture [J]. American Journal of Ophthalmology, 1955, 40, 317 - 331.

3. GOLDBERG M. Persistent fetal vasculature (PFV): an integrated interpretation of signs and symptoms associated with persistent hyperplastic primary vitreous (PHPV) LIV Edward Jackson Memorial Lecture [J]. American Journal of Ophthalmology, 1997, 124(5): 587 - 626.

4. POLLARD Z F. Persistent hyperplastic primary vitreous: diagnosis, treatment, and results [J]. Transactions of the American Ophthalmological Society, 1997, 95: 487 - 549.

5. LI Z, CHANG P, WANG D, et al. Morphological and biometric features of preexisting posterior capsule defect in congenital cataract [J]. Journal of Cataract Refractive Surgery, 2018, 44(7): 871 - 877.

（丁锡霞 整理）

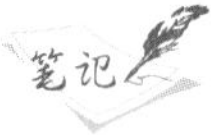

# 病例 18 单眼先天性白内障合并 PFV

## 病历摘要

【基本信息】

患儿，男，5 月龄。

**主诉：**发现右眼瞳孔区发白 3 个月。

**既往史：**2 月龄时于我院就诊，初步诊断为“右眼先天性白内障，右眼 PFV，右眼形觉剥夺性弱视”，建议手术治疗。由于患儿家属尚存疑虑，故给予复方托吡卡胺滴眼液散瞳，观察病情进展，5 月龄来我院复诊，再次建议手术治疗。

**个人史：**患儿足月顺产。

【全身情况】

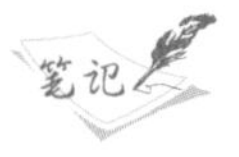


身高 78 cm，体重 11 kg。发育正常。

【专科检查】

右眼不能追物，左眼追物正常；右眼眼位外斜，约10°。双眼眼压指测正常，双眼角膜透明，前房深度正常，瞳孔2 mm，对光反射灵敏，散瞳后直径约6 mm，右眼中轴区致密不均匀混浊，混浊区隐见红色血管样组织，右眼眼底窥不入，左眼(－)(图18－1)。

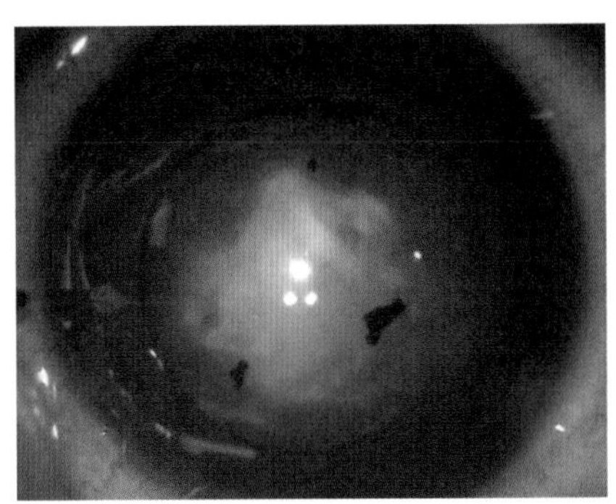

图18－1　患儿右眼术前大体照

【实验室检查】

血尿常规、肝肾功能、电解质未见明显异常，TORCH未查。

【特殊检查】

眼轴：右眼18.31 mm，左眼20.45 mm（Axis nano，Quantel Medical，French）。

B超：右眼玻璃体腔回声异常（Cinescan S，Quantel Medical，French）(图18－2)。

【诊断】

右眼先天性白内障；右眼PFV；右眼形觉剥夺性弱视；右眼外斜视。

【治疗经过】

入院后完善术前检查，患儿于2011年5月31日全身麻醉下手术治疗，行右眼角膜缘入路20 G晶状体切除术，术中发现皮质致密混

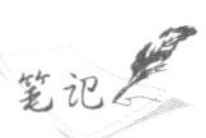

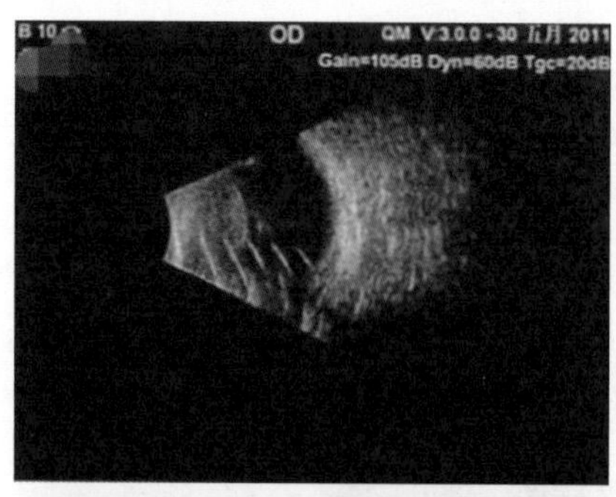


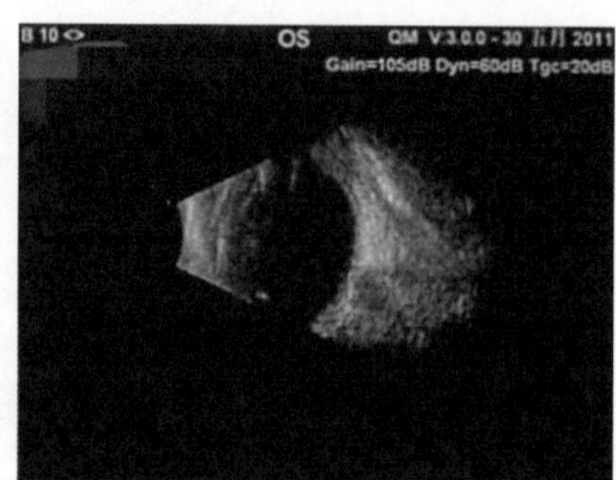


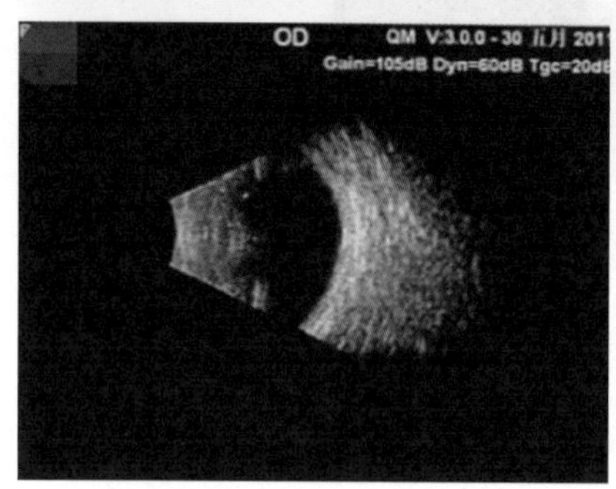


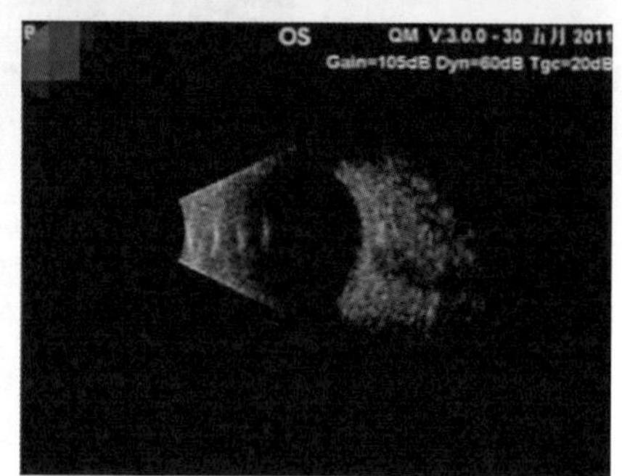


右眼玻璃体腔终端由晶状体后囊膜向后延伸似可见一条索样弱回声。

图 18－2　患儿双眼术前 B 超

浊伴部分钙化，吸除皮质后，可见中轴区约 3 mm 范围后囊膜混浊伴纤维血管组织扭曲成团（图 18－3A）及视神经乳头延伸到晶状体后囊膜的永存粗大血管，突破晶状体后囊膜进入晶状体（图 18－3B），切除中轴混浊区，提高灌注瓶 10 cm 增加眼内压，切断后节来源的永存性胚胎血管，切除部分前段玻璃体，缝合两侧切口，恢复眼压。

## 【随访及二期手术】

### 1．屈光矫正变化

一期手术 2 周后配戴角膜接触镜（rigid gas permeable，RGP）（度数＋24 DS，美尼康），一直配戴 RGP，术后近 3 岁时右眼间歇性外斜视 10°，角膜前房（－），瞳孔圆，瞳孔区透亮，眼底红光反射佳，戴 RGP 状态验光：右眼 －0.00 DS/＋1.50 DC×110＝0.3，眼压正常。

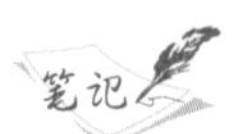

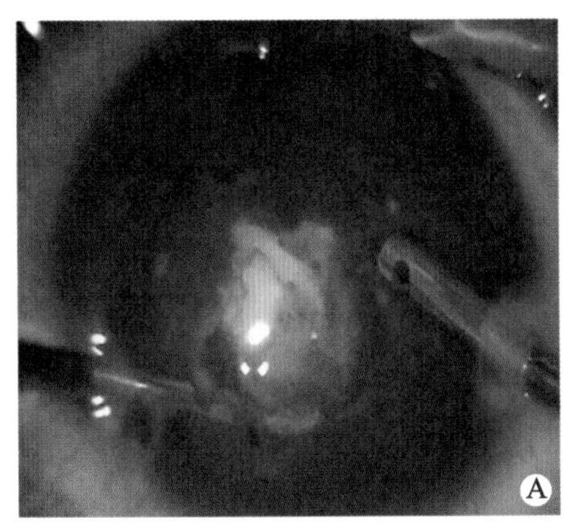
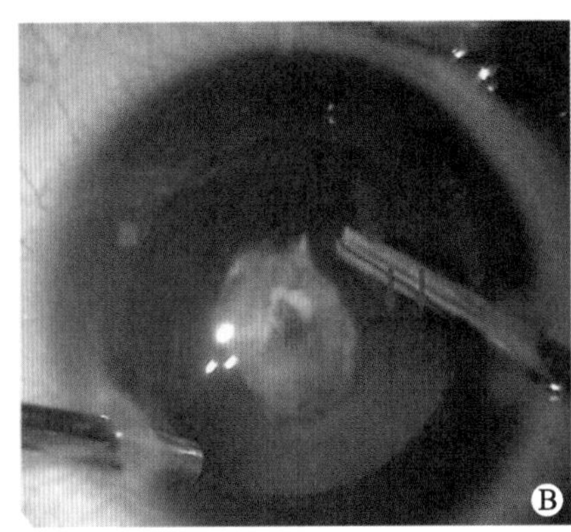

图 18－3 患儿右眼术中大体照

2. 药物毒性角膜炎

一期晶状体切除术后 2 周自行配戴角膜接触镜（+24.0 DS），术后 1 个月时出现角膜上皮粗糙，雾状混浊水肿，诊断性用药“更昔洛韦眼用凝胶，重组牛碱性成纤维细胞生长因子滴眼液”，1 周内情况无好转，诊断为“药物毒性角膜炎”，停用所有药物，停戴角膜接触镜，并使用血清进行治疗。持续 2 个月血清治疗，上皮修复。

3. 二期 IOL 植入

患者于 3 岁 3 个月，右眼眼轴 23.29 mm，全麻下行右眼囊袋内一片式可折叠 IOL 植入术（度数：+22.5 D；预留：+1.03 D）。2020 年 1 月 16 日随访，眼位间歇性外斜 10°，右眼角膜前房(－)，瞳孔圆，对光反射佳，人工晶状体位正，验光：右眼 －1.75 DS/－0.75 DC×140＝0.7；眼压：右眼 13.8，左眼 12.2 mmHg（药物控制）。

4. 继发性青光眼

二期 IOL 植入术后 1 年半随访时发现右眼眼压波动于 23.3～25.8 mmHg；左眼眼压稳定在 11 mmHg 左右，双眼眼压差超过

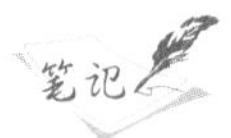

8 mmHg，结合2015年12月超声生物显微镜（ultrasound biomicroscopy，UBM）检查，诊断为“右眼继发性青光眼（开角型）”（图18－4），局部予以布林佐胺滴眼液每日2次、拉坦前列素滴眼液每日1次，点右眼控制眼压，居家自行监测眼压（iCare，Finland），2年后改为拉坦前列素滴眼液每日1次，眼压稳定，继续用药至今，IOL植入术后5年复测眼压（Topcon，Japan）在13.8～14.8 mmHg。

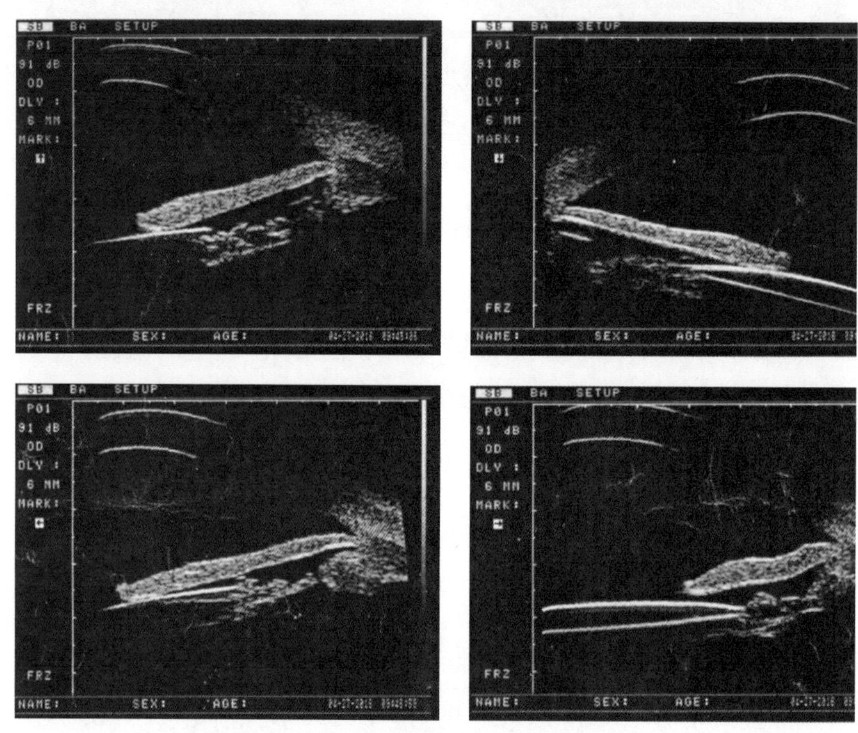

显示右眼各象限虹膜附着于睫状体前段，各象限房角开放，IOL位置居中。

图18－4 患儿二期IOL植入术后UBM检查

5. 视神经及黄斑变化

患儿二期IOL植入术后每年常规行眼压监测、眼底影像学及视野检查，未发现继发性青光眼相关视神经损害。2019年6月26日患儿二期IOL植入术后5年于我院行眼底视神经、黄斑检查均未发现异常（图18－5）。

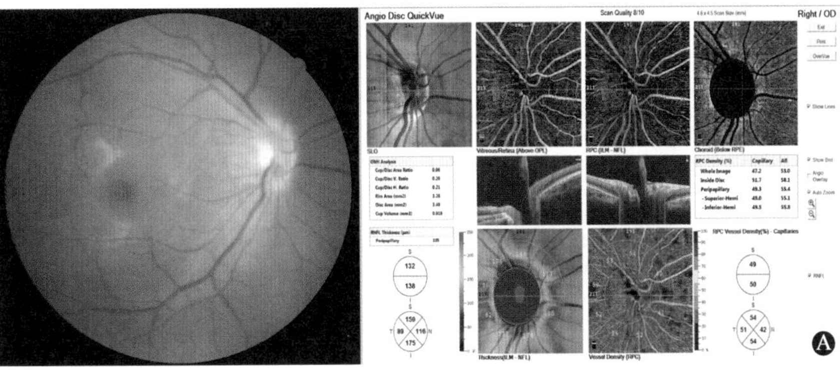
Angio Disc QuickVue
Right / OD
A

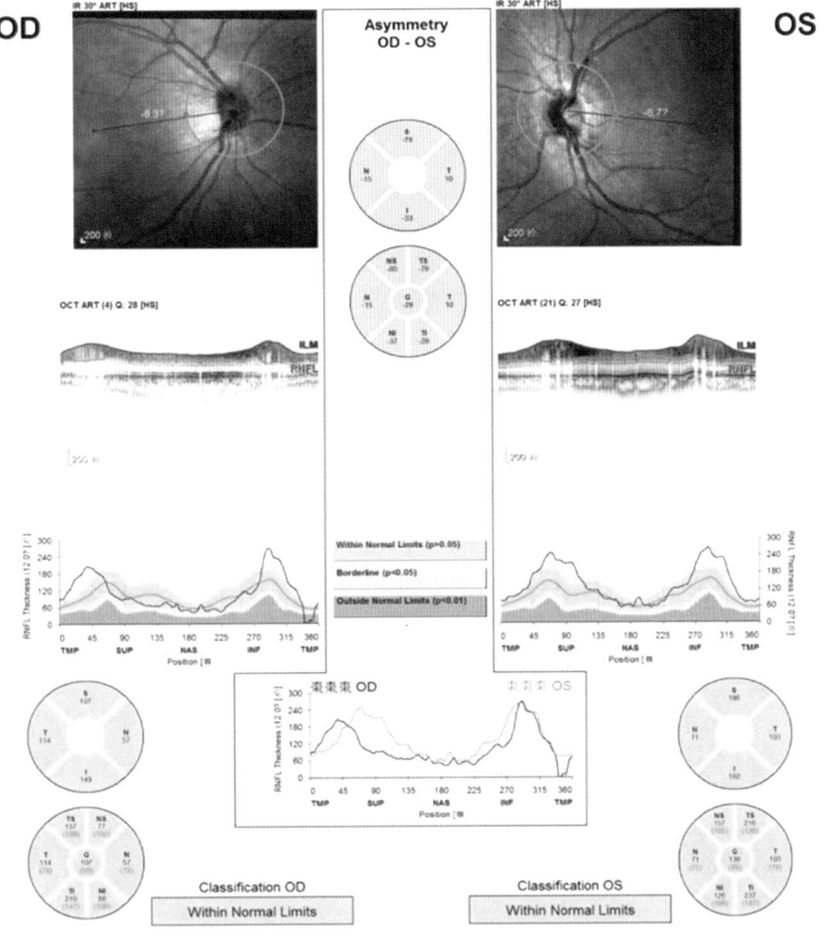
RNFL Single Exam Report OU
SPECTRALIS?Tra Tomography
HEIDELBERG ENGINEERING
Patient: 2647
Patient ID: ---
Diagnosis: ---
DOB: 2010/十二月/8
Exam.: 2019/六月/26
Comment: ---
Sex: M
OD
OS
Asymmetry
OD - OS
Within Normal Limits (p>0.05)
Borderline (p<0.05)
Outside Normal Limits (p<0.01)
Classification OD
Within Normal Limits
Classification OS
Within Normal Limits
Reference database: European Descent (2009)
B
Software Version: 6.9.5
www.HeidelbergEngineering.com
RNFL Single Exam Report OU

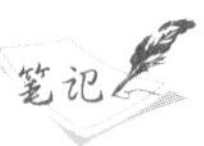
笔记

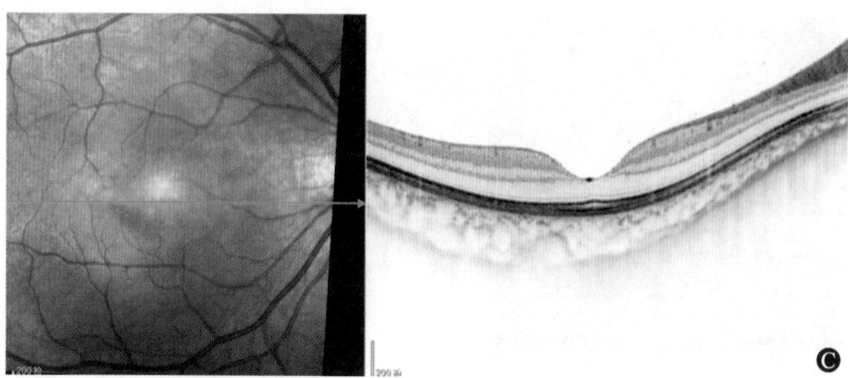

A. 右眼眼底彩照视神经色红界清，C/D 约 0.4，Angio Dis 视神经分析未见异常表现；B. 右眼海德堡视神经分析未见异常表现；C. 右眼海德堡黄斑区形态正常。

图 18－5　眼底视神经、黄斑检查

## 病例分析

【病例特点】

（1）患儿，男，5 月龄，因“发现右眼瞳孔区发白 3 个月”入院。

（2）单眼白内障，中轴区致密混浊，同时合并 PFV，建议尽早手术。

【诊疗思路分析】

（1）患者单眼先天性白内障就诊，术前 B 超显示右眼玻璃体腔可见异常回声。结合患者的眼部体征怀疑 PFV，宜尽早手术。

（2）术中应注意 PFV 纤维血管组织和后囊膜的处理，适时提高灌注瓶高度增加眼内压以利止血，切断后节来源的 PFV。

（3）术后积极进行光学矫正，弱视训练，关注眼压及处理可能出现的手术并发症。

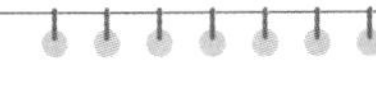

## 赵云娥教授病例点评

这是一个随访时间长、随访资料相对完整的病例。它为我们展示了单眼先天性白内障手术方式、手术时机的选择，手术早期及晚期并发症的处理，患者的病情转归及预后。本病例术前单眼中轴区致密且不均匀的混浊，混浊团块内的血管，及至切除混浊区后，见从视神经乳头延伸到晶状体后囊的永存粗大血管，突破晶状体后囊膜进入晶状体，术中证实“右眼 PFV”。

在家长的积极配合下，患儿术后 2 周即配戴角膜接触镜矫正屈光不正，配合弱视训练，使得本病例的单眼白内障术后较好地克服了双眼不等像，术后视觉发育更佳，至一期白内障摘除术后 1 年，双眼视力发育情况相近。二期术后 3 年，视力达到 0.5，截至末次随访，视力康复到 0.7。

PFV 是已明确的先天性白内障术后继发性青光眼的危险因素。有文献报道，一期 IOL 植入和无晶状体眼二期 IOL 植入的患儿，在 5 岁时的平均视力没有显著差异；而在 PFV 患者中，一期 IOL 植入术后并发症发生率及再次手术率明显增加。本例患儿首次手术时 5 个月大，右眼眼轴 18.31 mm，综合考虑一期手术中暂不植入 IOL。患儿一直配戴 RGP，至 3 岁右眼眼轴发育至 23.29 mm 时进行二期囊袋内 IOL 植入。IOL 植入术后 1 年时，发现右眼眼压升高，诊断为继发性开角型青光眼。随访 5 年，眼压控制正常，视神经及神经纤维层未见明显损害。

另外值得思考的是，患者术后早期用药的问题。为了控制术后的炎症反应，糖皮质激素、散瞳药（活动瞳孔）及非甾体抗炎药物的应用，引起角膜上皮药源性损害。予以减少局部用药，并使用父

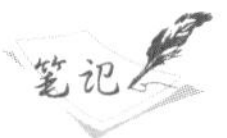

母血清，促进角膜上皮修复。提醒我们，先天性白内障术后的患儿局部用药要适当精简。一旦出现角膜上皮药源性损害，宜减少或停止局部用药，使用自体血清（父母血清）或不含防腐剂的人工泪液，同时可少量使用低浓度激素控制非特异性炎症反应，必要时可配戴绷带式角膜接触镜，促进角膜上皮修复。

## 参考文献

1. 赵云娥，胡曼. 重视婴幼儿永存胚胎血管的诊断和治疗［J］. 中华眼视光学与视觉科学杂志，2018，20(1)：7－13.
2. PLAGER D A, LYNN M J, BUCKLEY E G, et al. Complications in the first 5 years following cataract surgery in infants with and without intraocular lens implantation in the infant aphakia treatment study［J］. American Journal of Ophthalmology, 2014, 158(5): 892－898.
3. LAMBERT S R, LYNN M J, HARTMANN E E, et al. Comparison of contact lens and intraocular lens correction of monocular aphakia during infancy: A randomized clinical trial of HOTV optotype acuity at age 4.5 years and clinical findings at age 5 years［J］. JAMA Ophthalmology, 2014, 132(6): 676－682.
4. PLAGER D A, LYNN M J, BUCKLEY E G, et al. Infant aphakia treatment study group. Complications, adverse events, and additional intraocular surgery 1 year after cataract surgery in the infant aphakia treatment study［J］. Ophthalmology, 2011, 118(12): 2330－2334.

（王丹丹 整理）

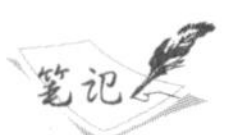

# 病例 19 单眼先天性白内障合并 PFV 并后圆锥

## 病历摘要

【基本信息】

患儿，男，5 岁。

**主诉：** 发现右眼瞳孔区发白 2 个月。

**个人史：** 足月剖宫产，出生体重约 3000 g，父母非近亲结婚，家族中无类似病例。

【全身情况】

身高 120 cm，体重 25 kg。发育正常。心、肺、腹部检查未见明显异常。

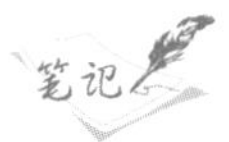

【专科检查】

裸眼视力：右眼 0.15，左眼 0.8。矫正视力：右眼矫正无提高，左眼 +0.50 DS/ −0.75 DC ×30 = 1.0。眼位正，无震颤。眼压：右眼 18.9 mmHg，左眼 17.4 mmHg。双眼结膜无充血，角膜透明，前房深度正常，房水清，瞳孔圆，药物性散大，直径约 6 mm，右眼晶状体后极部中央偏鼻侧可见直径约 3 mm 灰白色混浊并圆锥状后凸，左眼晶状体透明，眼底检查：双眼视盘境界清晰，色淡红，视网膜平伏。

【实验室检查】

血尿常规、肝肾功能和电解质未见明显异常。TORCH 未查。

【特殊检查】

角膜直径：右眼横径 10.5 mm，纵径 9.0 mm；左眼横径 10.8 mm，纵径 9.6 mm。

眼轴：右眼 23.48 mm，左眼 22.95 mm（IOL Master 500，Carl Zeiss Meditec AG，Germany）。

角膜曲率：右眼 43.60 D@0，46.81 D@90；左眼 42.45 D@178，44.18 D@88（IOL Master 500，Carl Zeiss Meditec AG，Germany）。

角膜内皮计数：右眼 3759 个/$mm^2$，左眼 3704 个/$mm^2$。

B 超：双眼玻璃体未见明显异常回声（Cinescan S，Quantel Medical，French）。

【诊断】

右眼先天性白内障（后极性）；右眼弱视；左眼屈光不正。

术后补充诊断：右眼 PFV，右眼晶状体后圆锥。

【治疗经过】

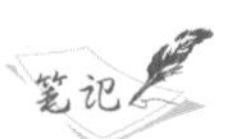


患儿术前局部给予 0.5% 的左氧氟沙星滴眼液清洁结膜囊，明

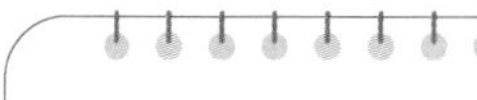

确诊断、排除手术禁忌证后，在全身麻醉下行“右眼白内障超声乳化吸除 + 中央后囊膜切除 + 前段玻璃体切除 + 人工晶状体植入术”。手术显微镜下见瞳孔直径约 7 mm，晶状体后极部盘状混浊伴后圆锥，混浊致密面积约 3 mm × 2 mm，自视盘发出条索样血管附着于晶状体后囊膜中央部（图 19 – 1）。上方做巩膜隧道切口，鼻侧及颞侧做 0.8 mm 透明角膜切口，前囊膜连续环形撕囊形成直径约 5 mm 前囊口，超声乳化吸除晶状体皮质，提高灌注瓶 10 cm 以加压止血，玻璃体切割头切除中央区后囊膜，切除范围约 3 mm，离断血管，切除部分前段玻璃体，囊袋内植入人工晶状体一枚（度数：+17.0 D），术毕缝合主切口，恢复前房，前房内注入适量无菌空气，水密关闭两侧切口。地塞米松注射液 0.5 mg 球结膜下注射。

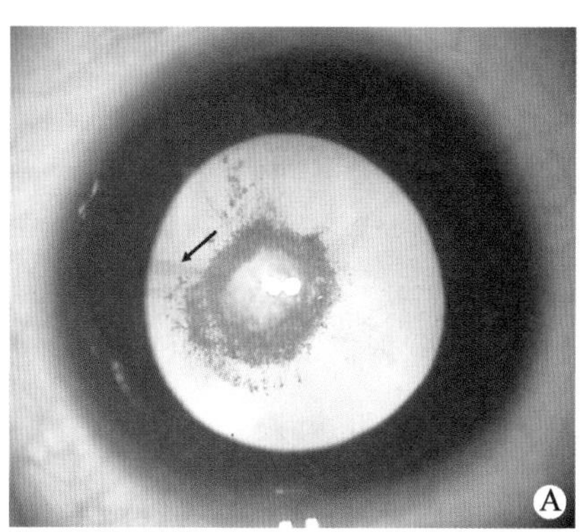


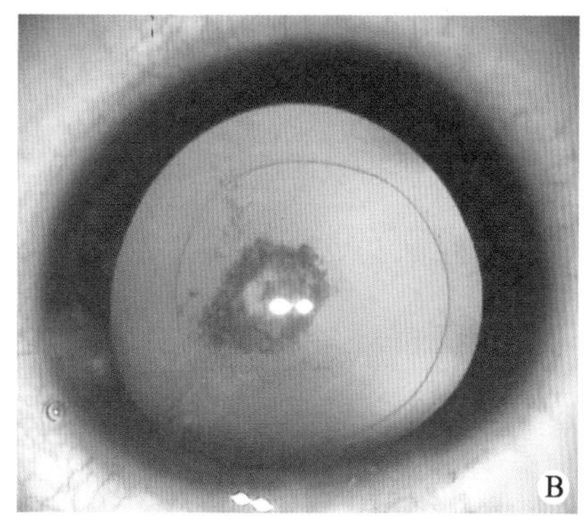


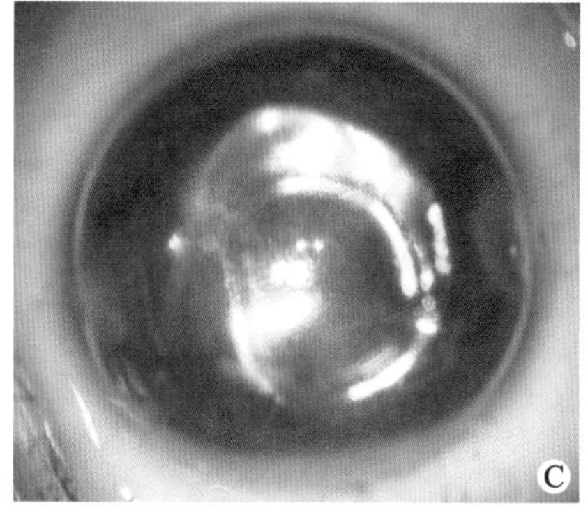


A. 术前，箭头提示胚胎血管；B. 术中；C. 术毕。

图 19 – 1 患儿全身麻醉后手术显微镜下大体照（右眼）

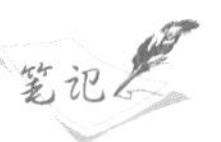

术后第 4 天患儿进行了验光配镜，主觉验光结果：右眼 +3.25 DS/－2.50 DC×175＝0.3，左眼 +0.25 DS/－0.75 DC×180＝1.0；实际远用处方：右眼 +2.25 DS/－2.00 DC×175，左眼平光。左眼眼贴遮盖 6～7 小时/天。

【随访】

患眼术前视力 0.15（矫正无提高），术后第 4 天矫正视力为 0.3，术后 4 个月矫正视力为 0.6。

## 病例分析

【病例特点】

（1）患儿，男，5 岁，因“发现右眼瞳孔区发白 2 个月”入院。

（2）单眼白内障，手术时间较晚，但术后视力恢复尚可。

【诊疗思路分析】

患儿晶状体后囊膜中央混浊明显，遮挡视路，视力显著差于健眼，需摘除混浊晶状体，手术指征明确。因患儿 5 岁，为避免术后发生后发性白内障，做了中央后囊膜切除及部分前段玻璃体切除，同时进行了一期人工晶状体植入。因单眼白内障已诱发弱视，因此，在术后第 4 天验配了框架眼镜进行屈光矫正并健眼遮盖每天 6～7 小时，以促进右眼视功能重建。

## 赵云娥教授病例点评

根据视觉发育的关键期理论，单眼先天性白内障容易形成弱视，而单眼弱视则容易引起废用性外斜视。本例患儿 5 岁时才发现

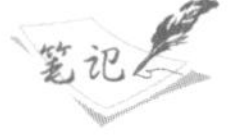

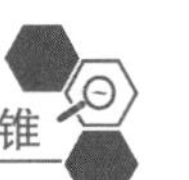

单眼白内障，且晶状体后极部混浊明显，一般容易出现单眼弱视及眼位偏斜。但本例患儿眼位正，且术后视力恢复可，术后第4天矫正视力为0.3，术后4个月矫正视力便达0.6，这提示患儿的白内障可能是逐渐发展起来的。并存的残留胚胎血管及晶状体后圆锥，说明术眼存在先天性发育异常，推测患儿早期晶状体混浊不甚明显，视功能亦有发育，随着年龄逐渐增长，白内障逐渐加重。

在此类后极性白内障患儿中，应警惕存在后囊膜异常，例如后囊膜缺损、晶状体后圆锥或者PFV，这个患儿后两者并存。临床工作中这样的案例并不少，有时可能有隐匿的后囊膜缺损。如采用超声乳化手术的方式，术中可采用较低流速及较低的灌注瓶高度，减少后囊膜缺损不可控地向周边撕裂的发生。我的经验是，最好直接采用玻璃体切割头进行皮质吸除，若遇上后囊膜缺损，可以直接修切后囊膜成圆形，若有玻璃体疝出缠绕，可以直接切除，以免产生2次损伤。若后囊膜完整，也可以改成撕囊镊撕后囊膜再行玻璃体切除，处理起来比较主动。术前准确预判对手术方式的选择有很好的指导作用。对于先天性白内障患者，务必术前进行散瞳检查，充分了解晶状体的形态特点，有条件者，还可以做“前节”OCT扫描，对后囊膜情况做一个评估。

## 参考文献

1. WILSON M E, TRIVEDI R H, PANDEY S K. Pediatric cataract surgery: techniques, complications, and management [J]. Lippincott Williams & Wilkins, 2005: 48 – 53.

2. VASAVADA A R, PRAVEEN M R, MARIE-JOSÉ T, et al. Posterior capsule management in congenital cataract surgery [J]. Journal of Cataract Refractive Surgery, 2011, 37(1): 173 – 193.

（张冰　整理）

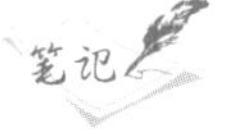

# 病例 20 先天性白内障伴永存性胚胎血管

## 病历摘要

【基本信息】

患儿，男，2 岁。

**主诉：**出生时发现右眼内斜，瞳孔区发白 20 天。

**既往史：**患儿家长在患儿出生时发现右眼内斜，未予诊治，20 天前发现患儿右眼瞳孔区发白，无眼红、眼痛等其他不适症状。为求诊治来我院门诊就诊，拟“右眼先天性白内障”收住入院。

**个人史：**G2P2，足月顺产，无其他既往病史及家族史。

【全身情况】

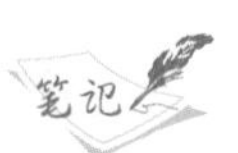

患儿身高 85 cm，体重 17 kg，发育可。心脏超声：三尖瓣轻度

反流。胸部 X 线片(－)。

【专科检查】

视力检查不配合，右眼能追光。右眼内斜。眼压：右眼 14 mmHg，左眼 14 mmHg。双眼结膜无充血，角膜透明，前房深，房水清，瞳孔圆，直径约3 mm，对光反射存，右眼晶状体全白混浊（图20－1），左眼晶状体透明。

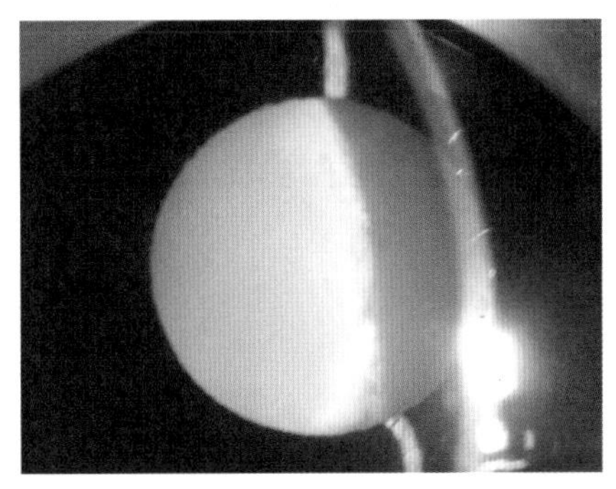

图 20－1　右眼晶状体乳白色完全混浊

【实验室检查】

血尿常规、肝肾功能和电解质未见明显异常，TORCH：HSV Ⅰ-IgG、RV-IgG 和 CMV-IgG 均阳性。

【特殊检查】

B 超（图 20－2）：右眼玻璃体异常回声（PFV?），左眼玻璃体未见明显异常。

眼轴：右眼 19.44 mm，左眼 21.73 mm。

角膜曲率：右眼 43.00 D@10，45.00 D@100；左眼 40.25 D@167，41.25 D@77。

【诊断】

右眼先天性白内障；右眼 PFV？右眼弱视；右眼先天性内斜视。

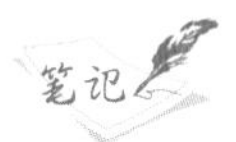

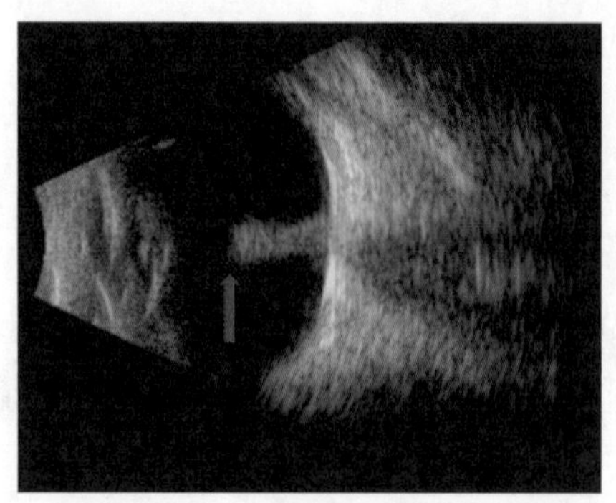

红色箭头所示异常玻璃体回声可能为 PFV。

图 20－2　右眼术前 B 超

术中修正诊断：右眼先天性白内障（右眼后囊膜缺损）；右眼永存胚胎血管；右眼弱视；右眼先天性内斜视。

【治疗经过】

患者入院完善相关检查、排除手术禁忌证后，于 2018 年 1 月 29 日行右眼角膜缘入路 23 G 晶状体切除术，术中做前囊膜环形切割孔约 5 mm，吸除皮质后，可见后囊膜中央盘状致密混浊，约 4 mm×4 mm，撕除之，见一根粗大的白色血管鞘连于中央偏鼻侧后囊膜伴局部后囊膜缺损，玻璃体前界膜由中央向周边呈放射状皱褶（图 20－3）。玻璃体切割头修切后囊膜缺损边缘使之呈圆形，切除前段玻璃体及部分白色血管鞘，囊袋内植入 +27.5 D 人工晶状体（预留：+5.27 D）。手术顺利，术后予以局部常规抗炎、预防感染治疗。术后长期配戴框架眼镜，行健眼遮盖等弱视治疗。

【随访】

目前患儿已随访 20 个月，家长诉术后 1 个月时患儿遮左眼能抓物，且行动自如，术后 3 个月时家长反馈遮左眼能看见，术后 6 个月时患儿自诉右眼视物不见 1 个月，但遮左眼右眼戴镜仍见其能活动自如，术后 20 个月时家长诉每天努力遮盖左眼 6 小时，但是因患儿不甚配合，遮盖不甚规范。

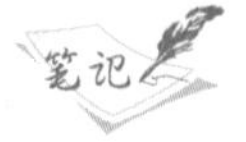

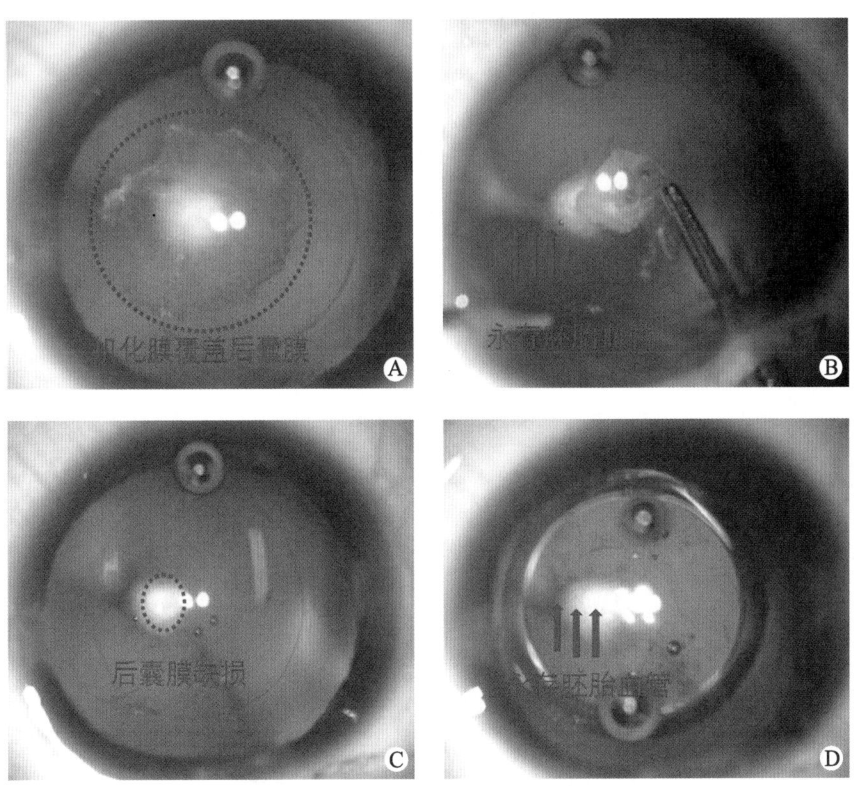


图 20－3　右眼术中显微镜下大体照

门诊检查：Teller 视力检查不配合，眼压均在正常范围。患儿检影验光和眼轴情况，见表 20－1。术后 B 超及眼底照相提示患儿右眼 PFV 对视盘的牵拉已解除（图 20－4，图 20－5）。

表 20－1　患儿术后随访情况（验光和眼轴）

| | 检查不同时间点 | | | |
|---|---|---|---|---|
| | 术后 1 天 | 术后 3 个月 | 术后 12 个月 | 术后 20 个月 |
| 验光 | +8.00 DS/<br>－2.00 DC ×90 | +7.00 DS/<br>－2.00 DC ×90 | +6.00 DS/<br>－1.00 DC ×95 | +6.00 DS/<br>－0.75 DC ×90 |
| 眼轴（mm） | 19.44（术前） | 19.6 | 20.0 | 20.23 |

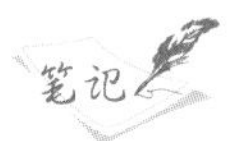

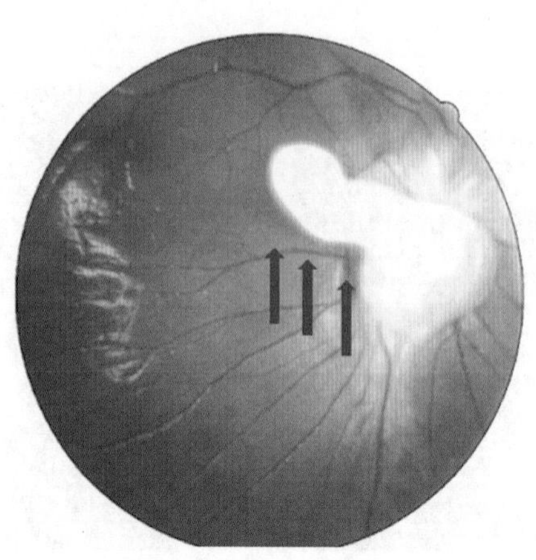

视盘处见粗大胚胎血管鞘连接，向前延伸的断端可见，视网膜血管走行异常，伴黄斑轻度移位。

图 20－4　右眼术后 6 个月眼底

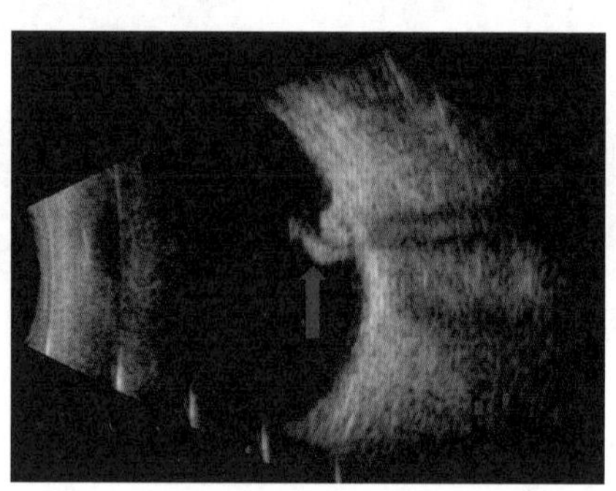

视盘处可见粗大异常回声，向玻璃体腔延伸，断端可见。

图 20－5　右眼术后 20 个月眼部 B 超

## 病例分析

【病例特点】

（1）患儿 2 岁，单眼患病，出生时即有右眼内斜，20 天前发现瞳孔区发白，检查时发现晶状体全白混浊。

（2）术前 B 超提示粗大条索从视盘伸入玻璃体腔，视网膜平伏。

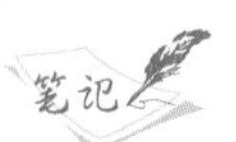

【诊疗思路分析】

（1）根据患儿的临床表现，右眼先天性白内障诊断确立，B超显示从视盘发出的这条粗大条索很可能是永存性胚胎血管鞘，说明该患儿同时存在后部型永存性胚胎血管。该患儿同时伴有先天性内斜视，导致了严重弱视，需要抓紧手术治疗。

（2）患儿视网膜平伏，本次手术需要解决的是白内障的问题，鉴于白内障非常严重，手工撕囊十分困难，所以采取晶状体切除联合前段玻璃体切除的术式，术中根据情况来决定是否植入人工晶状体及植入的位置。

## 赵云娥教授病例点评

关于诊断，这个病例，我们术前根据临床经验判断其同时患有后部型PFV，如果使用多普勒超声检查，则可以探及血流，术前就可以明确诊断。我们根据术中的表现可以判断其为多普勒分型的Ⅲ型（倒“Y”）。如果术前进行UBM检查（50兆赫或者20兆赫探头），可能可以查到该条索和晶状体尤其是后囊膜的相对关系。这样的话，术前就能做到胸中有数，提前做好手术设计和预案。

关于手术时机的问题，该患儿2岁了，自出生始即有右眼内斜视，20天前发现瞳孔区发白才来就诊，这说明患儿很小时可能已经患有白内障，且逐渐加重，婴儿期弱视未得到及时治疗，延误了最佳治疗时机。虽然手术疗效不佳，然而术后还是有希望恢复一定的有用视力的。

关于手术方式的问题，B超显示该患儿存在一条粗大的从视盘发出的永存性胚胎血管鞘，和晶状体的关系在B超中看不出来，根据经验来说这条血管鞘应该是从视盘通向晶状体的。是不是需要做

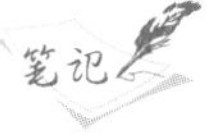

后节玻璃体切除以完全解除视盘上的血管鞘呢？反复多维度检视B超，发现视网膜是平伏的，经过和眼底外科医生沟通，认为还是先从前节入路解决问题。

术中撕除后囊膜上的致密混浊机化膜后，我们发现他的后囊膜中央缺损，永存性胚胎血管鞘连于后囊膜中央缺损处，并伴玻璃体前界膜的放射状皱褶。据此，我们推测这条粗大血管鞘在出生时就已影响晶状体后囊膜完整性，导致白内障发生，并随时间不断加重。那么，这根粗大的血管鞘切断之后会不会出血呢？要不要特殊处理？我的措施是切割过程中升高灌注瓶高度大约20 cm来增加眼内压进行止血，并且术后密闭切口充分恢复眼内压，防止术后出血，实际上这个小孩术后恢复过程非常好，没有玻璃体积血等并发症。文献报道术后出血的可能，可以使用眼内电凝的方法止血。

关于手术疗效问题，由于患儿单眼发病，健眼视力好，因而家长疏忽并错过了视力发育最敏感的时期。另外，PFV对视网膜的牵拉虽已通过手术解除，但术前对视盘的长期牵拉可能已经导致神经纤维发育异常和病理改变可能，以及黄斑区的移位和可能存在的结构改变，也会显著影响视力发育。为了能提高其有限的视功能，术后需要持久的遮盖健眼进行患眼的弱视训练，这是一场持久战。然而，2岁的患儿已经具有很强的自我意识，很难配合遮盖健眼，事实上，该患儿的健眼遮盖情况就很不理想。虽然患儿不配合视力检查，然而据家长反馈，在遮盖健眼时，患儿凭右眼视力，能做到自如行走、跑、跳、抓玩具，说明视功能得到一定程度的发育。

## 参考文献

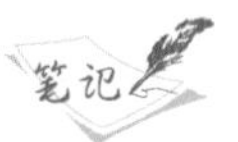


1. REESE A B. Persistence and hyperplasia of primary viterous; retrolental fibroplasias-

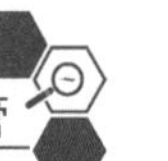

two entities [J]. Archives of Ophthalmology, 1949, 41(5): 527-552.

2. REESE A B. Persistent hyperplastic primary vitreous [J]. American Journal of Ophthalmology, 1955, 40(3): 317-331.

3. GOLDBERG M F. Persistent fetal vasculature (PFV): An integrated interpretation of signs and symptoms associated with persistent hyperplastic primary vitreous (PHPV). LIV Edward Jackson Memorial Lecture [J]. American Journal of Ophthalmology, 1997, 124(5): 587-626.

4. POLLARD Z F. Persistent hyperplastic primary vitreous: diagnosis, treatment and results [J]. Transactions of the American Ophthalmology Society, 1997, 95: 487-549.

5. HU A, PEI X, DING X, et al. Combined persistent fetal vasculature: A classification based on high-resolution B-mode ultrasound and color doppler imaging [J]. Ophthalmology, 2016, 123(1): 19-25.

（丁锡霞 整理）

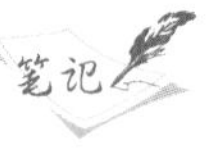

# 病例 21
# 一眼 PFV 一眼后囊膜缺损的双眼不同进展白内障

## 病历摘要

【基本信息】

患儿，女，8 月龄。

**主诉：**发现左眼斜眼视物 4 个月。

**个人史：**足月剖宫产，无吸氧史。否认家族史及其他病史。

【全身情况】

身高 65 cm，体重 7.5 kg，发育正常。

【专科检查】

双眼能追光。眼压：右眼 10 mmHg，左眼 8 mmHg（iCare，Vantaa，Finland）。双眼结膜无充血，角膜透明，前房深，房水清，右眼瞳

孔圆，药物性散大约 4 mm，瞳孔区颞侧见晶状体部分灰白色混浊，中央见点状混浊，左眼瞳孔欠圆，药物性散大约 4 mm，下方虹膜后粘连，左眼瞳孔区可见晶状体呈不均匀全白混浊，玻璃体及眼底检查不配合。左眼内斜视约 45°。

【实验室检查】

血尿常规、肝肾功能和电解质未见明显异常。TORCH 未见异常。

【特殊检查】

B 超（Cinescan S，Quantel Medical，French）：双眼玻璃体腔未见明显异常。

房角检查（术中测量）：左眼房角宽角，散在梳状韧带及锥状前粘（图 21－1，图中白色箭头所示）。

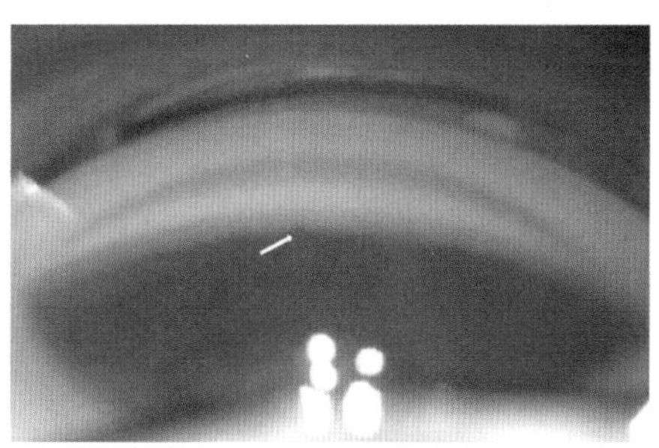

图 21－1　左眼房角

眼轴：右眼 19.29 mm；左眼 19.59 mm。

角膜厚度：右眼 604 μm；左眼 654 μm。

角膜直径：术中测量左眼横径 9.2 mm，纵径 8.7 mm；2 次术前测量左眼横径 10.0 mm，纵径 9.5 mm。

【诊断】

双眼先天性白内障；双眼弱视；左眼内斜视。

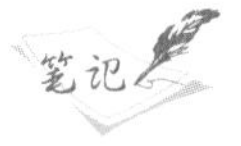

术中补充诊断：右眼后囊膜缺损；左眼 PFV；左眼陈旧性葡萄膜炎。

【治疗经过】

完善术前各项检查，排除手术禁忌证，于2017 年1 月4 日行左眼手术。术中见患儿瞳孔能散大至近5 mm，下方4 ~7 点位大面积虹膜后粘连，晶状体前囊膜放射状皱缩，并有数条血管跨于前囊膜表面，晶状体皮质不均匀白色混浊，部分机化钙化（图21 –2A），以23 G 玻璃体切割头切除中央前囊膜，吸除部分皮质后，可见晶状体机化皮质与后囊膜粘连紧密，分离部分粘连斑块时出现上方后囊膜破裂，可见下方后囊膜皱褶混浊（图21 –2B）。由于机化斑块

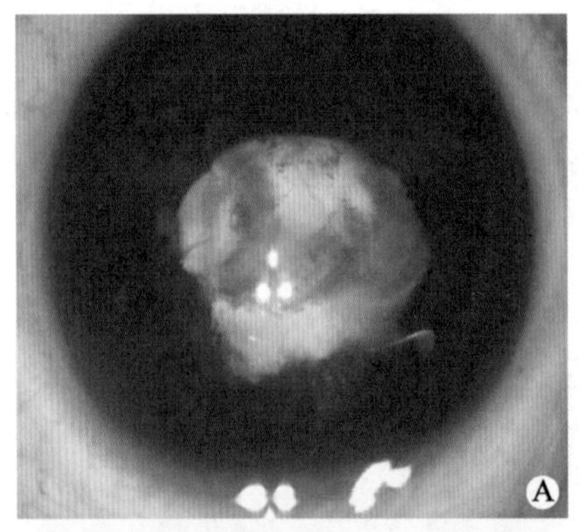


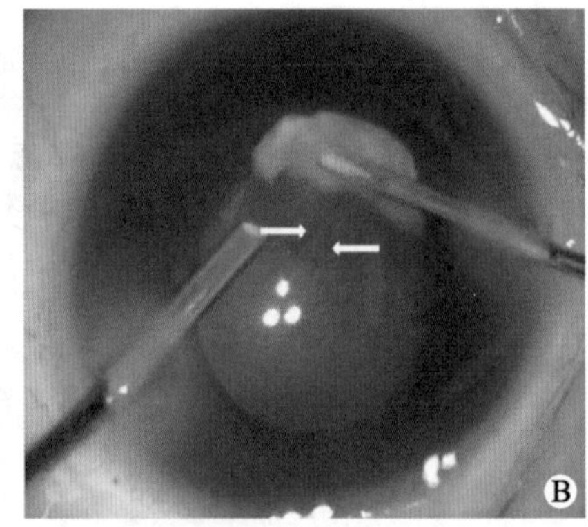


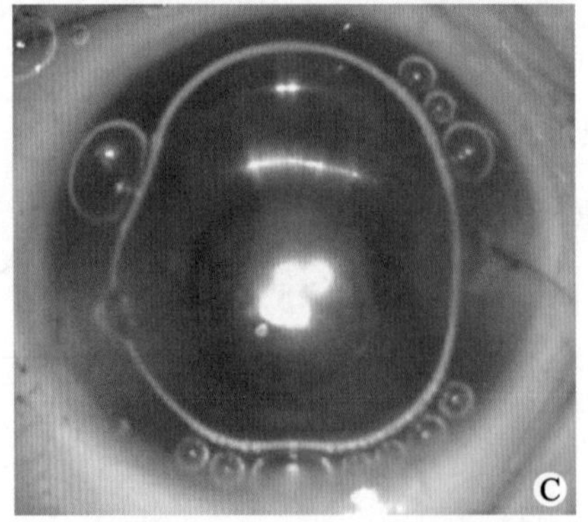


图21 –2　左眼术前及术中

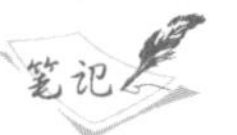

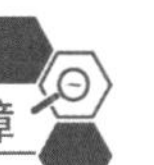

位于下方中周部，故采取7号针头边钩边分离斑块，在分离后可以看见后囊膜后面有两条血管（图21－2B），根据走行判断这两条血管并非来自后极部。取出机化斑块后，玻璃体切割头切除中央区后囊膜直径约3.5～4 mm，切除前段玻璃体，术毕缝合切口，注入消毒空气形成前房（图21－2C）。手术顺利，术后予以常规抗炎、预防感染治疗。术后1周验光配镜，长期配戴框架眼镜，每日遮盖右眼6～7小时。

【随访及2次手术】

患儿左眼术后1个月，家长诉坚持遮盖治疗7～8小时/天，查体：患儿眼位正，角膜透明，前房深度可，视轴区透亮。术后3个月，家长诉遮盖右眼，左眼可追物。术后9个月复诊，可稳定注视。专科检查：发现右眼晶状体混浊程度加重，眼底红光反射较弱，至术后12个月随访时，右眼晶状体全白混浊，眼底红光反射消失，建议手术治疗（表21－1）。

表21－1　患儿左眼一期术后随访情况

| 术后时间（月） | 视力（Teller） | | 验光 | | 眼轴（mm） | | 眼压（mmHg） | |
|---|---|---|---|---|---|---|---|---|
| | OD | OS | OD | OS | OD | OS | OD | OS |
| 1 | 不配合 | 不配合 | — | +20.00 DS/－2.00 DC×180 | — | — | 11 | 12 |
| 3 | 不配合 | 不配合 | — | +18.50 | 19.35 | 19.86 | 10 | 13 |
| 9 | 0.5 | 0.3 | — | +18.50 | 18.55 | 21.93 | 10 | 14 |
| 12 | 不配合 | 不配合 | — | +18.50 | 20.2 | 22.67 | 13 | 16 |

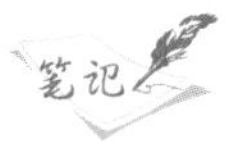

患儿于 2018 年 1 月 25 日行右眼白内障手术。术中见晶状体全白混浊，鼻侧近赤道区部分皮质吸收，3 ~ 6 点位前囊膜机化（图 21 - 3A），玻璃体切割头吸除混浊皮质后（图 21 - 3B），3 点位靠近赤道部见后囊膜梭形缺损约 1 ×（2.5 ~ 3）mm，其后玻璃体腔灰白色颗粒状混浊（图 21 - 3C）。玻璃体切割头切除中央后囊膜（和颞侧缺损之间保留一小段后囊膜）及前段玻璃体，囊袋内植入一片式人工晶状体 +27 D（图 21 - 3D）。补充诊断“右眼后囊膜缺损”。

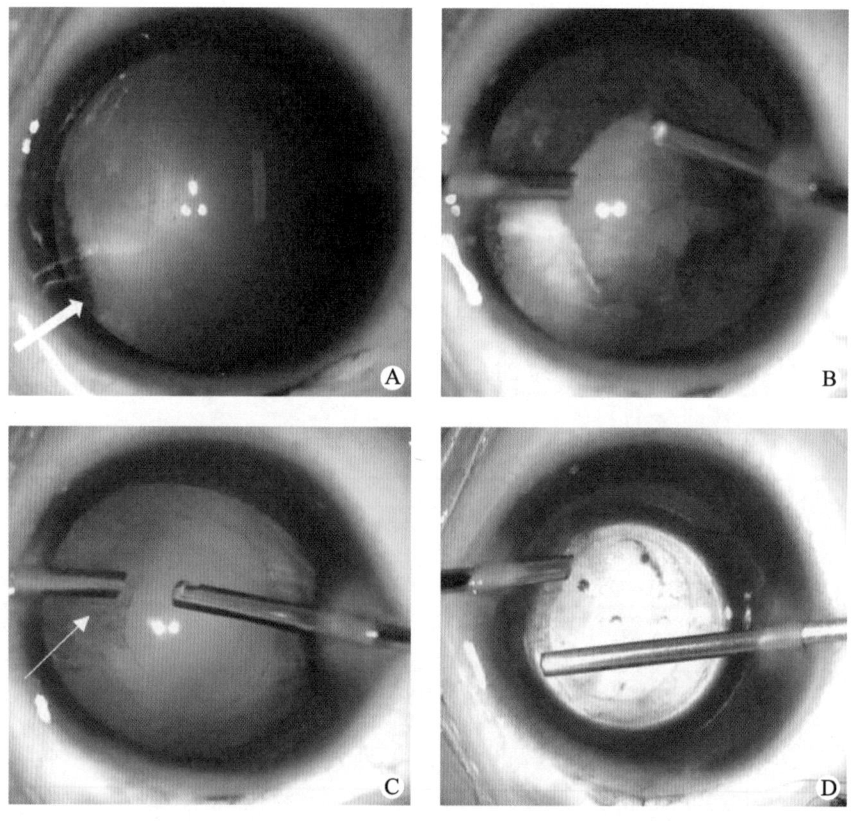


图 21 - 3　右眼术前及术中

随后于 2018 年 3 月 1 日行左眼二期人工晶状体睫状沟植入术，

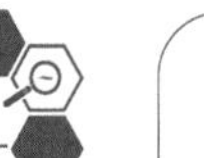

术中见瞳孔直径约3.5 mm，无法散大（图21－4A），放置4个虹膜拉钩，见后囊口扩大，直径约5.5 mm（图21－4B），上方做虹膜周切口（图21－4C），睫状沟内植入三片式＋16 D人工晶状体（图21－4D）。

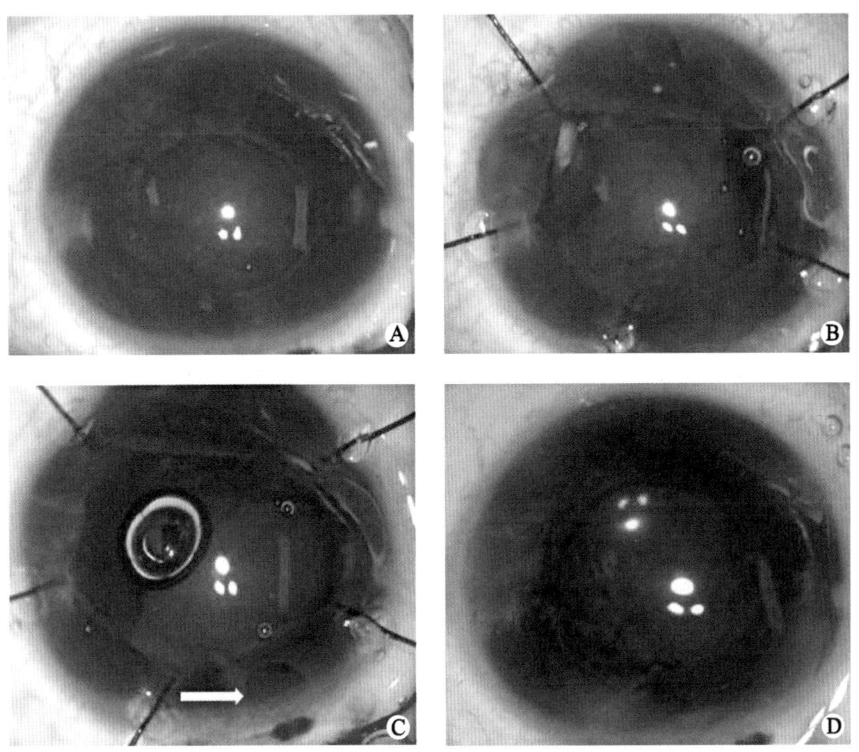

图21－4　左眼术前及术中

双眼术后随访期间，患儿出现左眼外斜。左眼眼压逐步缓慢增高，在二期植入术后9个月时外院测眼压25～36 mmHg，本院测眼压27.9 mmHg，补充诊断“左眼继发性青光眼”。予以两种降眼压药物治疗，末次随访至二期术后2年，现眼压控制良好，嘱继续密切观察（表21－2）。

笔记

表 21-2　患儿右眼白内障摘除联合一期人工晶状体植入术，左眼二期人工晶状体植入术后随访情况

| 术后时间（月） | 视力（Teller） | | 验光 | | 眼轴（mm） | | 眼压（mmHg） | |
|---|---|---|---|---|---|---|---|---|
| | OD | OS | OD | OS | OD | OS | OD | OS |
| 1 | 不配合 | 不配合 | +7.50 DS/ -1.25 DC×180 | +5.50 DS/ -2.50 DC×180 | 20.33 | 22.34 | 12 | 15 |
| 7 | 不配合 | 不配合 | +6.00 | +3.75 DS/ -2.50 DC×180 | 20.17 | 23.82 | 16.8 | 21.8 |
| 9 | 0.6 | 0.6 | — | — | 20.39 | 24.24 | 13.1 | 27.9 |
| 12 | 0.6 | 0.6 | +6.00 | +3.75 DS/ -2.50 DC×180 | 20.74 | 23.98 | 15 | 24.8 |
| 24 | — | — | +4.50 DS/ -0.50 DC×10 = 0.40 | +2.50 DS/ -2.75 DC×170 = 0.16 | 20.51 | 24.08 | 14.6 | 18.6 |

## 病例分析

【病例特点】

（1）患儿 8 月龄，以左眼斜眼视物 4 个月为主诉。

（2）专科检查：晶状体呈不均匀严重致密混浊，晶状体前表面见新生血管，右眼晶状体中央见点状混浊。左眼内斜视约 45°。

（3）左眼术中可见下方虹膜后粘连，晶状体前囊膜放射状皱缩，皮质部分机化钙化，与后囊膜粘连紧密，后囊膜皱褶并有两条血管附着。

（4）随访期间发现右眼晶状体混浊进行性加重，1 年后行右眼手术。术中见晶状体全白混浊，后囊膜缺损，玻璃体腔颗粒状混浊。

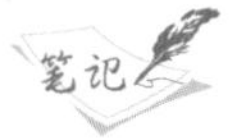

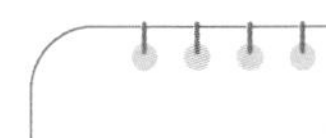

（5）患儿左眼二期人工晶状体睫状沟植入术后9个月时左眼眼压升高至27.9 mmHg，予以降眼压药治疗。

【诊疗思路分析】

诊断思路

（1）患儿的左眼晶状体表现为不均匀混浊，伴机化钙化，晶状体表面可见新生血管，手术过程中可见下方虹膜后粘连，晶状体前囊膜放射状皱缩，皮质部分机化钙化，与后囊膜粘连紧密，后囊膜皱褶并有两条血管附着，诊断“左眼先天性白内障，左眼PFV（前部型）”可以明确。

（2）患儿8月龄时右眼晶状体轻度混浊，20月龄时完全混浊并伴3点位部分皮质吸收，术中见3点位小范围后囊膜缺损，并有其后的玻璃体腔灰白色颗粒状混浊。诊断右眼先天性白内障伴后囊膜缺损。

（3）患儿左眼二期人工晶状体植入术后9个月复诊时，发现眼压27 mmHg，且在外院复测最高达36 mmHg，伴有眼轴异常增长，左眼继发性青光眼诊断明确。

治疗思路

（1）本例患儿8月龄，左眼先天性白内障合并PFV，同时合并陈旧性葡萄膜炎，左眼内斜视。从白内障严重程度及眼位异常来看，急需手术治疗白内障以恢复视觉通道。晶状体混浊的形态提示皮质部分钙化，同时伴有陈旧性葡萄膜炎，这些问题可能和PFV及可能存在的后囊膜异常有关。我们认为陈旧性葡萄膜炎不应该成为白内障手术的禁忌。但是不准备植入人工晶状体。

（2）采取23 G晶状体切割的方式，方便处理PFV及可能存在的后囊膜异常。

（3）患儿左眼术后12个月复查时，右眼的晶状体混浊显著加

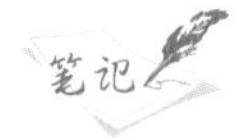

重，此时患儿已经20月龄，眼轴20.2 mm，可以考虑白内障摘除同时一期人工晶状体植入。

（4）为了解决双眼屈光参差问题，需要进行左眼二期人工晶状体植入。

（5）左眼二期人工晶状体植入术后继发性青光眼，先局部药物控制，目前控制良好。

## 赵云娥教授病例点评

本例患儿双眼不同程度的白内障，首次手术时右眼白内障比较轻，左眼不仅白内障重而且有很多并发症。左眼手术中证实了白内障机化钙化的原因是合并 PFV，前囊和后囊各有两条睫状体来源的血管。而1年后右眼发展成完全性白内障，手术时发现后囊膜缺损。同样是先天性白内障，双眼不同的后囊膜异常造成了双眼白内障的形态不同和发展程度不同。正如我们在病例10点评里所写，原始玻璃体动脉可能牵拉致后囊膜局部薄弱，部分患者可形成晶状体后圆锥，严重者可致后囊膜局部缺损。临床上常见到后囊膜缺损和 PFV 伴存，本例患儿则是一眼 PFV 一眼后囊膜缺损。

后囊膜缺陷可能在出生时就存在，然而，囊袋异常和随后的皮质变化可能要到几周、几个月甚至几年后才会变得明显。术前对后囊膜异常的预判非常重要。尽管文献报道后囊膜异常多见于单眼，但是在临床工作可以看到大量双眼均存在后囊膜缺陷的患儿。故对于一眼存在后囊膜异常的患儿，不可忽视对侧眼的随访，做到早发现，并及时干预治疗。

本例患儿在左眼二期人工晶状体植入术后9个月，发现眼压27 mmHg，并且眼轴异常增长。回顾病史，我们在给患者首次手术

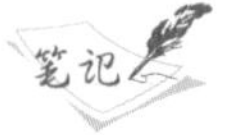

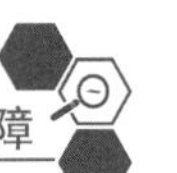

时，担心虹膜触碰过多引起严重炎症，所以没做虹膜周边切除，所幸术后并没有出现因为虹膜后粘连继发的闭角型青光眼。及至2次手术时，因为瞳孔太小，我们为了探查评估周边残余囊袋情况不得不做虹膜拉钩固定，植入人工晶状体后，做了虹膜周边切除，杜绝了闭角型青光眼的发生。追溯之前的眼压轨迹，两次术后皮质类固醇药物治疗期间，眼压正常，此时的眼压高应该判定为术后继发性的开角型青光眼。接下来，应该长期降眼压药物治疗，加强随访，定期复测眼压。该患儿继发性青光眼发生的原因可能是：①左眼术前存在PFV；②术前就有的陈旧性葡萄膜炎；③人工晶状体睫状沟植入等，这三者中每一条都是小儿白内障术后继发青光眼的风险因素。对于经历白内障手术的儿童来说，青光眼是伴随终生且潜在威胁到视力的并发症。儿童白内障术后青光眼的相关内容详见病例35。

本例患儿处理过程中，我其实也有一些困惑和无奈。左眼首次手术时的眼部情况复杂，术后炎症反应致虹膜后粘连，而且从之前的眼压轨迹来看，眼压在逐步升高，孤立地看左眼，可能不是很适合过早植入人工晶状体，担心术后出现青光眼。然而，右眼白内障非常严重，22月龄时接受手术，此时我们认为应该一期植入人工晶状体以尽快恢复右眼视力。我们不能人为地造成一眼人工晶状体眼，一眼无晶状体眼的高度屈光参差状态，所以决定行左眼二期人工晶状体植入术。

本例患儿还需要长期监测眼压。

## 参考文献

1. LAMBERT S R, BUCKLEY E G, LENHART P D, et al. Congenital fibrovascular pupillary membranes: clinical and histopathologic findings [J]. Ophthalmology,

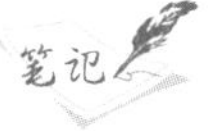

2012, 119(3): 634 -641.

2. MÜLLNER-EIDENBÖCK A, AMON M, MOSER E. Persistent fetal vasculature and minimal fetal vascular remnants: A frequent cause of unilateral congenital cataracts [J]. Ophthalmology, 2004, 111(5): 906 -913.

3. MATAFTSI A, HAIDICH A B, KOKKALI S, et al. Postoperative glaucoma following infantile cataract surgery: An individual patient data meta-analysis [J]. JAMA Ophthalmology, 2014, 132(9): 1059 -1067.

4. JOHNSON C P, KEECH R V. Prevalence of glaucoma after surgery for PHPV and infantile cataracts [J]. Journal of Pediatric Ophthalmol Strabismus, 1996, 33(1): 14 -17.

5. VASAVADA A R, PRAVEEN M R, DHOLAKIA S A, et al. Preexisting posterior capsule defect progressing to white mature cataract [J]. Journal of AAPOS, 2007, 11(2): 192 -194.

6. KUHLI-HATTENBACH C, HOFMANN C, WENNER Y, et al. Congenital cataract surgery without intraocular lens implantation in persistent fetal vasculature syndrome: Long-term clinical and functional results [J]. Journal of Cataract Refractive Surgery, 2016, 42(5): 759 -767.

7. MORRISON D G, LAMBERT S R, WILSON M E. Posterior capsular plaque in bilateral congenital cataracts [J]. Journal of AAPOS, 2012, 16(1): 17 -20.

（赵银莹 整理）

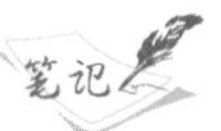

# 病例 22 单眼 Peter 异常伴双眼先天性白内障

## 病历摘要

【基本信息】

患儿，男，3 月龄。

**主诉：**发现左眼瞳孔区发白 5 天，于 2018 年 10 月 10 日到我院就诊。

**个人史：**患儿足月顺产，G1P1，出生体重 3050 g。否认眼部手术及外伤史，否认近亲结婚，否认产伤史，否认系统性疾病史，否认家族史。

【全身情况】

身高 63 cm，体重 7.2 kg，发育正常。肺、腹部检查未见明显

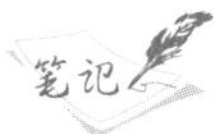

异常。心脏彩色超声检查提示卵圆孔未闭，三尖瓣轻度反流；胸部X线片(-)。

【专科检查】

矫正视力：左眼无法追光，内斜视，无眼球震颤。iCare眼压：右眼6.1 mmHg，左眼15.7 mmHg。裂隙灯检查发现左眼角膜边界不清，颞上方角膜灰白色混浊，新生血管长入，隐约可见前房浅，瞳孔不规则，余窥不清。右眼角膜透明，前房深清，瞳孔直接、间接对光反射存，直径约3 mm，晶状体颞侧瞳孔区后极部混浊，直径约1.0 mm，玻璃体及眼底检查不配合（图22-1）。

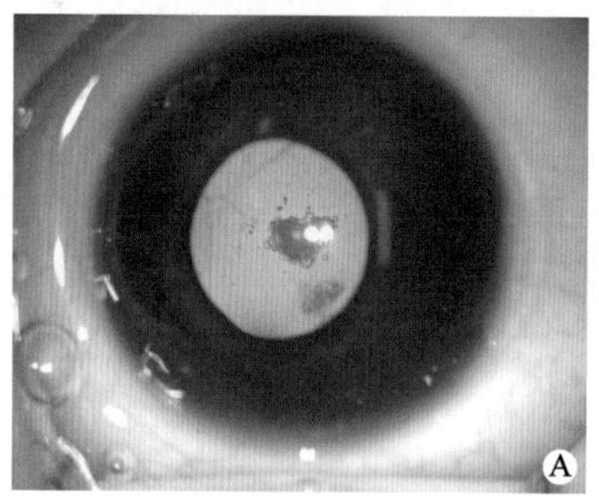
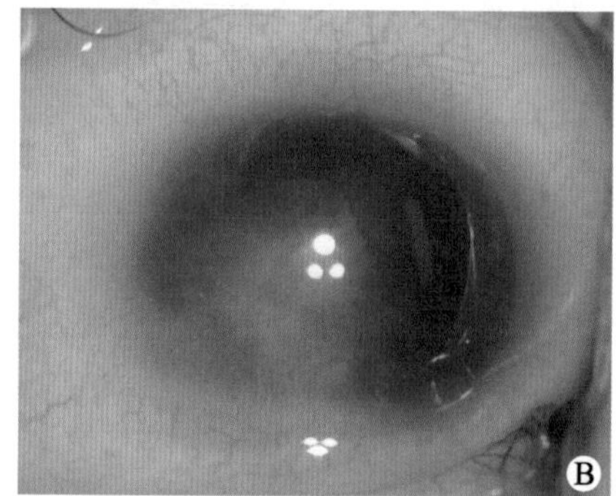

A. 右眼；B. 左眼。

图22-1 术前显微镜下大体照

【实验室检查】

血尿常规、肝肾功能和电解质未见明显异常，TORCH：HSV Ⅰ-IgG、RV-IgG和CMV-IgG均阳性。

【特殊检查】

眼轴（A超测量）：右眼17.71 mm，左眼15.00 mm（Axis nano，Quantel Medical，French）。

角膜直径：右眼横径9 mm，纵径9 mm，左眼横径6 mm，纵径4.8 mm。

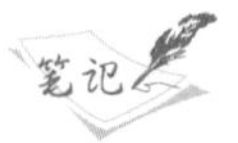

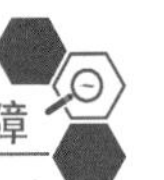

B超：左眼球壁回声异常。

房角镜检查：左眼全周虹膜前粘连（Cinescan S，Quantel Medical，French）。

【诊断】

左眼先天性白内障；左眼Peter异常；左眼小眼球；左眼弱视；左眼内斜视；右眼先天性白内障。

【治疗经过】

患儿入院后局部给予0.5%的左氧氟沙星滴眼液（可乐必妥，参天）清洁结膜囊，在明确诊断、排除手术禁忌证后，患儿于2018年10月11日全身麻醉下行左眼手术，术中发现左眼颞上方角膜灰白色混浊伴虹膜前粘连，晶状体与角膜内皮粘连，瞳孔直径约2 mm。术中利用虹膜恢复器分离粘连的虹膜组织，并利用虹膜拉钩扩大瞳孔，前房内可见晶状体皮质，行“角膜缘入路23 G晶状体切除术 + 中央后囊膜切除术 + 前段玻璃体切除术”，术毕缝合切口，复查房角可见全周房角开放（图22－2）。手术顺利，术后予以常规抗炎、预防感染、短效散瞳剂活动瞳孔治疗。术后2周患儿验光配镜：左眼 +26.00 DS。后续接受健眼遮盖等弱视治疗。

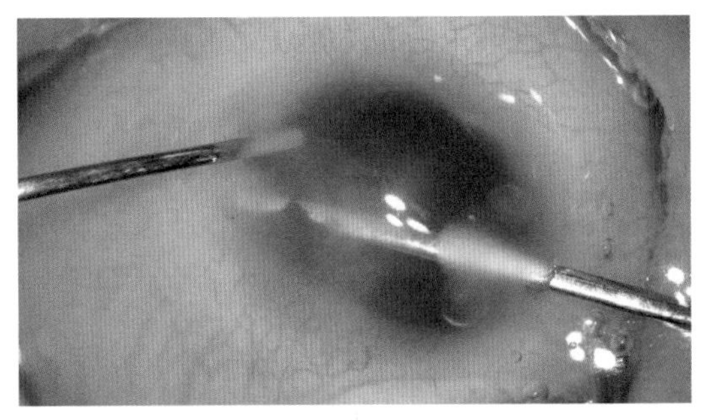

图22－2　术中显微镜下大体照

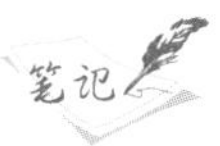

【随访】

患儿术后1年随访时，眼压：右眼9.1 mmHg，左眼16.1 mmHg，左眼内斜视，遮盖右眼时左眼能注视，视力检查不配合，裂隙灯检查显示左眼角膜鼻侧透明，颞侧灰白色混浊，前房深度可，瞳孔对光反射正常，晶状体缺如，眼底红光反射佳。

## 病例分析

【病例特点】

（1）本病例左眼眼球小，角膜小且混浊伴虹膜晶状体前粘连，晶状体混浊。

（2）右眼晶状体后极部局限性混浊。

【诊疗思路分析】

（1）关于诊断，根据左眼的异常特点，先天性白内障并发Peter异常和小眼球诊断可以确立。

（2）可以施行左眼虹膜前粘连分离、晶状体切除和前段玻璃体切除术，辅以屈光矫正和弱视训练，可能可以获得一定程度的视功能。

（3）右眼的后极性白内障范围很小，目前患儿主要依靠右眼视物，家长表示患儿和同龄孩子行为能力尚无明显差异，说明无明显右眼视力障碍，可以随访观察。

【Peter异常】

Peter异常是一种罕见的先天性眼前节发育不良，它的特征是由于角膜内皮、后弹力层和后基质层的缺陷导致中央角膜混浊。Peter异常分为3型，Ⅰ型的特征是中央角膜混浊和虹膜角膜粘连，

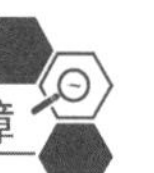

Ⅱ型的特征是中央角膜混浊和附着在角膜内皮上的混浊晶状体，Ⅲ型（Peters plus 综合征）伴随身材矮小、发育迟缓和唇裂等全身系统异常。回顾多个儿童穿透性角膜移植术（penetrating keratoplasty，PKP）的系列研究，特别是 Peter 异常的儿童，发现 PKP 的成功率介于22%~83%之间。另外，Peter 异常的患儿还容易继发青光眼，需要多次重复手术治疗并发症。有学者报道一例选择性内皮刮除来替代 PKP 治疗Ⅰ型 Peter 异常，并取得了良好的视觉效果。在 Peter 异常中，中央角膜因角膜内皮和后弹力层缺陷引起混浊，可周边角膜内皮细胞可以通过向心性迁移来代偿中央区的角膜内皮。尽管选择性角膜内皮刮除术可以恢复部分角膜透明性，但是远期效果仍有待评估。在另一例Ⅱ型 Peter 异常病例报告中，术者仅进行了白内障摘除手术，没有行 PKP 及对角膜内皮的处理，术后视觉恢复良好。此外，本病例并发小眼球，若首选行 PKP，发生恶性青光眼、爆发性脉络膜上腔出血甚至眼球萎缩等严重并发症的风险高。因此，PKP 并不是治疗 Peter 异常的唯一选择，术者应根据具体情况选择合适的手术方式。

## 赵云娥教授病例点评

患儿的左眼不仅眼球小（眼轴 15 mm），而且角膜直径也只有 6.0 mm×4.8 mm，同时伴有白内障和 Peter 异常。我们需要考虑的是手术有没有临床意义，是不是能够通过手术改善状况，例如获得一定的视功能、改善角膜透明度、降低青光眼的风险呢？通过和家属的充分沟通，我们决定为这位小患者手术。

通常 Peter 异常的标准治疗方式为 PKP，但是由于免疫排斥反应易导致移植失败，特别是儿童失败率更高。有学者认为角膜有恢

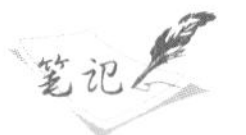

复透明性可能，不建议直接进行 PKP。针对本病例，患儿角膜鼻侧透明度尚可，而且同时患有小眼球，若行 PKP，发生严重手术并发症的风险高。所以我们考虑先行白内障手术并解除虹膜与角膜内皮的粘连，以期建立功能性视力，同时，我们进行虹膜前粘连分离和房角分离，可能可以预防或延缓青光眼发生。

实际上，该患儿经过 1 年的随访，眼压均在正常范围，颞上方角膜依然灰白色混浊，但是中轴透明，瞳孔区透明。得益于家长的理性和坚持，患儿每天都有 3～4 个小时的健眼遮盖，左眼因而获得了一定的注视能力。

## 参考文献

1. ZAIDMAN G W, FLANAGAN J K, FUREY C C. Long-term visual prognosis in children after corneal transplant surgery for peters anomaly type I [J]. American Journal of Ophthalmology, 2007, 144(1): 104－108.

2. RAO K V, FERNANDES M, GANGOPADHYAY N, et al. Outcome of penetrating keratoplasty for peters anomaly [J]. Cornea, 2008, 27(7): 749－753.

3. SOH Y Q, MEHTA J S. Selective Endothelial Removal for Peters Anomaly [J]. Cornea, 2018, 37(3): 382－385.

4. SOH Y Q, PEH G, GEORGE B L, et al. Predicative factors for corneal endothelial cell migration [J]. Investigation Ophthalmology & Visual Science, 2016, 57(2): 338－348.

5. NISHIDE T, NAKANISHI M, HAYAKAWA N, et al. Cataract surgery for tilted lens in Peters' anomaly type 2 [J]. Case Reports in Ophthalmology, 2013, 4(3): 134－137.

（李璋亮 整理）

# 病例 23
# 先天性白内障合并无虹膜症及角膜缘干细胞功能失代偿

## 病历摘要

【基本信息】

患儿，女，8 岁。

**主诉**：发现双眼瞳孔区发白 8 年，伴畏光。

**个人史**：患儿足月剖宫产，出生体重约 3300 g，父母非近亲结婚，母亲患有“双眼角膜缘干细胞功能失代偿”。

【全身情况】

发育正常。心、肺、腹部检查未见明显异常。

【专科检查】

裸眼视力：右眼 0.2，左眼 0.2。双眼矫正无提高。眼压：右

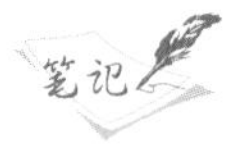

眼9.3 mmHg，左眼14.3 mmHg。双眼结膜无充血，全角膜可见点状上皮缺损，角膜缘结膜化，伴新生血管长入，前房深度正常，房水清，全周虹膜缺如，晶状体不均匀混浊，视轴区后囊下比较明显，眼底检查不配合。

【实验室检查】

血尿常规、肝肾功能和电解质未见明显异常。TORCH：CMV-IgG、RV-IgG 与 HSV Ⅰ-IgG 均阳性，余阴性。

【特殊检查】

眼轴：右眼20.42 mm，左眼20.87 mm（IOL Master 500，Carl Zeiss Meditec AG，Germany）。

角膜直径：右眼横径8.7 mm，纵径8.0 mm；左眼横径9.0 mm，纵径8.0 mm。

角膜内皮计数：右眼3717 个/$mm^2$；左眼3436 个/$mm^2$。

中央角膜厚度：右眼594 μm；左眼599 μm。

B超：双眼玻璃体未探及明显异常回声（Cinescan S，Quantel Medical，French）。

【诊断】

双眼先天性白内障；双眼小角膜；双眼先天性无虹膜；双眼角膜缘干细胞功能失代偿；双眼弱视。

术后补充诊断：双眼 PFV。

【治疗经过】

患儿术前局部给予0.5%的左氧氟沙星滴眼液清洁结膜囊，明确诊断、排除手术禁忌证后，在全身麻醉下行右眼手术。手术显微镜下见全角膜缘结膜化，全周角膜新生血管长入，全周大部分虹膜缺如，少量虹膜残留，晶状体前囊膜上可见树枝状血管，内有血

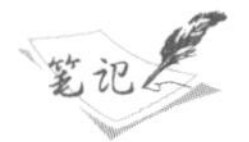

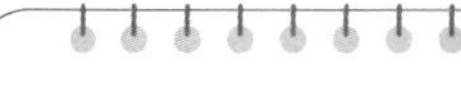

流；晶状体混浊，后囊膜混浊明显（图 23－1）。上方做巩膜隧道切口，鼻侧及颞侧做角膜侧切口，连续环形撕囊撕除中央前囊膜，形成直径约 5 mm 前囊口，玻璃体切割头吸除晶状体皮质，切除中央后囊膜，形成直径约 3.5 mm 的后囊口，切除部分前段玻璃体，囊袋内植入人工晶状体一枚（度数：+30.0 D），术毕缝合主切口及两个侧切口，恢复前房。地塞米松注射液 0.5 mg 球结膜下注射。隔日全身麻醉下完成左眼白内障手术。

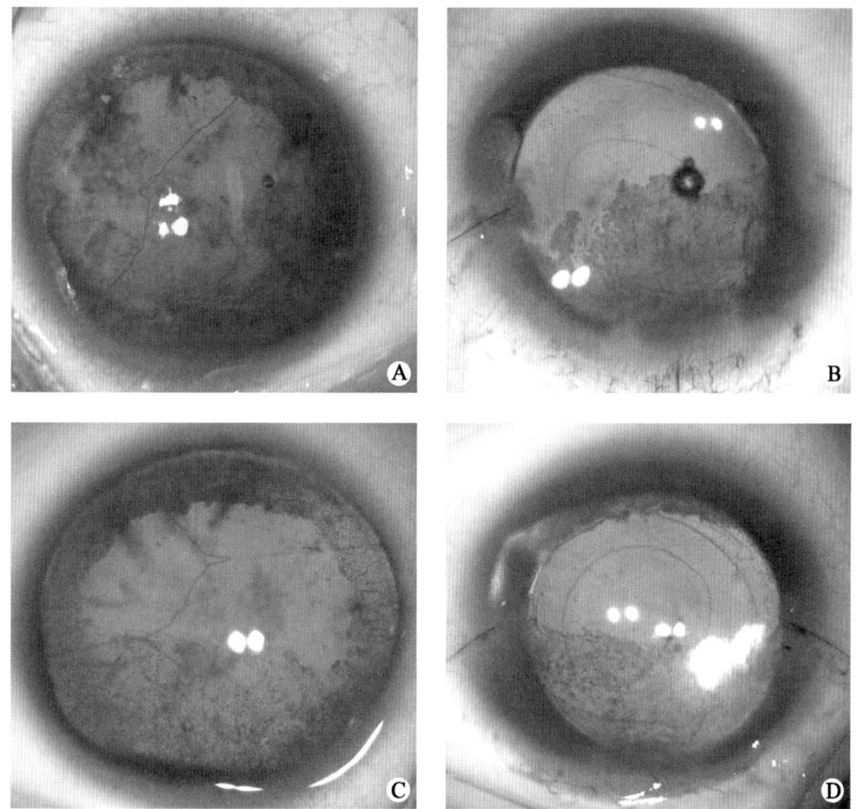


A. 右眼术前；B. 右眼术毕；C. 左眼术前；D. 左眼术毕。A、C 参见参考文献 1。

图 23－1　患儿全身麻醉后手术显微镜下大体照

患儿术后采用框架眼镜进行屈光矫正，检影验光结果：右眼 +2.50 DS/－2.50 DC×180，左眼 +1.00 DS/－3.00 DC×175；实

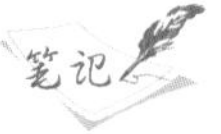

际远用处方：右眼 +2.25 DS/ -2.00 DC ×180，左眼 +0.75 DS/ -2.50 DC ×175，近附加 +3.00 D。

【随访】

患儿随访至术后 6 个月，随访期间双眼眼压正常。术后 3 个月主觉验光结果：右眼 +2.50 DS/ -2.50 DC ×180 =0.4（单个视标），左眼 +1.00 DS/ -3.00 DC ×175 =0.4（单个视标）。

## 病例分析

【病例特点】

（1）患儿，女，8 岁，因“发现双眼瞳孔区发白 8 年”入院。

（2）双眼角膜缘结膜化伴新生血管长入，双眼无虹膜，晶状体不均匀混浊，晶状体前囊膜可见数条细小血管。

（3）患儿就诊时年龄较大，双眼视功能较差。

【诊疗思路分析】

诊断思路

（1）双眼晶状体混浊，且 8 年前已被发现瞳孔区发白，考虑双眼先天性白内障。

（2）双眼虹膜缺如，考虑双眼先天性无虹膜。

（3）手术显微镜下可见残留胚胎血管，考虑双眼 PFV（前部型）。

（4）双眼角膜缘结膜化，全角膜可见点状上皮缺损，考虑角膜缘干细胞功能失代偿。

（5）双眼角膜横径均小于 10 mm，考虑双眼小角膜。

治疗思路

（1）患儿 8 岁，晶状体不均匀混浊，以视轴区为主，对视功能

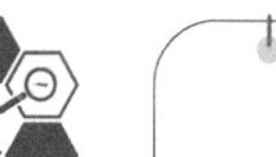

影响较大，因此考虑行双眼白内障摘除手术。

（2）患儿8岁，拟行白内障摘除同时一期人工晶状体植入。该患儿角膜情况差，畏光，检查和治疗配合程度差，为避免术后发生后发性白内障，拟同期行中央后囊膜切除及部分前段玻璃体切除。

（3）患儿无虹膜，然而目前国内没有持注册证的囊袋内虹膜替代品，所以，没有办法进行虹膜方面的处理。

【先天性无虹膜】

先天性无虹膜是一种罕见疾病，发生率约为1/10万到1/4万。先天性无虹膜患者绝大多数存在*PAX6*基因的突变或缺失，也可见于*TRIM44*、*ELP4*等基因异常。因*PAX6*基因是眼球发育的关键基因之一，先天性无虹膜症多由于患者胚胎发育时其神经外胚层和中胚层发育障碍，从而导致患者眼部的多种结构发育异常。此外，环境因素也可能与本病的发生有关。先天性无虹膜常合并各种眼部异常，如先天性白内障、角膜异常（如角膜缘干细胞缺失）、青光眼、黄斑中心凹发育异常、视神经发育异常等。此外，先天性无虹膜亦可合并全身异常，如中枢神经系统发育异常、感音性耳聋、糖尿病等。先天性无虹膜常见于2种综合征中，①WAGR综合征，表现为至少存在以下4项中的2项：Wilms瘤，无虹膜，泌尿生殖道异常，发育迟缓。②WAGRO综合征，即WAGR综合征+肥胖。

无虹膜症已被发现与涉及*PAX6*基因的显性遗传突变或缺失有关。*PAX6*基因突变已经在各种眼畸形中被检测到，包括无虹膜、彼得畸形、角膜营养不良、先天性白内障和黄斑中心凹发育不良。同时在永存原始玻璃体增生症家系中发现了该基因突变。提示两种病症之间可能存在联系，待进一步研究发现。

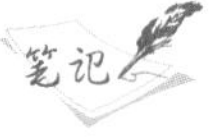

## 赵云娥教授病例点评

本例患儿呈现出眼部综合征表现：并存先天性白内障、PFV、小角膜、先天性无虹膜及角膜缘干细胞功能失代偿，提示患儿可能存在基因异常。如患儿家属同意，进一步的基因检测或许可以帮助我们发现致病突变。本例患儿影响视力的因素众多，白内障只是其中的一个原因，在所有这些因素中，我们唯一能解决的只有白内障，这也是我们作为医生深感无力之处。我们分析该患儿白内障以视轴区后囊下为主，手术应该能改善一部分视功能，经过与家属充分沟通，才决定手术。

在并发先天性无虹膜的先天性白内障患儿中，常会出现悬韧带功能异常、容易发生晶状体异位，在术前需仔细观察、手术过程中注意轻柔操作。此外，角膜上皮功能异常常见于先天性无虹膜患儿，术中对角膜上皮的保护、围手术期角膜及眼表功能的评估都是非常重要的。因先天性无虹膜常合并各种眼部及系统并发症，在诊疗过程中要注意排查，个性化地制定治疗方案。

因患儿眼轴偏短，植入 +30.0 D 人工晶状体，术后等效球镜度接近 0 或轻度远视，然而散光比较大，因此验光配镜及弱视训练是非常必要的。患儿术后 1 周未就诊，术后 3 个月，验光矫正视力提高到双眼 0.4（单个视标）；但随后患儿失访，弱视训练及视功能恢复情况不详。虽然路途遥远，随访不易，然而，无虹膜症患者容易继发青光眼，是需要长期随访监测的，希望她能在当地检查。

## 参考文献

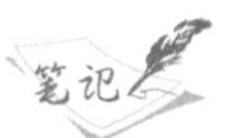


1. 赵云娥，胡曼. 重视婴幼儿永存胚胎血管的诊断和治疗［J］. 中华眼视光学与

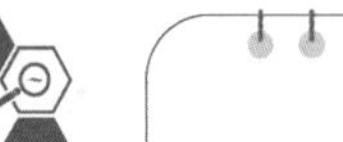

视觉科学杂志，2018，20(1)：7－13.

2. ONTARIO H Q. Limbal stem cell transplantation: an evidence-based analysis [J]. Ontario Health Technology Assessment, 2008, 8(7): 1－58.

3. HINGORANI M, HANSON I, VAN H V. Aniridia [J]. European Journal of Human Genetics, 2012, 20(10): 1011－1017.

4. WILSON M E, TRIVEDI R H, PANDEY S K. Pediatric cataract surgery: techniques, complications, and management [J]. Lippincott Williams & Wilkins, 2005: 226－232.

5. LIM H T, KIM D H, KIM H. *PAX6* aniridia syndrome: clinics, genetics, and therapeutics [J]. Current opinion in ophthalmology, 2017, 28(5): 436－447.

（张冰 整理）

笔记

# 病例 24 先天性白内障合并无虹膜症

## 病历摘要

【基本信息】

患儿，男，7 岁。

**主诉：**双眼畏光 6 年，视物模糊 3 年，于 2019 年 7 月到我院就诊。

**个人史：**患儿足月 39 周剖宫产，出生时体重 2650 g，G2P1，母孕期体健。父母非近亲结婚，家族中无类似病例。患儿头孢类药物过敏（全身起水疱），灰尘过敏（具体不详），臭豆腐过敏（全身硬性红斑），其他无殊。

【全身检查】

体温 36.7 ℃，脉搏 108 次/分，呼吸 26 次/分，身高 120 cm，

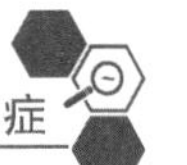

体重 22 kg。发育中等，营养中等，神志清晰，合作佳。心脏彩超、胸部 X 线片均无异常。

【专科检查】

裸眼视力：右眼 0.02，左眼 0.02。矫正视力：右眼 -0.00 DS/-1.00 DC×180=0.05，左眼 +1.00 DS/-1.00 DC×180=0.05。眼压：右眼 9.6 mmHg，左眼不配合，指测 Tn。双眼眼球震颤，结膜无充血，角膜透明，前房深，房水清，虹膜缺如，晶状体混浊（右眼 C1N0P3 左眼 C1N0P3）(图 24-1)，眼底红光可见，细节难以窥清，眼底照可见眼底能见度较差（图 24-2）。

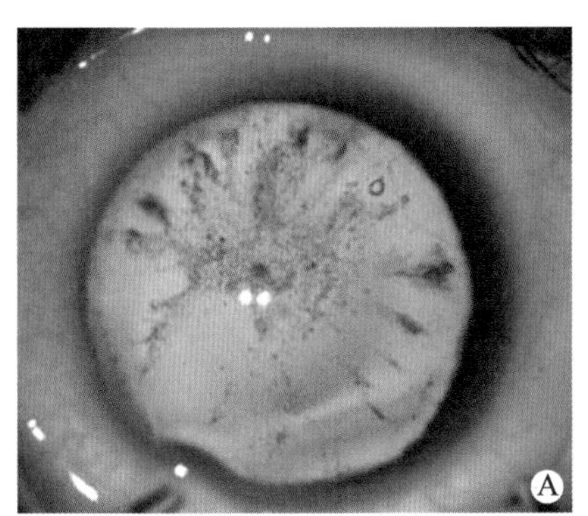
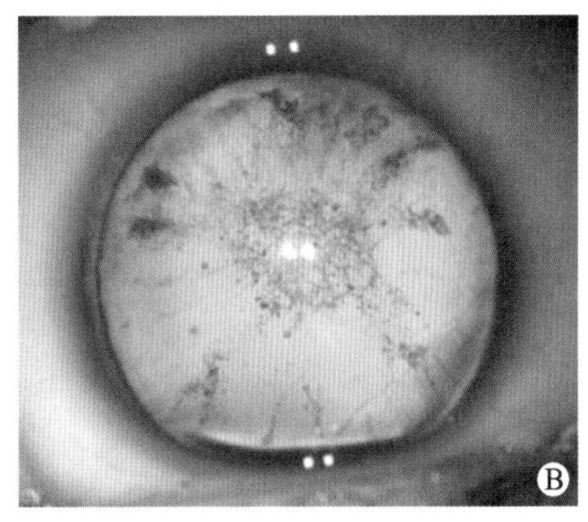

A. 右眼；B. 左眼。可见无虹膜。

图 24-1 双眼眼前节

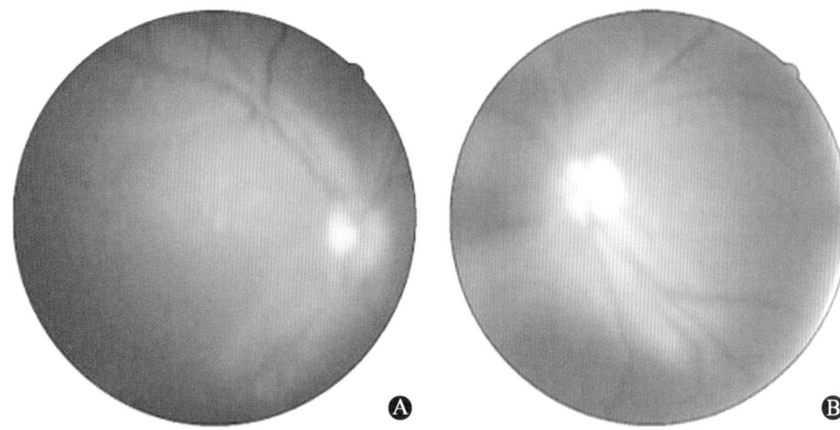

A. 右眼；B. 左眼。

图 24-2 双眼眼底

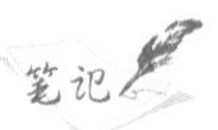

【实验室检查】

血尿常规、肝肾功能、电解质及 TORCH 检查未见明显异常。

【特殊检查】

眼轴：右眼 23. 56 mm，左眼 22. 95 mm（IOL-Master，Zeiss，German）。

角膜曲率：右眼 39.02 D@16，40.23 D@106；左眼 39.29 D@167，40.61 D@77（IOL-Master）。

前房深度：右眼 2. 31 mm；左眼 2. 38 mm（IOL-Master，Zeiss，German）。

房角镜检查（术中）：右眼睫状体带宽度正常，房角结构全部可见，梳状韧带到小梁网，少量色素。左眼下方象限未见睫状体带，余象限正常，全周锥状梳状韧带，少量色素。

角膜直径（术中测量）：双眼水平径 10.2 mm，垂直径 9.7 mm。

B 超：双眼玻璃体轻度混浊（Cinescan S，Quantel Medical，French）。

角膜内皮镜：右眼 3861 个/$mm^2$，左眼 3846 个/$mm^2$。

OCT：双眼眼球震颤，未见黄斑中心凹结构（图 24 –3）。

OQAS：OSI 右眼 2.8，左眼 3.7。

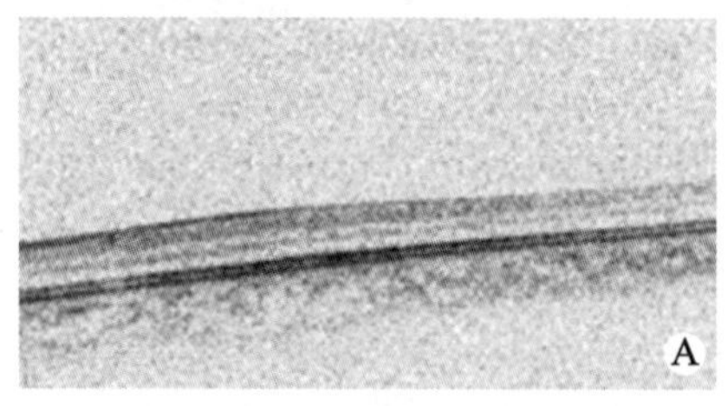


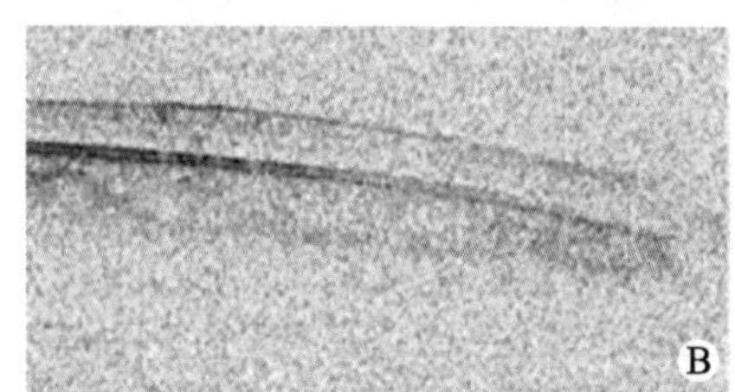


A. 右眼；B. 左眼。

图 24 –3　双眼眼底 OCT

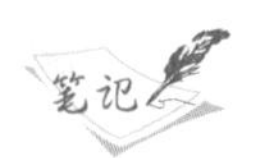

【诊断】

双眼先天性白内障；双眼无虹膜症；双眼眼球震颤；双眼形觉剥夺性弱视。

术中补充诊断：右眼永存原始玻璃体增生症。

【治疗经过】

患者入院完善相关检查、排除手术禁忌证后，在全身麻醉下于2019年7月30日行右眼微切口白内障超声乳化吸除并人工晶状体植入术。术中见虹膜缺如，上方及颞侧可见2条睫状体来源的条索样血管，晶状体呈水隙样混浊，吸除混浊晶状体后行后囊膜连续环形撕除，直径约3 mm，囊袋内植入一片式人工晶状体（度数：+26.5 D；预留：+0.48 D）(图24－4)。于2019年8月1日行左眼手术，术式同右眼。术中可见上方少许残余虹膜组织，晶状体后囊下混浊。囊袋内植入+28.0 D人工晶状体（预留：+0.82 D）(图24－4)。术后予以常规抗炎、预防感染治疗。

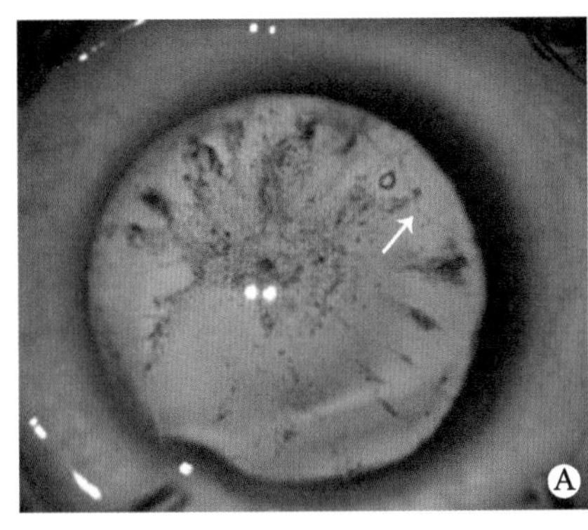


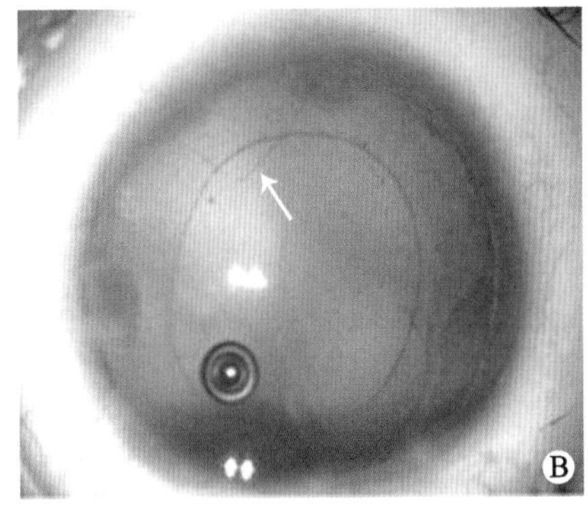


A. 手术前；B. 白内障摘除后。箭头所示上方及颞侧可见2条睫状体来源的条索样血管。

图24－4　右眼术前及术中

【治疗结果及随访】

专科检查（第2眼术后6天）：双眼眼球震颤。右眼：裸眼视

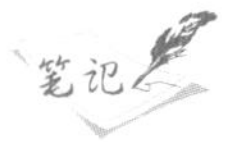

力0.1；主觉验光 -0.00 =0.1；左眼：裸眼视力0.1；主觉验光 +1.75 DS/ -1.00 DC ×90 =0.16。眼压：右眼5.5 mmHg，左眼6.1 mmHg。双眼角膜前房(-)，人工晶状体位正透明，眼底红光反射佳。之后的随访过程中，视力逐步缓慢提高，局部炎症反应轻微并渐渐消退，眼压一直保持正常。术后1个月验光配镜，近用处方：OU +4.00 DS。术后3个月：双眼轻度眼球震颤，眼位正。双眼角膜前房(-)，无虹膜，人工晶状体位正，眼底红光反射佳。主觉验光：OU -0.00 =0.16；眼压：OU 15.1 mmHg。

## 病例分析

【病例特点】

（1）该患儿7岁，双眼畏光6年，视物模糊3年。

（2）专科检查：双眼虹膜缺如，晶状体混浊，术中发现一眼异常胚胎血管残留。

（3）特殊检查OQAS：OSI右眼2.8，左眼3.7。

【诊疗思路分析】

（1）患儿双眼畏光6年，视物模糊3年，虹膜缺如，晶状体混浊，诊断为“双眼先天性白内障，双眼无虹膜症”明确。

（2）该患儿畏光，矫正视力差，影响到日常学习及生活，客观视觉分析仪OQAS：OSI右眼2.8，左眼3.7。故选择在全身麻醉下行双眼白内障超声乳化手术联合人工晶状体植入术。

（3）右眼术中见睫状体来源的条索样血管，故术中添加诊断：右眼永存原始玻璃体增生症。

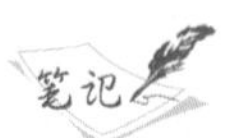

（4）患儿7岁，眼球发育相对稳定，宜采取白内障摘除联合植

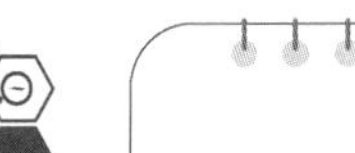

入人工晶状体。由于存在眼球震颤，担心后发性白内障后续治疗困难，术中予以撕后囊。术后配戴眼镜进行光学矫正。

## 赵云娥教授病例点评

无虹膜症患者，由于虹膜缺损程度不同，故临床表现不一，但都有畏光、皱眉眯眼、低视力和眼球震颤等表现，视力差并可能进行性减退。

多数患者，由于角膜缘干细胞缺陷，早期就有周边角膜血管翳及角膜混浊，随年龄增长逐渐进展至角膜中央部。偶有小角膜、角膜硬化症及角膜与晶状体粘连的情况。有些患者，残留的虹膜逐渐向前覆盖到小梁网，一旦功能小梁被阻挡，眼压就会逐渐升高，发生青光眼，青光眼的严重程度与房角粘连情况有关。故应重视无虹膜症患者术后的眼压变化情况。

所以，无虹膜症患者可伴有角膜病变、白内障、青光眼和黄斑中心凹发育不良等疾病。

无虹膜症患者晶状体发育异常以先天性局限性晶状体混浊为多见，亦可有晶状体异位或先天性缺损，发生进行性白内障则可使视力明显减退。

本例患儿，从裂隙灯检查来看，白内障对视力发育的影响只是视力差的其中一个原因，需要综合检查结果进行合理评估。患儿的眼底照片显示眼底能见度较差，视觉质量分析显示 OSI 偏高，分析白内障手术应该能改善一部分视力，辅以术后配镜和弱视训练，可能对患儿的学习和生活有所帮助。从术后结果来看，视力有所改善，手术目标应该是实现了。但是，患儿将来有可能出现角膜混浊、青光眼等问题，需要长期监测。

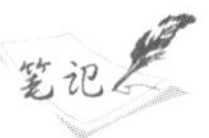

# 参考文献

1. NELSON L B, SPAETH G L, NOWINSKI T S, et al. Aniridia [J]. A review. Survey of Ophthalmology, 1984, 28(6): 621 -642.

2. LEE H, KHAN R, O'KEEFE M. Aniridia: current pathology and management [J]. Acta Ophthalmologica, 2008, 86(7): 708 -715.

3. LEE H J, COLBY K A. A review of the clinical and genetic aspects of aniridia [J]. Seminars in Ophthalmology, 2013, 28(5 -6): 306 -312.

4. AZUMA N, YAMAGUCHI Y, HANDA H, et al. Mutations of the *PAX6* gene detected in patients with a variety of optic-nerve malformations [J]. American Journal of Human Genetics, 2003, 72(6): 1565 -1570.

（常平骏 整理）

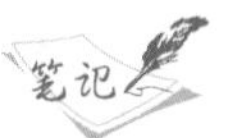

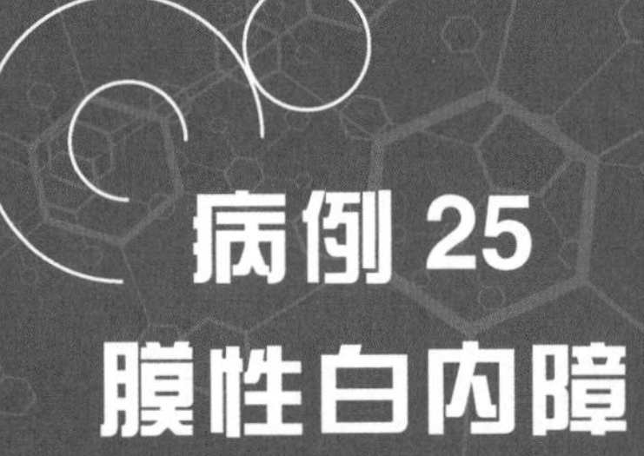

# 病例 25 膜性白内障

## 病历摘要

【基本信息】

患儿，男，4 月龄。

**主诉：**双眼瞳孔区发白 4 个月。

**现病史：**患儿家长 4 个月前发现患儿双眼瞳孔区发白，无法追物，无眼红、流泪，无哭闹不安，无眼部分泌物增多，无恶心、呕吐等不适。

**个人史：**足月顺产，无吸氧史。否认家族史及其他病史。

【全身情况】

身高 55 cm，体重 4 kg。发育正常。心、肺、腹部检查未见明

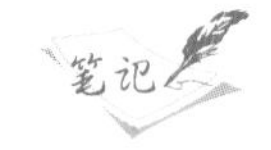

显异常。心脏彩超(－)，胸部X线片(－)。

【专科检查】

眼压：右眼7.9 mmHg，左眼8.9 mmHg（iCare，Vantaa，Finland），角膜透明，瞳孔全周后粘连，中周部虹膜萎缩，呈脱色素样改变，瞳孔直径约1 mm，晶状体呈白色混浊，眼底红光反射无（图25－1）。

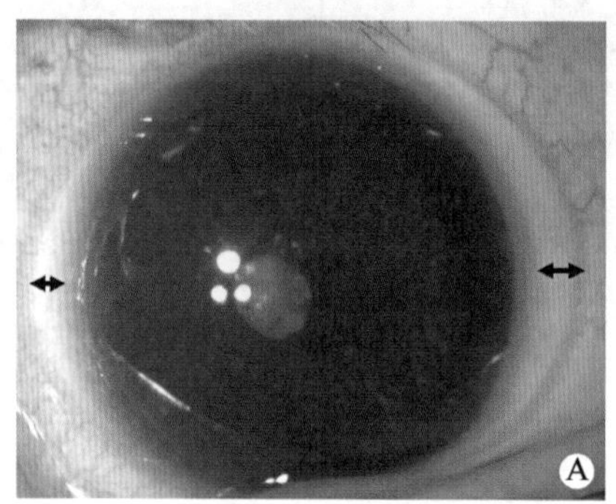


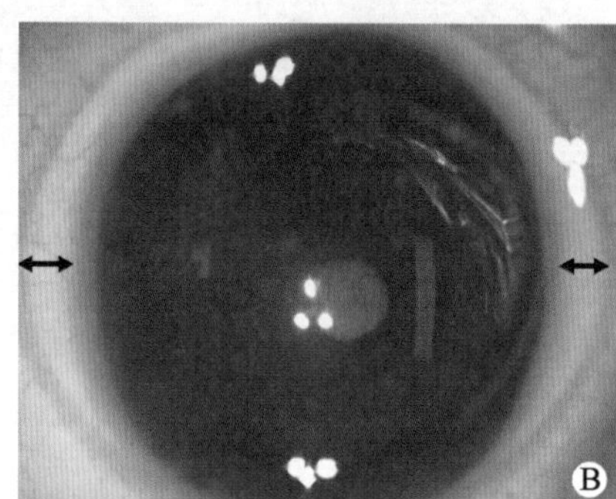


A. 右眼术前照相；B. 左眼术前照相。黑色双向箭头代表移行带。

图25－1 双眼眼前节手术显微镜下大体照

【实验室检查】

血尿常规、肝肾功能和电解质未见明显异常，TORCH：CMV-IgG阳性，定量19.2 U/mL。

【特殊检查】

眼轴：OU 13.8 mm（A超检查失败，根据B超结果测量）。

角膜曲率：右眼46.5 D@91，48.00 D@1；左眼47.25 D@99，51.00 D@9。

B超：双眼异常回声（Cinescan S，Quantel Medical，French）。

角膜直径：右眼水平径为7 mm（不含移行带）、8.9 mm（含移行带），垂直径6.9 mm；左眼水平径7.5 mm（不含移行带）、8.9 mm（含移行带），垂直径7 mm。

房角镜检查：双眼全周房角开放，小梁组织大量色素沉着并密

集满布梳状韧带（图 25－2）。

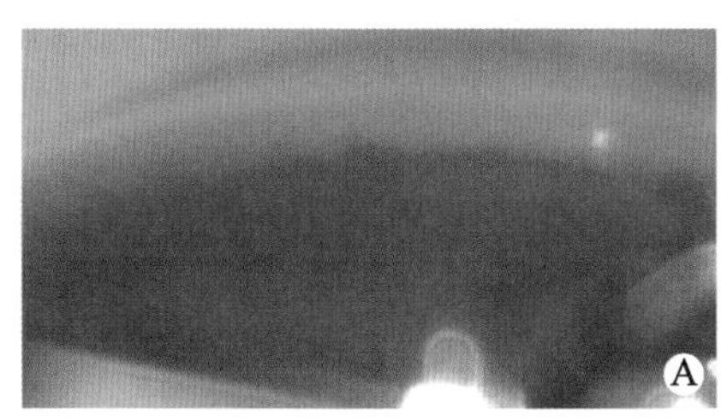

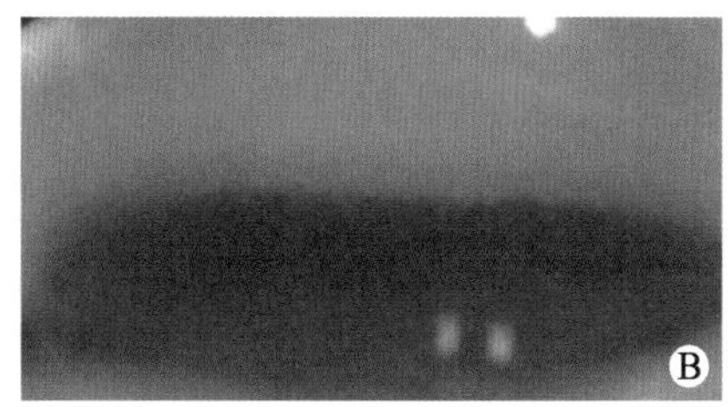


A. 右眼；B. 左眼。

图 25－2 术中房角镜检查

【诊断】

双眼先天性膜性白内障；双眼陈旧性葡萄膜炎；双眼小角膜，双眼先天性小眼球；双眼弱视。

【治疗经过】

在明确诊断、排除手术禁忌证后，患儿于2018 年11 月17 日全身麻醉下行右眼虹膜后粘连分离＋角膜缘入路 23 G 晶状体切除术＋中央后囊膜切除术＋前段玻璃体切除术＋周边虹膜切除术。术中钝性分离虹膜粘连，虹膜拉钩拉开瞳孔，可见晶状体直径约 3 mm，呈白色膜样机化混浊（图 25－3A），伴悬韧带拉长；玻璃体切割头切除中央约 2. 5 mm 大小的膜样晶状体，无皮质，及中央区适量前段玻璃体（图 25－3B～图 25－3D），玻璃体切割头切除4 点位周边虹膜，直径约 0. 4 mm（图 25－3E），取出虹膜拉钩，10-0 线缝合角膜侧切口 2 针，注水恢复前房，瞳孔直径约 2. 8 mm（图 25－3F），指测眼压 Tn。全周角膜缘球结膜下注射散瞳合剂（肾上腺素 0. 1 mL＋阿托品 0. 1 mL＋利多卡因 0. 2 mL），颞下方球结膜下注射地塞米松注射液约 0. 3 mL，结膜囊涂妥布霉素地塞米松眼膏及阿托品眼膏，手术顺利。隔日全身麻醉下完成左眼白内障手术，情况基本同右眼。

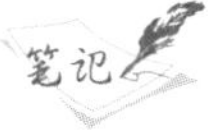

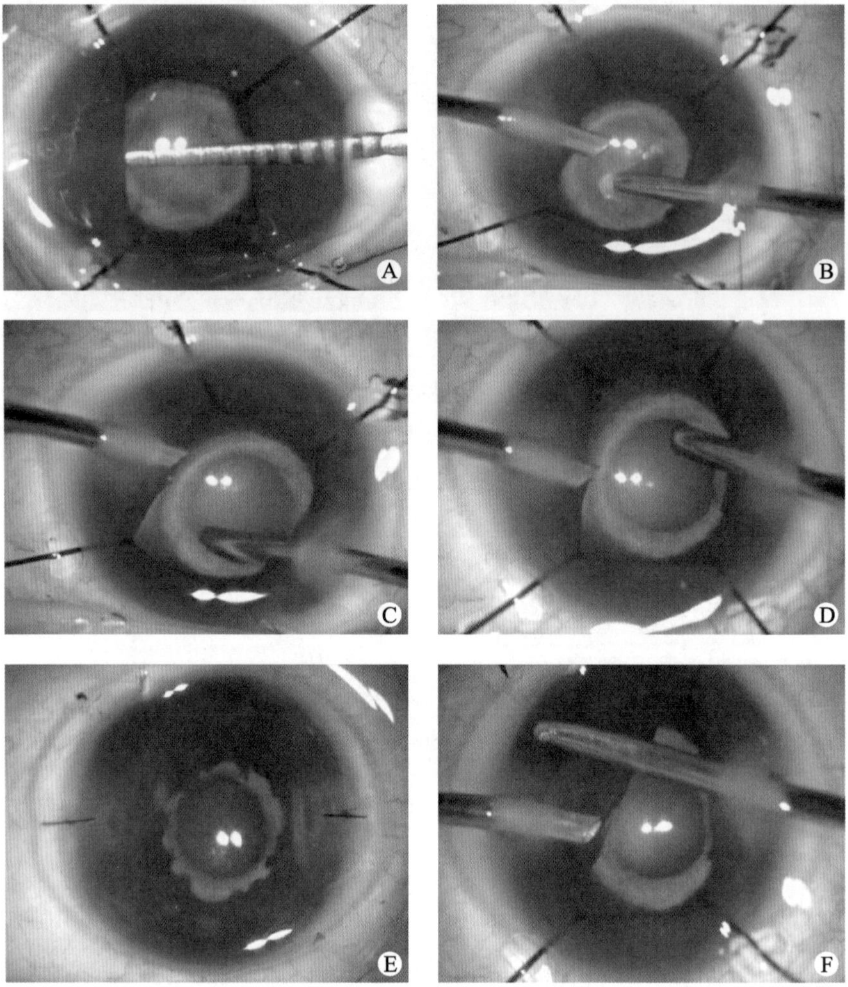

图 25－3　右眼手术过程

术后用药：

妥布霉素地塞米松眼膏双眼每日 4 次；左氧氟沙星滴眼液双眼 2 小时 1 次，次日改为每日 4 次；阿托品双眼睡前 1 次；复方托吡卡胺双眼每日 3 次。

【随访】

患儿术后 1 周双眼角膜前房(－)，瞳孔圆，直径约 4 mm，晶状体缺如，视轴区透明，眼底红光反射佳。术后 1 个月复诊，专科检查：双眼角膜前房(－)，瞳孔直径右眼 5 mm，部分后粘连，左

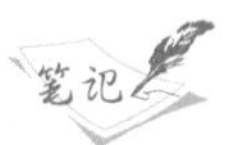

眼3.5 mm，部分后粘连，晶状体缺如，视轴区透明，眼底红光反射佳。予以左眼球结膜下注射散瞳合剂。继续使用复方托吡卡胺活动瞳孔。患儿目前随访至术后6个月，Teller视力双眼0.2，眼压平稳，眼前节稳定（图25－4），眼底未见异常（图25－5）。选取部分随访数据，见表25－1。

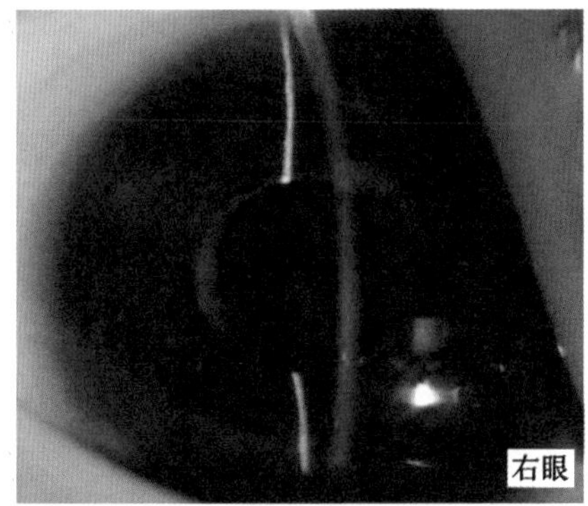

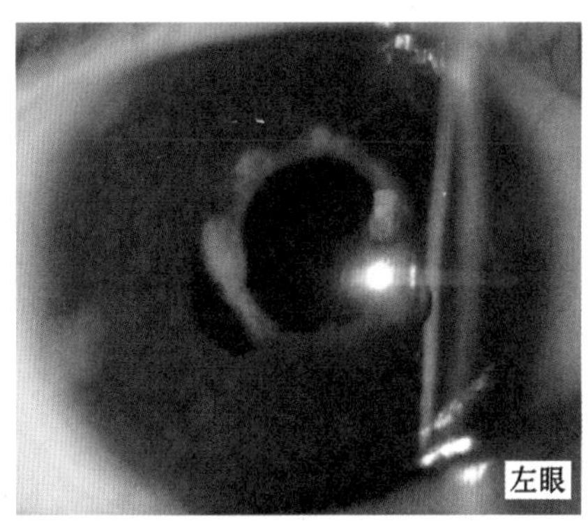


图25－4 眼前节大体照（术后6个月）

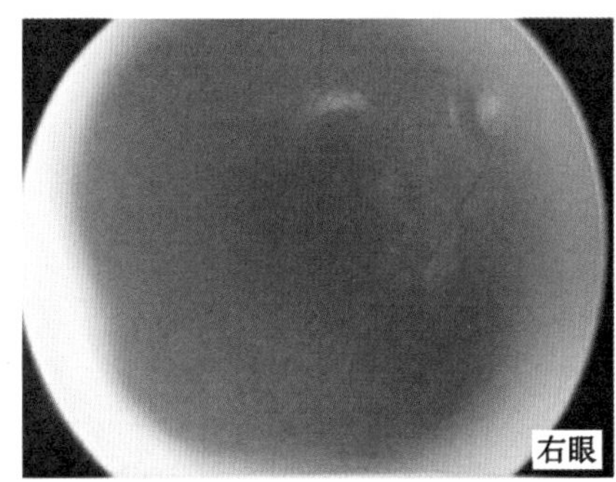

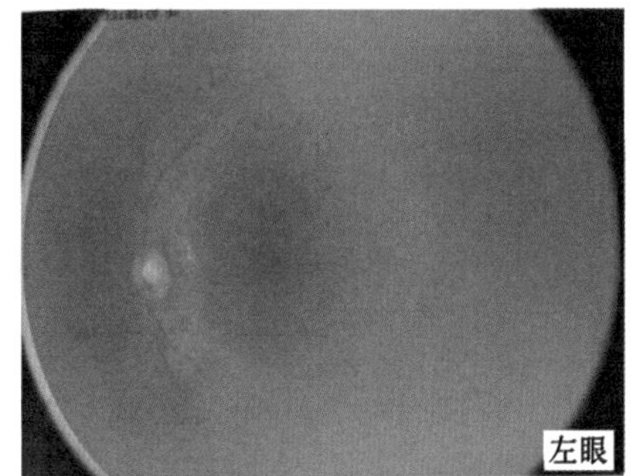


图25－5 眼底照相（术后6个月）

表25－1 患儿术后随访情况（视力、眼压、验光）

| 术后时间 | 视力（Teller） | | 验光 | | 眼轴（mm） | | 眼压（mmHg） | |
|---|---|---|---|---|---|---|---|---|
| | OD | OS | OD | OS | OD | OS | OD | OS |
| 1周 | — | — | +30 | +30 | — | — | — | — |
| 1个月 | <0.1 | <0.1 | — | — | 测不出 | 测不出 | 17.2 | 20.7 |
| 3个月 | <0.1 | <0.1 | +30 | +30 | 测不出 | 测不出 | 7.3 | 10.3 |
| 6个月 | 0.2 | 0.2 | +30 | +30 | 14.98 | 14.91 | 10.2 | 11.2 |

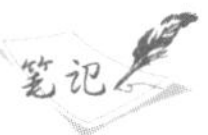

## 病例分析

【病例特点】

（1）双眼瞳孔全周后粘连，中周部虹膜萎缩，呈脱色素样改变，晶状体呈白色膜样混浊。

（2）双眼房角镜检查显示全周房角开放，小梁组织大量色素沉着。眼压：右眼 7.9 mmHg，左眼 8.9 mmHg。

（3）术前实验室检查：CMV IgG 抗体定量 19.2 U/mL。

【诊疗思路分析】

诊断思路

（1）根据患儿瞳孔全周后粘连、中周部虹膜萎缩及脱色素样改变，且前房安静，无活动性病变，故诊断双眼陈旧性葡萄膜炎。

（2）术前检查时 A 超无法检测出患儿眼轴，但是根据 B 超结果的粗略测量，双眼仅 13.8 mm，诊断双眼先天性小眼球。

（3）术中可见晶状体皮质吸收，前后囊膜坚韧，呈纤维化，先天性膜性白内障诊断明确。

治疗思路

（1）患儿瞳孔全周后粘连，虹膜萎缩，药物无法散大，手术过程中可借助虹膜拉钩，对瞳孔进行机械性扩张，以保证术者有足够的空间进行手术操作。

（2）患儿术前瞳孔后粘连，术后出现瞳孔阻滞可能，术中予以周边虹膜切除。

（3）对于术后可能炎症反应较重的患儿，术毕使用散瞳合剂及阿托品凝胶，加强散瞳效果，抑制炎症反应。

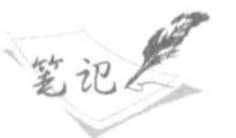

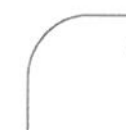

【先天性膜性白内障】

先天性膜性白内障是一种特殊类型的先天性白内障。是晶状体纤维在宫内发生退行性变，其皮质逐渐吸收而形成。临床表现为灰白色的纤维膜，可有大小不等的带色彩的斑点，表面不规则，有时在膜的表面可看到睫状突和血管。Von Ammon 在 1833 年报道了第 1 例膜性白内障。从那时起，仅有少数膜性白内障的报道，其病理生理仍不明确。先天性感染是其原因之一。母体最常见的病毒是单纯疱疹病毒（HSV）、水痘带状疱疹病毒（VZV）、巨细胞病毒（CMV）和风疹病毒（RV）。病毒感染导致晶状体先天性发育不良，晶状体纤维细胞发育异常。病毒感染还可能诱发葡萄膜炎，从而并发白内障。也有学者提出 PFV 等导致的囊膜破裂，或者后囊膜缺损，加速皮质吸收，出现膜性白内障的发病机制。

## 赵云娥教授病例点评

本例患儿是极为少见的伴陈旧性葡萄膜炎的膜性白内障。尽管患儿的 TORCH 结果仅 CMV IgG 阳性，提示可能曾经感染过 CMV。但是患儿的眼部体征瞳孔全周后粘连，中周部虹膜萎缩及脱色素样改变均提示患儿曾患葡萄膜炎。基于患儿在出生时即发现瞳孔区发白，且在术中未发现血管样结构，排除 PFV。我们推测患儿可能因晶状体后囊膜缺损导致皮质吸收，并且出现皮质过敏性葡萄膜炎，在晶状体吸收成膜样不再有皮质成分渗出时炎症才渐渐消退。

本例患儿的手术难度较常规的先天性白内障要大很多。手术过程中对虹膜的处理尤其重要，对于瞳孔全周后粘连的患儿，虹膜拉钩的使用可以获得更好的手术视野。由于后粘连的分离和虹膜拉钩的使用，虹膜受到激惹，一定会增加术后的炎症反应，有可能出现

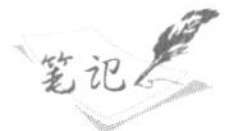

瞳孔阻滞，术中予以周边虹膜切除。术毕我们在球结膜下注射散瞳合剂及地塞米松，术后妥布霉素地塞米松眼膏、阿托品眼用凝胶、复方托吡卡胺等局部用药加强散瞳，控制炎症。

术后炎症是婴幼儿白内障术后严重的并发症，尤其在术前即有葡萄膜炎的患儿，若不及时处理会造成严重的后果。该患儿出院时双眼前房安静，瞳孔圆，瞳孔区透亮。但术后 1 个月随访时发现双眼瞳孔部分后粘连（右眼可药物散大至 5 mm，左眼无法散大），为了减少后粘连和减轻炎症，予以滴鼻麻醉下行球结膜下注射散瞳合剂。需要注意的是散瞳合剂的成分会对全身系统有一定的影响，尤其是婴幼儿，使用前应征询麻醉医生的同意，并监测全身情况。

患儿术后 1 个月时，眼压右眼 17.2 mmHg，左眼 20.7 mmHg，较术前基础眼压明显升高（右眼 7.9 mmHg，左眼 8.9 mmHg），估计系局部使用糖皮质激素所致的短暂性升高，予以调整成氯替泼诺每日 3 次并每周递减 1 次，共用 3 周。术后 3 个月时眼压右眼 7.3 mmHg，左眼 10.3 mmHg，恢复到术前水平。尽管目前眼压正常，然而小角膜、小眼球是青光眼的高危因素，且患儿小梁网大量色素沉着，需要长期严密监控眼压。

## 参考文献

1. GATZIOUFAS Z, HUCHZERMEYER C R, HASENFUS A, et al. Histological and biochemical findings in membranous cataract [J]. Ophthalmic Research, 2012, 47 (3): 146 - 149.

2. ZHANG Z D, SHEN L J, QU J. Congenital membranous cataract associated with persistent fetal vasculature [J]. International Journal of Ophthalmology, 2010, 3 (4): 370 - 371.

3. SONG Ż M, FU X Y, XUE A Q, et al. Binocular membranous cataract associated

with binocular retinal detachment [J]. Clinical Experimental Ophthalmology, 2007, 35(4): 387-389.

4. SUGIMOTO M, KUZE M, UJI Y. Ultrasound biomicroscopy for membranous congenital cataract [J]. Canadian Journal of Ophthalmology, 2008, 43(3): 376-377.
5. EHRLICH L H. Spontaneous absorption of congenital cataract following maternal rubella [J]. Arch Ophthalmology, 1948, 39(2): 205-209.
6. FORSTER J E, ABADI R V, MULDOON M. Grading infantile cataracts [J]. Ophthalmic and Physiological Optics, 2006, 26(4): 372-379.

(赵银莹 整理)

笔记

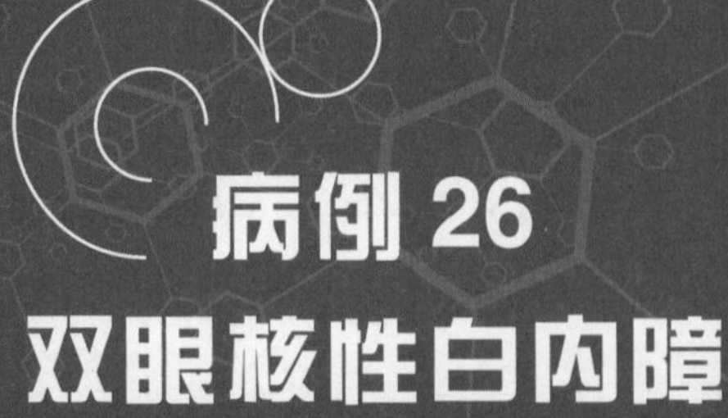

# 病例 26 双眼核性白内障

## 病历摘要

【基本信息】

患儿，男，7 岁。

**主诉：**双眼视物模糊 2 年，门诊初步诊断为“双眼发育性白内障”，建议住院手术治疗。

**个人史：**患儿足月顺产，无吸氧史，出生体重约 3250 g，父母非近亲结婚，否认类似疾病及家族遗传史。

【全身情况】

全身发育正常。心、肺、腹部检查未见明显异常。心脏彩超、胸部 X 线片均无异常。

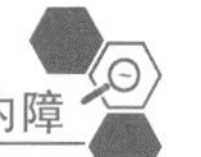

【专科检查】

裸眼视力：右眼0.3，左眼0.4；戴镜视力：右眼+4.0 DS=0.4，左眼+3.00 DS=0.5。眼压：右眼17.0 mmHg，左眼16.8 mmHg。双眼睑形态正常，启闭可，结膜无充血，角膜透明，前房深，房水清，虹膜纹理清，瞳孔圆，对光反射正常，双眼晶状体核性混浊（图26-1），玻璃体轻度混浊，眼底检查：视盘境界清晰，色淡红，C/D≈0.3，视网膜平伏，眼底红光反射可见（图26-2）。

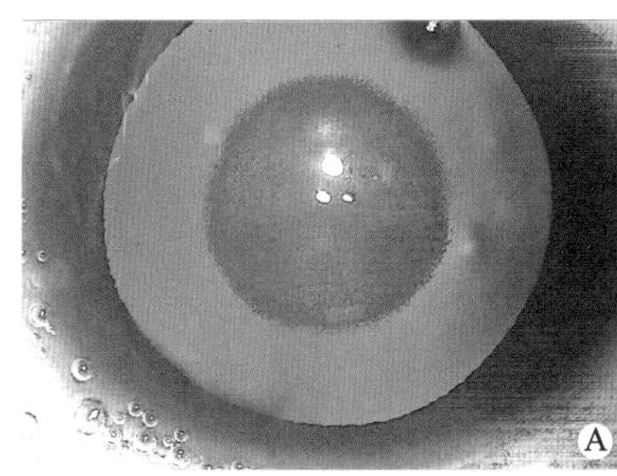

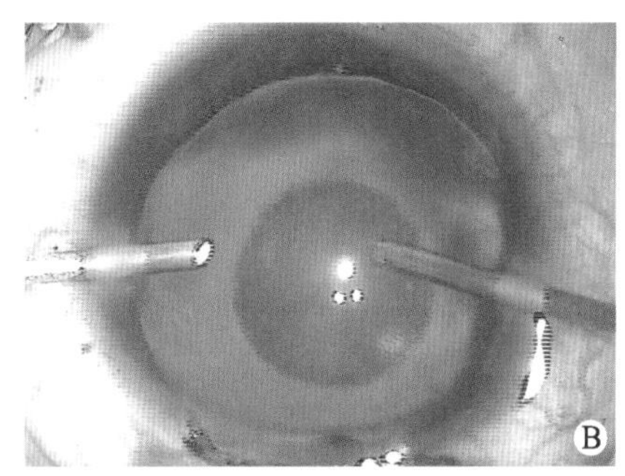

A. 右眼；B. 左眼。

图26-1　双眼术中显微镜下大体照

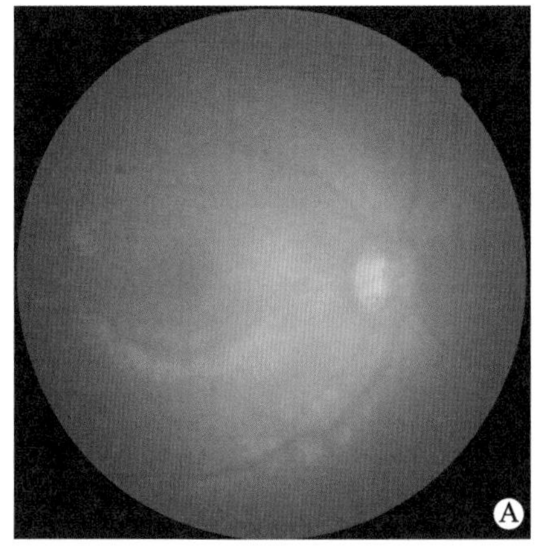

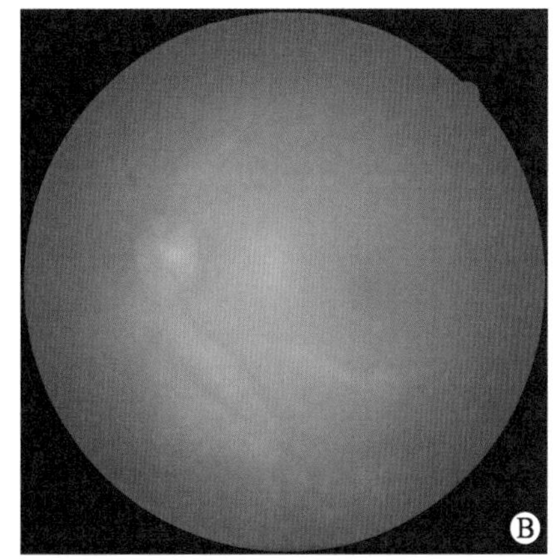

A. 右眼；B. 左眼。

图26-2　双眼眼底

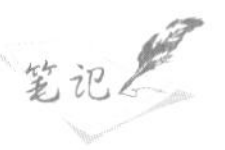

【实验室检查】

血尿常规、肝肾功能和电解质未见明显异常，TORCH 检测全阴性。

【特殊检查】

角膜直径：右眼横径 10.25 mm，纵径 10.0 mm；左眼横径 10.2 mm，纵径 10.0 mm。

角膜内皮镜：右眼 3215 个/$mm^2$，左眼 3086 个/$mm^2$。

眼轴：右眼 21.42 mm，左眼 21.32 mm。

角膜曲率：右眼 42.19 D@177，44.41 D@87；左眼 42.03 D@11，44.06 D@101。

B 超：双眼玻璃体未见明显异常。

OCT：双眼黄斑中心凹形态可。

【全外显子测序】

基因检测报告：发现该先证者携带有 *CRYBA1* 基因突变，其父母均不携带有该基因突变。

【诊断】

双眼发育性白内障；双眼屈光不正；双眼形觉剥夺性弱视?

【治疗经过】

患者入院后完善术前检查，常规抗炎、预防感染用药，排除手术禁忌证后，全身麻醉下行双眼微切口白内障超声乳化吸除并人工晶状体植入术并前段玻璃体切除术，术中植入单焦点人工晶状体（右眼 +26.5 D，预留 +0.79 D；左眼 +27.0 D，预留 +0.88 D），术毕缝合两侧切口，恢复前房。

术后常规抗炎、预防感染治疗。出院后定期随访，监测眼压，随访过程中眼压均在正常范围内。

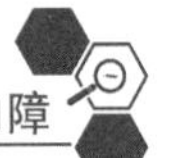

【随访】

患儿术后视力显著提高，术后 1 周验光：右眼 +2.25 DS/-2.00 DC×175=0.9，左眼 +1.75 DS/-0.75 DC×10=0.8。术后 1 年，双眼矫正视力均达到1.0。术后 3 年，患儿近 10 岁时，验光：右眼 -2.25 DC×175=1.0，左眼 +0.75 DS/-1.50 DC×180=1.0。随访期间，视轴区透明，人工晶状体位正（图 26-3），眼压均在正常范围。

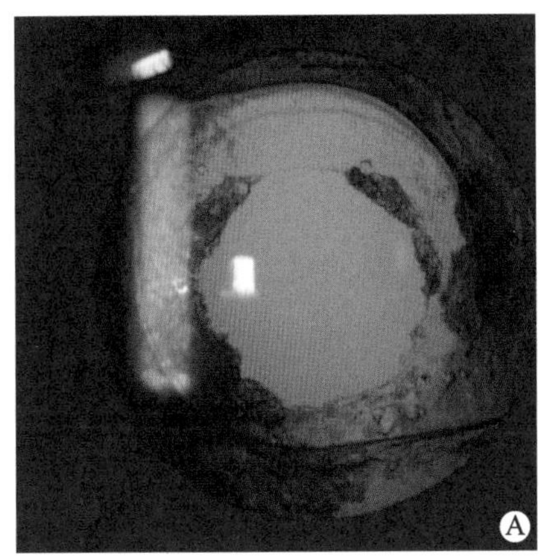
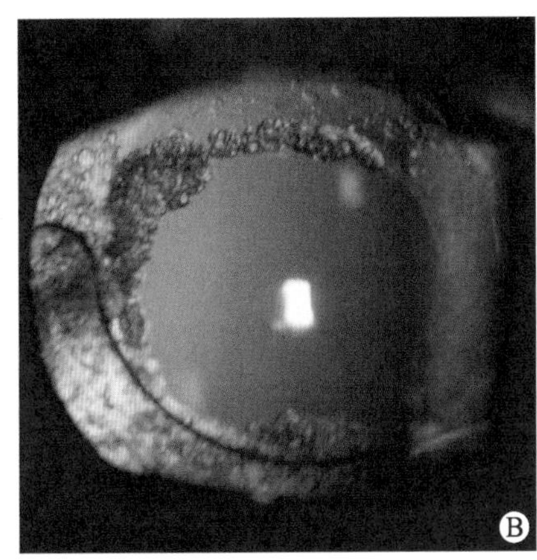

A. 右眼；B. 左眼。周边囊袋内皮质增生。

图 26-3 患者人工晶状体位正

## 病例分析

【病例特点】

（1）患儿，男性，7 岁，主诉：双眼视物模糊 2 年。

（2）双眼晶状体核性混浊。

（3）父母非近亲结婚，否认类似疾病及家族遗传史。基因检测报告提示发现与疾病表型相关的致病性突变。

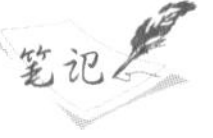

【诊疗思路分析】

（1）患儿 7 岁，双眼发病，自诉病程 2 年，晶状体核性混浊，发育性白内障的诊断可以明确，分类上属于核性白内障。

（2）该患儿术前裸眼视力较差，矫正视力提高不明显，影响到日常生活，应该手术。

（3）对于七八岁患儿的手术，有术者倾向中央后囊膜切除联合前段玻璃体切除术防止视轴区混浊的形成，有的术者会倾向保留后囊膜。

（4）基因检测证实患者存在 *CRYBA1* 基因突变。

【基因分析】

该家系中先证者为发育性白内障患儿，其父母及直系亲属均未患儿童白内障，无家族遗传史。对于发育性白内障的诊断，主要依据是患者发病的时间，然而一些患者在白内障初发期，晶状体混浊程度很轻，难以被发现，随着时间增长晶状体混浊加重才被发现，因此难以界定白内障发生的具体时间点。有研究认为，位于晶状体中央，胚胎核和胎儿核的混浊与基因突变相关。因此对于这样一个无家族史，且为发育性白内障的患者，仍有进行基因检测的意义。使用全外显子测序技术对患儿进行基因检测，结果显示该患者携带有 *CRYBA1* 基因突变，通过生物信息学分析及家系共分离验证，证实该基因突变是导致患儿白内障的原因。

【核性白内障】

先天性白内障根据晶状体混浊的部位，可以分为核性白内障、皮质性白内障、囊性白内障和全白内障。白内障动物模型发现，基因参与的晶状体蛋白形成有一定的时间顺序，因此，晶状体的混浊部位对于判定晶状体混浊发生的时间具有重要意义。与先天性核性白内

障表型相关的突变基因主要有 *CRYGC*、*CRYGD*、*CRYBA1*、*CRYBA2*、*GJA8*、*GJA3* 和 *MIP* 等。

初级晶状体纤维在胚胎发育过程中，在晶状体中心形成胚胎核。而在胎儿期，晶状体次生纤维包绕胚胎核，形成胎儿核。核性白内障局限于晶状体的胚胎核或胎儿核，表现为晶状体中央区致密的或细粉（尘埃）状混浊，由于混浊位于视轴区，完全阻挡瞳孔，对视力发育的影响较大。在临床治疗中，可根据晶状体混浊的程度，来决定手术开展的时机。

对于混浊区直径小于 3 mm 或者并不致密的核性白内障，早期可保守治疗，通过散瞳的方式来进行瞳孔扩张，增加对眼睛的光线刺激以促进儿童视力发育，通过光学矫正来提高视觉质量。而对于致密的晶状体混浊或位于视轴区直径大于 3 mm 的晶状体混浊，应及时进行手术干预，建立视轴区光学通路。

【遗传咨询】

*CRYBA1* 基因属于晶状体蛋白基因，位于常染色体上，多为显性遗传。由 *CRYBA1* 基因突变所导致的先天性白内障为常染色体显性遗传病，该患儿（杂合突变）在配偶不携带基因突变的情况下，下一代子女患有先天性白内障的可能性为 50%。该先证者父母均不携带该基因位点突变，先证者的基因突变为新生突变。产前诊断可通过羊膜穿刺或绒毛膜绒毛取样获得胎儿细胞进行检测分析。

## 赵云娥教授病例点评

由于缺乏患儿出生后早期的第 1 手资料，患者发病时间没有办法明确，所以对于先天性和发育性白内障的界定有时候比较困难，有的文献将出生后 1 年内发生的白内障称为先天性白内障，而又将

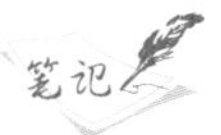

出生半年到1年后发生的白内障称为发育性白内障，这个时间交叉重叠说明临床上判断的困难。

本例患儿7岁，明确告诉我们视物模糊2年，从手术以后视力迅速恢复的结果来看，患儿没有明显弱视，反过来证明了他早期视力发育正常，说明他生命早期没有白内障，抑或是非常轻微的核性白内障。主诉和治疗结果支持发育性白内障的诊断。文献上并没有把先天性和发育性白内障从形态学上进行区分。核性白内障比较常见，约占先天性（发育性）白内障的1/4，其中比较特殊的类型是中央粉尘状白内障，从我们的临床资料看，这一类型的白内障通常视力康复比较好。如果是严重致密的核混浊，治疗效果可能就没有这么乐观了。

患者诊断为双眼发育性核性白内障，其父母均无类似疾病，且家族中均无先天性白内障或其他遗传病患者，在这种情况下，我们不排除该患儿的白内障与基因突变有关，因此征得家属同意后，通过全外显子测序技术对该家系进行了基因检测，证实患者存在*CRYBA1*基因突变，已有研究证明，该基因突变会导致发育性白内障。

先天性白内障发病机制复杂，致病因素复杂多样。其中遗传性白内障所占的比例约30%，遗传性白内障具有高度异质性，即同样的基因突变在不同的家族中可以表现出不同症状（表型异质性），不同基因或同一基因的不同位点突变可以产生相同形态学改变（遗传异质性），同一致病突变也可以有不同的表现程度（即具有相同遗传变异的个体呈现出不同的疾病严重程度）。精确的基因诊断是明确疾病分型、探索新治疗途径的必要前提，也可以帮助我们针对不同的致病基因采取不同的预防措施，以提供更有效的遗传咨询。

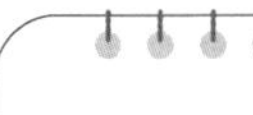

## 参考文献

1. YANAN Z, XINGCHAO S, WEI W, et al. A Chinese family with progressive childhood cataracts and IVS3 + 1G > A *CRYBA3/A1* mutations [J]. Molecular Vision, 2010, 16: 2347 – 2353.

2. HAARGAARD B, WOHLFAHRT J, FLEDELIUS H C, et al. A nationwide Danish study of 1027 cases of congenital/infantile cataracts: etiological and clinical classifications [J]. Ophthalmology, 2004, 111(12): 2292 – 2298.

3. FORSHEW T, JOHNSON C, KHALIQ S, et al. Locus heterogeneity in autosomal recessive congenital cataracts: linkage to 9q and germline *HSF4* mutations [J]. Human Genetics, 2005, 117(5): 452 – 459.

（张洪芳 整理）

# 病例 27 显性遗传先天性白内障合并小角膜家系

## 病历摘要

【基本信息】

患儿，女，7 月龄。

**主诉：** 患儿家长 6 个月前发现患儿双眼瞳孔区发白，无眼红、流泪，无哭闹不安，无恶心、呕吐等不适，至我院就诊，门诊拟“双眼先天性白内障”收治入院。

**个人史：** 早产儿，孕 $35^{+4}$周，出生体重 2750 g，第 1 胎（双胞胎姐姐）。父母非近亲结婚，父亲体健，双胞胎妹妹、母亲及外婆均为双眼先天性白内障患者（图 27 – 1）。

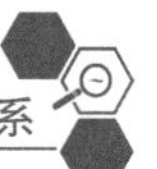

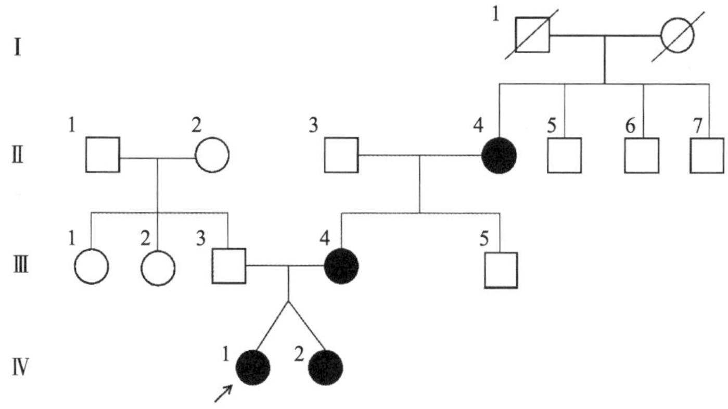


↗为先证者，○代表正常女性，□代表正常男性，●代表患病女性，■代表患病男性。

图 27－1 家系图

【全身情况】

全身发育正常。心、肺、腹部检查未见明显异常。心脏彩超、胸部 X 线片均无异常。

【专科检查】

眼位内斜，眼球运动各方向无受限，双眼眼球水平震颤。双眼眼睑形态正常，启闭可，结膜清，角膜透明，前房深清，虹膜纹理清，瞳孔圆，对光反射正常，晶状体白色混浊，瞳孔极度散大如下图，可见混浊范围超过 4 mm（图 27－2），眼底仅见周边红光反射。

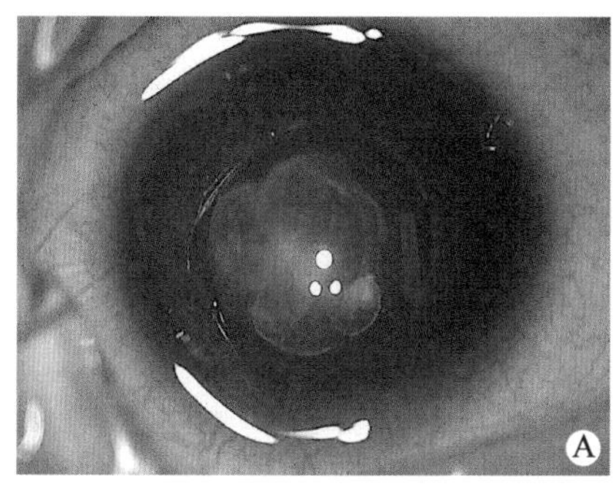


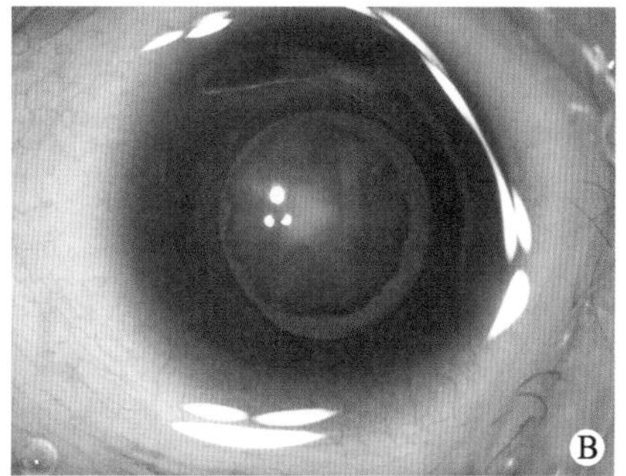


A. 右眼；B. 左眼。

图 27－2 眼前节

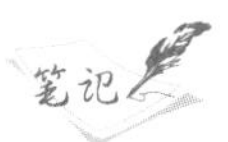

【实验室检查】

血尿常规、肝肾功能和电解质未见明显异常，TORCH 检查阴性。

【特殊检查】

眼轴（A 超测量）：右眼 19.05 mm，左眼 19.46 mm。

角膜直径：右眼横径 8.5 mm，纵径 8.2 mm；左眼横径 8.5 mm，纵径 8.0 mm。

角膜曲率：右眼 45.50 D@170，47.50 D@80；左眼 41.50 D@155，46.00 D@65。

【全外显子测序】

基因检测报告：发现该家族先天性白内障患者当中均携带有 *GJA8* 基因突变。

【诊断】

双眼先天性白内障（遗传性）；双眼先天性小角膜；内斜视；双眼形觉剥夺性弱视；双眼眼球震颤。

【治疗经过】

患儿入院后局部给予 0.5% 的左氧氟沙星滴眼液清洁结膜囊，在明确诊断、排除手术禁忌证后，于 2016 年 11 月 29 日全身麻醉下行“右眼角膜缘入路 23 G 晶状体切除术 + 前段玻璃体切除术”，术中切 1 个居中的约 4.5 mm 的前囊口，吸除晶状体皮质，见后囊膜缺损约 2 ~ 3 mm，切除中央后囊膜约 3 mm，切除部分前段玻璃体，术毕缝合两侧切口，恢复前房。隔日左眼手术，术式同右眼，术中可见后囊膜缺损约 1 mm，鼻上方颗粒状沉着物附着于玻璃体前界膜。术后予以验光配镜。

术后使用 0.5% 的左氧氟沙星滴眼液预防感染，每日 4 次，

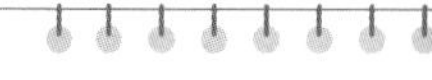

2 周后停药，妥布霉素地塞米松滴眼液局部抗炎，每日 4 次，每周减少 1 次至术后 4 周停药，复方托吡卡胺滴眼液每晚 1 次，活动瞳孔至术后 1 个月停药。

【一期术后随访】

术后定期随访，中央视轴区长期保持透明，矫正视力稳步提高，根据患儿家长自述，患儿在术后 1 个月行动能力明显改善，戴镜 Teller 视力 0.1，4 个月双眼戴镜 Teller 视力 0.3，能注视，7 个月双眼注视进一步改善，15 个月戴镜 Teller 视力 0.4。术后 22 个月，患儿家属诉患儿左眼注视好，右眼注视差于左眼。检查发现双眼瞳孔轻度不规则，虹膜部分后粘连，右眼视轴区混浊，检影验光：右眼影动不清；左眼 +17.50 DS/ -1.00 DC ×90。随访期间眼压正常。

此时，鉴于患儿右眼注视能力变差，检影验光影动不清，与家长沟通，考虑行右眼前段玻璃体切除术，同时行二期双眼人工晶状体植入术。

【二期手术】

患儿近 3 岁，一期术后 28 个月，我们安排了二期手术。术前检查眼轴：右眼 22.71 mm，左眼 22.75 mm；角膜曲率：右眼 41.25 D@106，47.75 D@16；左眼 44.75 D@86，47.00 D@176。术中见右眼全周房角开放，小梁网上色素密布，瞳孔直径约 2 mm，做巩膜隧道切口，分别做 2 点及 9 点位角膜侧切口，分别于 1 点、5 点、7 点及 10 点位做角膜穿刺口，4 个虹膜拉钩扩大瞳孔（图 27 -3），吸除增生的皮质，切除视轴区混浊物，睫状沟植入人工晶状体（度数：+20.0 D；预留：+2.36 D），做上方周边虹膜切除。缝合切口，恢复前房。隔日行左眼手术，睫状沟内植入人工晶状体（度数：+18.5 D；预留：+1.74 D）。术后抗炎、散瞳药活动瞳孔治疗。

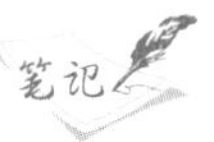

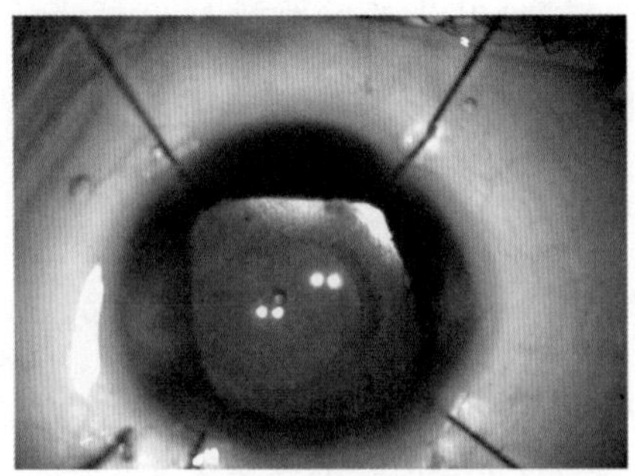

图 27－3　术中虹膜拉钩扩大瞳孔

【二期术后随访】

患儿二期手术后定期随访，双眼角膜透明，前房深，房水清，虹膜周切口通畅，瞳孔基本圆，无后粘连，人工晶状体透明位正，视轴区透明。术后 1 个月双眼眼压升高，医嘱停用局部糖皮质激素，予以盐酸卡替洛尔滴眼液双眼 2 次/天，2 周后眼压仍高，加用布林佐胺滴眼液双眼 2 次/天。2 周后眼压控制，截止末次随访，用药眼压正常。

验光、眼压等随访数据见表 27－1。患儿视力提高，戴镜视力达到双眼 0.6（Teller 视力表）。

表 27－1　患儿二期人工晶状体植入术后随访记录

| 术后时间（月） | Teller 视力（戴镜） | | 眼压（mmHg） | | 主觉验光 | |
|---|---|---|---|---|---|---|
| | OD | OS | OD | OS | OD | OS |
| 1 | 0.6 | 0.6 | 28.4 | 25.7 | +4.00 DS/－2.5 DC×180 | +5.00 DS/－2.5 DC×180 |
| 1.5 | 0.6 | 0.6 | 29.8 | 30.8 | — | — |
| 2 | 0.6 | 0.6 | 16.8 | 16.3 | — | — |
| 5 | 0.6 | 0.6 | 17.1 | 15.7 | +1.50 DS/－1.00 DC×180 | +3.00 DS/－1.50 DC×180 |

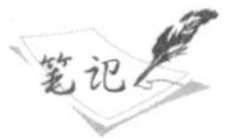

## 病例分析

【病例特点】

（1）患儿，女，7月龄，因“发现双眼瞳孔区发白6个月”入院。专科检查：双眼晶状体混浊。角膜直径：右眼横径8.5 mm，纵径8.2 mm；左眼横径8.5 mm，纵径8.0 mm。眼轴：右眼19.05 mm，左眼19.46 mm。

（2）父母非近亲结婚，患儿双胞胎妹妹、母亲与外婆均患有先天性白内障，有明显的家族遗传史。

（3）特殊检查：基因检测报告提示发现与疾病表型相关的致病性变异。

【诊疗思路分析】

（1）患儿7月龄，双眼小角膜，双眼晶状体混浊，且伴有斜视，眼球震颤，“双眼先天性白内障，双眼先天性小角膜，内斜视，双眼形觉剥夺性弱视，双眼眼球震颤”诊断明确。

（2）因其已明显影响视力发育，故需尽早行双眼白内障手术。考虑到患儿年龄小，且眼前段结构狭窄，一期手术仅行双眼白内障切除术，以解除混浊的晶状体对视觉通路的阻挡，并配戴眼镜，行弱视训练。

（3）在随访至术后22个月时，家长发现患儿右眼视力差，检查发现右眼视轴区混浊。在患儿2岁11个月（一期术后28个月）时，考虑到右眼视轴区混浊需要再次手术治疗，拟同期行双眼二期人工晶状体植入术。

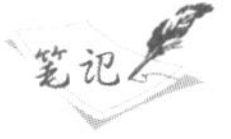

（4）术后1个月出现眼压升高，诊断“继发性青光眼”，予以降眼压药物治疗。

【基因分析】

该家系中先证者为先天性白内障患儿，其双胞胎妹妹同样是先天性白内障患者，两者眼部体征极为相似。先证者的母亲及外婆均为先天性白内障患者，具有明确的家族遗传史。为此我们对其进行致病基因筛查。先天性白内障具有高度的临床异质性和遗传异质性，即同一基因突变会有不同的临床表现，而同一临床表现可能是由不同的基因突变导致的，因此难以根据其体征而选定致病基因的排查范围，为了高效、经济的进行基因筛查，明确其致病基因，我们选用了全外显子测序的方法进行基因检测。基因检测结果显示该患者携带有 *GJA8* 基因突变，该基因突变位点在该家系的所有患者中通过 Sanger 测序法得以验证，而家系正常人均不携带该基因位点突变，符合家系共分离定律，证实该家系先天性遗传性白内障是由 *GJA8* 基因突变导致的。

【与遗传性白内障相关的致病基因】

与遗传性白内障相关的致病基因大致分为晶状体蛋白基因（*CRYAA*，*CRYAB*，*CRYBA1/A3*，*CRYBA4*，*CRYBB1*，*CRYBB2*，*CRYBB3*，*CRYGC*，*CRYGD*，*CRYGS*）、膜转运和通道蛋白基因（*MIP*，*LIM-2*，*GJA1*，*GJA3*，*GJA8*）、细胞骨架蛋白基因（*BFSP1*，*BFSP2*）、转录因子基因（*MAF*，*HSF4*，*PITX3*，*PAX6*，*FOXE3*，*EYA1*），染色质修饰蛋白基因（*CHMP4B*），代谢相关蛋白基因（*EPHA2*，*GCNT2*，*FTL*，*GALT*，*GALK1*），以及其他合并白内障症状的综合征致病基因（*NHS*）。

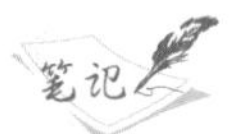

*GJA8* 基因属于缝隙连接蛋白基因，位于常染色体上，多为显

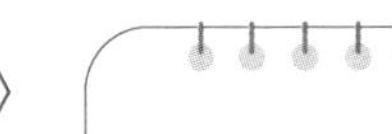

性遗传。在晶状体的生长、发育及透明性的保持上发挥着重要的作用。*GJA8* 基因编码连接蛋白 50（connexin 50，Cx50）。在晶状体上皮细胞和晶状体纤维细胞中均有表达，其在上皮细胞中合成，在晶状体纤维细胞分化形成的过程中高水平表达，最后在成熟的晶状体纤维细胞中维持这一高水平，以保证出生后晶状体的正常发育并保持其透明性。在所有已报道的先天性白内障相关基因突变中，约有 1/4 发生在缝隙连接蛋白基因。该基因在细胞自身稳态的维持上发挥重要作用。在 *GJA8* 基因突变所引起的白内障中，接近一半的患者合并小角膜和（或）小眼球等。

【遗传咨询】

由 *GJA8* 基因突变所导致的先天性白内障多为常染色体显性遗传病，患儿的突变基因来自母亲，其父亲不携带该基因突变，患儿父母如果再次生育，其子女仍有 50% 的可能性患有先天性白内障，且有可能合并小眼球及小角膜等发育不全。该患儿（配偶不携带基因突变的情况下）下一代子女患有先天性白内障的可能性约为 50%，同时还可能合并小角膜及小眼球等发育不全。产前诊断可通过羊膜穿刺或绒毛膜绒毛取样获得胎儿细胞进行基因检测分析。

## 赵云娥教授病例点评

先天性白内障的病因包括遗传因素、环境因素及其他因素，其中遗传性白内障所占的比例约 30%，对于有明确家族遗传史的先天性白内障家系进行基因检测，可以明确该家系的致病基因突变，根据突变基因的遗传特点，可以为家系提供有效的遗传咨询。根据突变基因的临床表现特征，对患者的眼部生长发育走向进行合理预估。

该家系中先证者为先天性白内障患儿，其双胞胎妹妹、母亲、

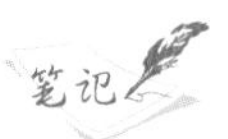

外婆均为先天性白内障患者，具有明确的家族遗传史。该患儿同时合并先天性小角膜、先天性后囊膜缺损，其双胞胎妹妹的眼部体征与其极为相似。通过全外显子测序技术，发现该家系患者中均携带有 *GJA8* 基因突变，明确 *GJA8* 基因为该先天性白内障家系的致病基因。该基因的遗传方式主要为常染色体显性遗传。而根据既往研究，携带该基因突变的患者中，约有 50% 的患者会合并小眼球、小角膜等眼结构异常。

合并小角膜和（或）小眼球的先天性白内障患者的前房浅，瞳孔不易散大，操作空间狭小，手术难度大，术后容易出现瞳孔粘连、继发性青光眼等并发症。因此在患儿术后随访中，我们对其眼前段发育和眼压变化进行了重点关注。

在术后 22 个月时，出现了右眼视轴区混浊，此时患儿将近 3 岁，为了减少手术次数，我们在处理右眼视轴区混浊的同时进行了二期人工晶状体植入，并双眼周边虹膜切除术。遗憾的是，术后 1 个月出现了继发性青光眼，好在眼压可以用局部药物控制，视力康复也很不错。不过幸运的是，她的双胞胎妹妹同期做了二期人工晶状体植入术，术后眼压一直在正常范围。

## 参考文献

1. ZHANG H, CHEN Z, HE K, et al. Unique presentation of congenital cataract concurrent with microcornea, microphthalmia plus posterior capsule defect in monozygotic twins caused by a novel *GJA8* mutation [J]. Eye (Lond), 2019, 33 (4): 686 – 689.

2. MOHEBI M, CHENARI S, AKBARI A, et al. Mutation analysis of connexin 50 gene among Iranian families with autosomal dominant cataracts [J]. Iranian Journal of Basic Medical Sciences, 2017, 20: 288 – 293.

3. HEJTMANCIK J F. Congenital cataracts and their molecular genetics [J]. Seminars

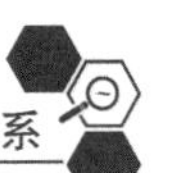

in cell & developmental biology, 2008, 19(2): 134 - 149.

4. ZHANG R, LINPENG S, WEI X, et al. Novel variants in *PAX6* gene caused congenital aniridia in two Chinese families [J]. Eye (Lond), 2017, 31(6): 956 - 961.

5. SUN W, XIAO X, LI S, et al. Mutational screening of six genes in Chinese patients with congenital cataract and microcornea [J]. Molecular Vision, 2011, 17: 1508 - 1513.

6. DEVI R R, VIJAYALAKSHMI P. Novel mutations in *GJA8* associated with autosomal dominant congenital cataract and microcornea [J]. Molecular Vision, 2006, 12: 190 - 195.

7. KONDO H, TAHIRA T, YAMAMOTO K, et al. Familial acorea, microphthalmia and cataract syndrome [J]. The British journal of ophthalmology, 2013, 97(9): 1155 - 1160.

8. PRASOV L, MASUD T, KHALIQ S, et al. *ATOH7* mutations cause autosomal recessive persistent hyperplasia of the primary vitreous [J]. Human molecular genetics, 2012, 21(16): 3681 - 3694.

9. RONG P, WANG X, NIESMAN I, et al. Disruption of *Gja8* (alpha8 connexin) in mice leads to microphthalmia associated with retardation of lens growth and lens fiber maturation [J]. Development, 2002, 129(1): 167 - 174.

10. SHIELS A, BENNETT T M, HEJTMANCIK J F. Cat-Map: putting cataract on the map [J]. Molecular Vision, 2010, 16: 2007 - 2015.

11. MESSINA-BAAS O, Cuevas-Covarrubias S A. Inherited congenital cataract: A guide to suspect the genetic etiology in the cataract genesis [J]. Molecular Syndromology, 2017, 8(2): 58 - 78.

12. HAARGAARD B, WOHLFAHRT J, FLEDELIUS H C, et al. A nationwide Danish study of 1027 cases of congenital/infantile cataracts: etiological and clinical classifications [J]. Ophthalmology, 2004, 111: 2292 - 2298.

（张洪芳 整理）

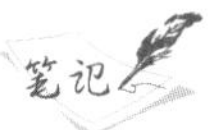

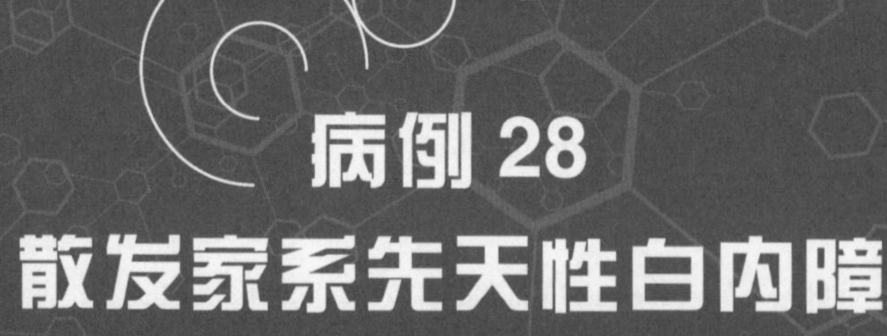

# 病例 28 散发家系先天性白内障

## 病历摘要

【基本信息】

患儿，女，3 月龄。

**主诉：** 出生后体检发现双眼先天性白内障，建议手术治疗，现来我院就诊，门诊拟“双眼先天性白内障”收治入院。

**个人史：** 患儿足月剖宫产，出生体重 3250 g，父母非近亲结婚，否认类似疾病及家族遗传史。

【全身情况】

全身发育正常。心、肺、腹部检查未见明显异常。心脏彩超、胸部 X 线片均无异常。

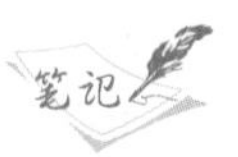

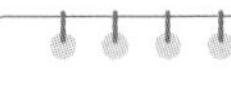

【专科检查】

患儿能追光，眼压：右眼 12.4 mmHg，左眼 13.6 mmHg。双眼睑形态正常，启闭可，结膜无充血，角膜透明，前房深清，虹膜纹理清，瞳孔圆，对光反射正常，晶状体白色混浊（图 28－1），玻璃体及眼底窥不入。

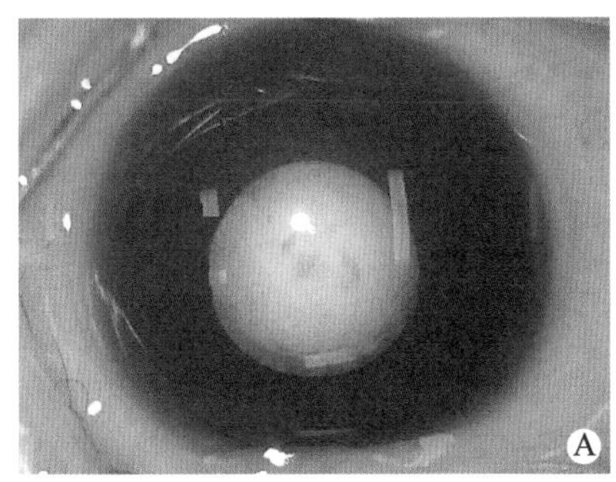


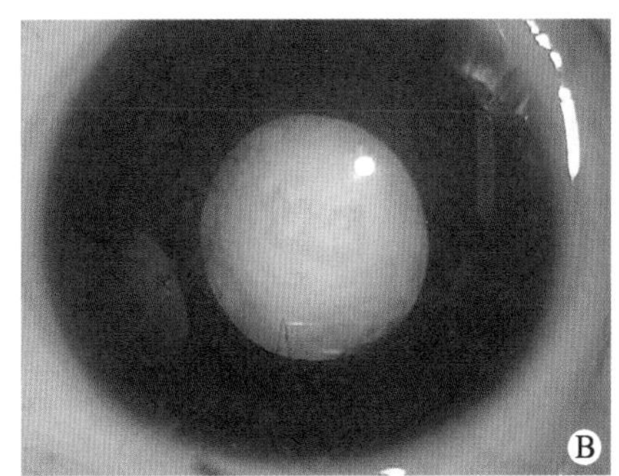


A. 右眼；B. 左眼。

图 28－1 双眼显微镜下大体照

【实验室检查】

血尿常规、肝肾功能和电解质未见明显异常，TORCH 检测全阴性。

【特殊检查】

眼轴（A 超测量）：右眼 18.05 mm，左眼 18.26 mm。

B 超：双眼晶状体混浊。

角膜直径：右眼横径 9.5 mm，纵径 9.0 mm；左眼横径 9.5 mm 纵径 9.0 mm。

角膜曲率：右眼 39.25 D@173，42.25 D@83；左眼 39.00 D@171，41.50 D@8。

【全外显子测序】

基因检测报告：发现该先证者携带有 *CRYGC* 基因突变，其父

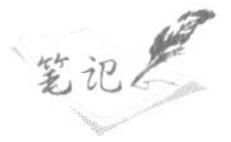

母均不携带有该基因突变。

【诊断】

双眼先天性白内障；双眼形觉剥夺性弱视。

【治疗经过】

患儿入院后局部给予0.5%的左氧氟沙星滴眼液清洁结膜囊，在明确诊断、排除手术禁忌证后，全身麻醉下行右眼晶状体切除术+前段玻璃体切除术，环形切除前囊膜，直径约4.5 mm，吸除混浊皮质，见后囊膜机化混浊，中央区直径约3 mm缺损范围（图28-2A），环形切除机化混浊后囊膜，切除前段部分玻璃体，形成前房，缝合切口。隔日左眼手术，术式同右眼，术中发现后囊膜缺损，范围不到2 mm（图28-2B）。

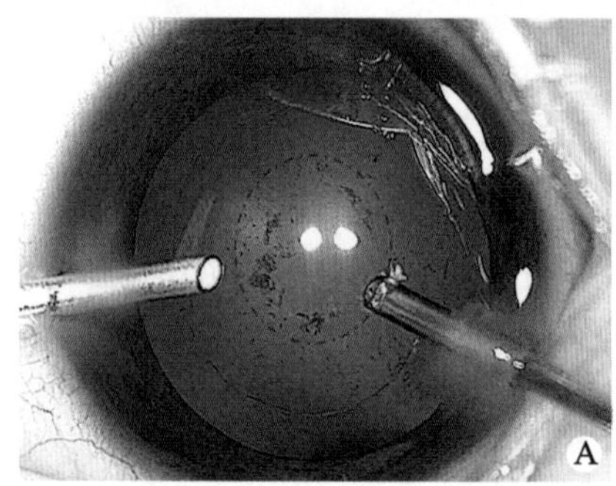
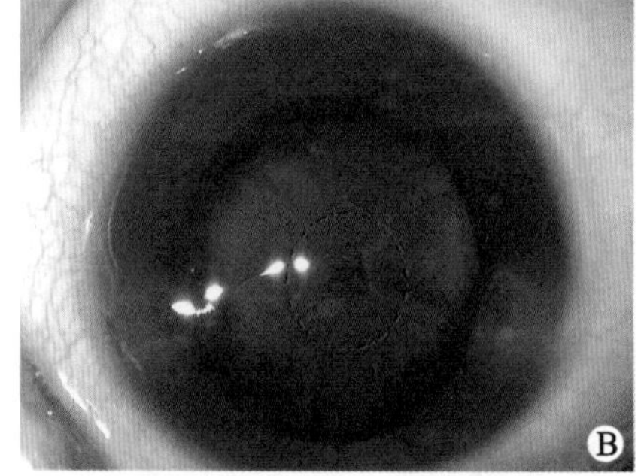

A. 右眼；B. 左眼。

图28-2　术中后囊膜

术后使用0.5%的左氧氟沙星滴眼液预防感染，每日4次，2周后停药，妥布霉素地塞米松滴眼液局部抗炎，每日4次，每周减少1次至术后4周停药，复方托吡卡胺滴眼液每晚1次，活动瞳孔至术后1个月停药。术后配镜，定期随访，监测眼压，进行弱视训练。

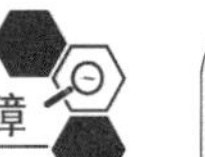

【一期术后随访】

术后定期随访，患儿中央视轴区长期保持透明，视力稳步提高，术后1个月双眼能追物，3个月时能注视，6个月双眼注视进一步改善，可抓取细小物体。术后30个月患儿双眼戴镜Teller视力可达到0.6。随访期间眼压正常（表28－1）。

表28－1　患儿一期术后随访记录

| 术后时间 | Teller视力（戴镜） | | 检影验光 | | 眼压（mmHg） | | 眼轴（mm） | |
|---|---|---|---|---|---|---|---|---|
| | OD | OS | OD | OS | OD | OS | OD | OS |
| 1周 | — | — | +20.00 DS/+0.50 DC×90 | +19 DS | 21.0 | 22.0 | — | — |
| 6个月 | — | — | +18.00 DS/+0.75 DC×90 | +18.00 DS | 14.0 | 12.0 | 20.53 | 20.29 |
| 15个月 | — | — | +20.5 DS | +20.5 DS | 12.0 | 13.0 | 21.04 | 20.79 |
| 19个月 | 0.2 | 0.2 | +20.0 DS | +19.5 DS | 14.0 | 14.0 | 21.37 | 21.40 |
| 30个月 | 0.3 | 0.3 | +18.5 DS | +18.5 DS | 14.0 | 16.9 | 21.44 | 21.44 |

【二期手术】

患儿近3岁，一期术后32个月，于我院行二期人工晶状体植入术。术前检查眼轴：右眼22.71 mm，左眼22.75 mm；角膜曲率：右眼41.25 D@106，47.75 D@16；左眼44.75 D@86，47.00 D@176。术中打开囊袋，吸出增生皮质，修整前后囊口边缘，切除中央区适量前段玻璃体，囊袋内植入一片式人工晶状体（右眼+27.5 D，预留+2.56 D；左眼+27.5 D，预留+2.28 D）。术后常规抗炎、预防感染治疗，定期随访。

【二期术后随访】

患儿二期手术后戴镜视力稳步提高，眼压正常，具体见表28－2。

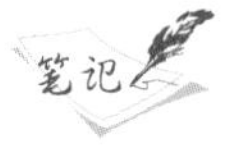

表 28－2　患儿二期术后随访记录

| 术后时间 | 矫正视力 | | 检影验光 | | 眼压（mmHg） | |
|---|---|---|---|---|---|---|
| | OD | OS | OD | OS | OD | OS |
| 1 周 | — | — | +5.00 DS/－2.00 DC×40 | +5.00 DS/－2.00 DC×5 | 22.0 | 21.0 |
| 1 个月 | 0.2 | 0.2 | +5.00 DS/－2.00 DC×30 | +5.00 DS/－2.00 DC×5 | 19.4 | 13.2 |
| 3 个月 | 0.4 | 0.4 | +3.25 DS/－2.00 DC×20 | +4.00 DS/－2.00 DC×10 | 12.3 | 11.2 |
| 6 个月 | 0.6 | 0.4 | +3.00 DS/－1.75 DC×170 | +3.25 DS/－1.75 DC×180 | 16.7 | 19.5 |

## 病例分析

【病例特点】

（1）患儿，女，3 月龄，因“出生后体检发现双眼先天性白内障”入院。专科检查：双眼晶状体混浊。

（2）父母非近亲结婚，否认类似疾病及家族遗传史，基因检测报告提示发现与疾病表型相关的致病性基因突变。

【诊疗思路分析】

（1）患儿 3 个月大，晶状体致密混浊，需要抓紧手术，一期手术不植入人工晶状体，术后配戴眼镜积极行弱视治疗。

（2）患儿双眼患病，近 3 岁时进行二期人工晶状体植入术，术后继续配镜。

【基因分析】

该家系中先证者为先天性白内障患儿，其父母均未患先天性白内障，无家族遗传史。在无明确家族遗传史的散发家系中，排除可

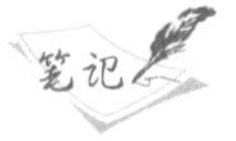

以明确的环境因素，仍有一部分家系被证实是由于基因突变导致的。针对这样的散发家系，通过全外显子测序技术进行了基因检测，结果显示该患者携带有 *CRYGC* 基因突变，然而其父母均未携带该基因突变，推测该家系为散发先天性白内障家系，其突变为新生突变。

【新生突变】

新生突变（de novo mutation）是指父母没有的，而孩子新发生的突变。

部分先天性白内障病例与基因突变有关，对个体而言，基因突变既可以由其父母遗传而来，这部分患者常有明确的家族遗传史；也可以后天获得，称为新生突变。研究表明，新生突变可以在人一生中的任何时间点（从受精卵开始）发生。

新生突变在人类疾病中的重要性逐渐被人们认识到，这对常规基因检测和临床应用具有许多意义。在很大一部分严重早发性疾病患者中，新生突变被确定为疾病的原因，这促进了我们对基因组进化的基础研究，提供了对在突变中起作用的机制的深入了解。新生突变的产生与诸多因素有关，新生突变的发生无法阻止，有研究发现其与怀孕时父亲的年龄具有一定的相关性。

*CRYGC* 基因属于晶状体蛋白基因，晶状体蛋白相关基因是最常见的导致先天性白内障的基因。晶状体蛋白基因可以分 α、β 和 γ 晶状体蛋白家族，*CRYGC* 属于 γ 晶状体蛋白基因，主要在晶状体发育的早期表达，在晶状体核中含量丰富，对维持晶状体的透明性和高折射率具有重要意义，该基因突变最易导致晶状体核性混浊及全白混浊。

【遗传咨询】

*CRYGC* 基因属于晶状体蛋白基因，位于常染色体上，多为显性

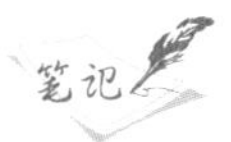

遗传。由 *CRYGC* 基因突变所导致的先天性白内障为常染色体显性遗传病，该患儿（杂合突变）在配偶不携带基因突变的情况下，下一代子女患有先天性白内障的可能性为50%。该先证者父母均不携带该基因位点突变，先证者的基因突变为新生突变。产前诊断可通过羊膜穿刺或绒毛膜绒毛取样获得胎儿细胞进行检测分析。

## 赵云娥教授病例点评

基因检测是明确先天性疾病诊断的重要手段。对新生突变进行检测，使我们能够识别大多数与散发单基因疾病有关的致病基因，提示我们在没有明确家族遗传史的患儿当中开展基因检测仍具有重要意义，指导我们从基因层面而不仅仅是临床层面对先天性疾病有更深入的认识，为基因治疗奠定基础。

先天性疾病的发病原因复杂多样，在临床中仍有30%左右的先天性白内障患者未能明确其发病原因。尤其是对于无家族遗传史的散发家系来说，常常困惑于患者发病的原因。基因检测能够追溯疾病发生的原因，对疾病发生的过程和阶段进行解读，为发病机理提供一个很好的解释。

## 参考文献

1. ACUNA-HIDALGO R, VELTMAN J A, Hoischen A. New insights into the generation and role of de novo mutations in health and disease [J]. Genome Biology, 2016, 17 (1): 241 – 241.
2. FORSHEW T, JOHNSON C A, KHALIQ S. et al. Locus heterogeneity in autosomal recessive congenital cataracts: linkage to 9q and germline *HSF4* mutations [J]. Human Genetics, 2005, 117(5): 452 – 459.

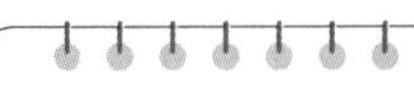

3. SCOTT M H, HEJTMANCIK J F, WOZENCRAFT L A, et al. Autosomal dominant congenital cataract. Interocular phenotypic variability [J]. Ophthalmology, 1994, 101(5): 866 – 871.

4. GUO Y, SU D, LI Q, et al. A nonsense mutation of *CRYGC* associated with autosomal dominant congenital nuclear cataracts and microcornea in a Chinese pedigree [J]. Molecular Vision, 2012, 18: 1874 – 1880.

5. DONOFRIO B M, RICKERT M E, FRANS E, et al. Paternal age at childbearing and offspring psychiatric and academic morbidity [J]. JAMA Psychiatry, 2014, 71(4): 432 – 438.

（张洪芳 整理）

笔记

# 病例 29 X 染色体连锁遗传先天性白内障

## 病历摘要

【基本信息】

患儿，男性，7 岁。

**主诉：**双眼视物不清 2 年，门诊拟“双眼先天性白内障”收治入院。

**个人史：**父母非近亲结婚，母亲患有先天性白内障（轻度点状白内障）。患儿系早产儿，孕 $36^{+3}$周，出生体重 2750 g，第 1 胎。

【全身情况】

全身发育正常。心、肺、腹部检查未见明显异常。心脏彩超、胸部 X 线片均无异常。

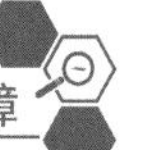

## 【专科检查】

裸眼视力：右眼 0.4，左眼 0.5，矫正不提高。眼压：右眼 11.1 mmHg，左眼 10.7 mmHg。双眼睑形态正常，启闭可，结膜无充血，角膜透明，前房深清，虹膜纹理清，瞳孔圆，对光反射正常，晶状体不均匀混浊如珊瑚状，视轴区相对较轻（图 29－1），眼底可见红光反射，眼底照显示能见度较差，尤其是右眼。视盘境界清晰，色淡红，C/D≈0.3，视网膜平伏（图 29－2）。

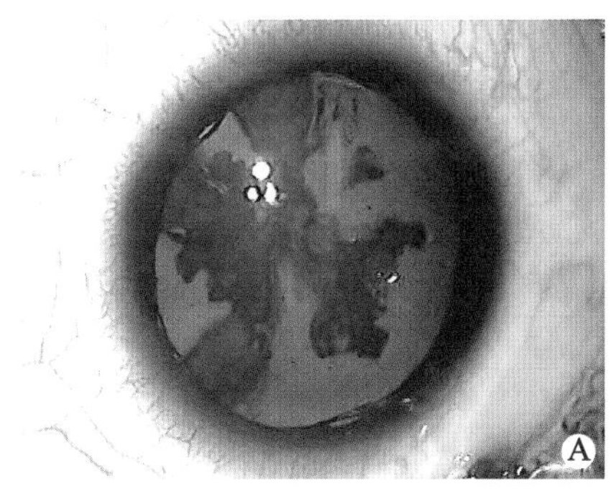

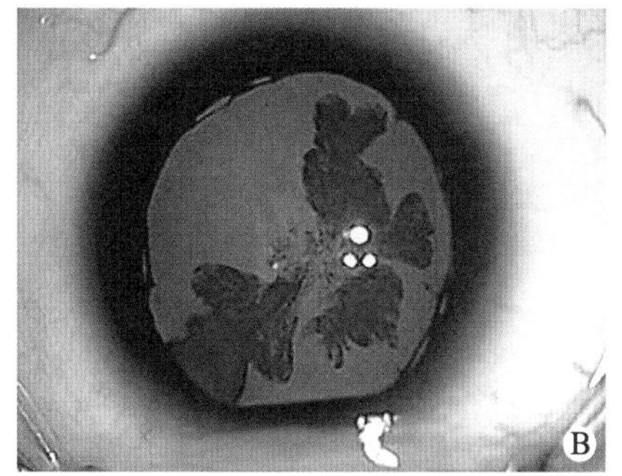

A. 右眼；B. 左眼。

图 29－1 双眼术中显微镜下大体照

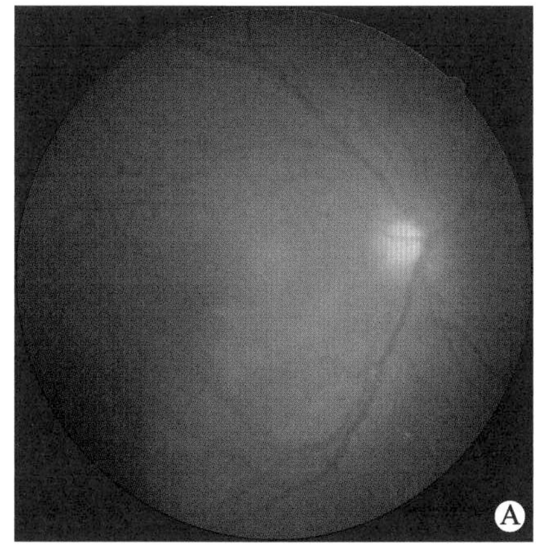

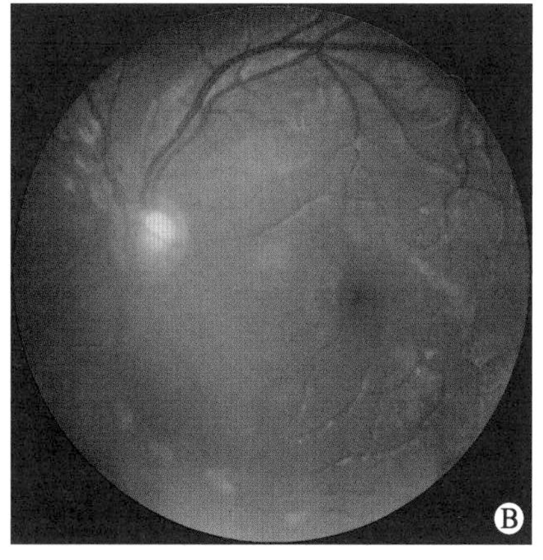

A. 右眼；B. 左眼。

图 29－2 双眼眼底

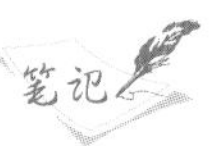

【实验室检查】

血尿常规、肝肾功能和电解质未见明显异常，TORCH 检测全阴性。

【特殊检查】

眼轴：右眼 23.41 mm，左眼 21.81 mm。

角膜曲率：右眼 40.76 D@174，42.94 D@84；左眼 40.66 D@177，43.89 D@87。

B 超：双眼玻璃体未见明显异常。

【全外显子测序】

基因检测：发现该家族先证者及母亲均携带有 *NHS* 基因突变。

【诊断】

双眼先天性白内障（遗传性）；双眼形觉剥夺性弱视。

【治疗经过】

患者入院后完善术前检查，常规抗炎、预防感染用药，次日全身麻醉下行右眼微切口白内障超声乳化吸除并人工晶状体植入并前段玻璃体切除术，术中植入人工晶状体（度数：+24.5 D，预留 -0.03 D），术毕缝合切口，恢复前房。隔日全身麻醉下完成左眼微切口白内障超声乳化吸除并人工晶状体植入并前段玻璃体切除术，术中植入人工晶状体（度数：+27.0 D，预留 +0.21 D）。

【随访】

患者术后一周裸眼视力：右眼 0.5，左眼 0.6。验光：右眼 -2.25 DC×180=0.5，左眼 +1.5 DS/-0.75 DC×10=0.7。按验光结果验配远用眼镜，按近用处方右眼：+3.00 DS/-2.25 DC×180=0.5，左眼：+4.5 DS/-0.75 DC×10=0.7 验配近用眼镜。

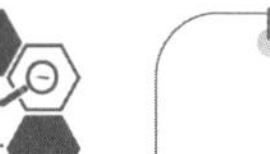

期间患者因路途遥远于当地医院复查，术后2年至我院检查，主觉验光：右眼 -0.5 DS/ -2.75 DC ×180 =0.7，左眼 +0.25 DS/ -2.25 DC ×180 =0.8。专科检查发现双眼视轴区轻度混浊，给予双眼激光机化膜切开术治疗以进一步改善视力（图29 -3）。

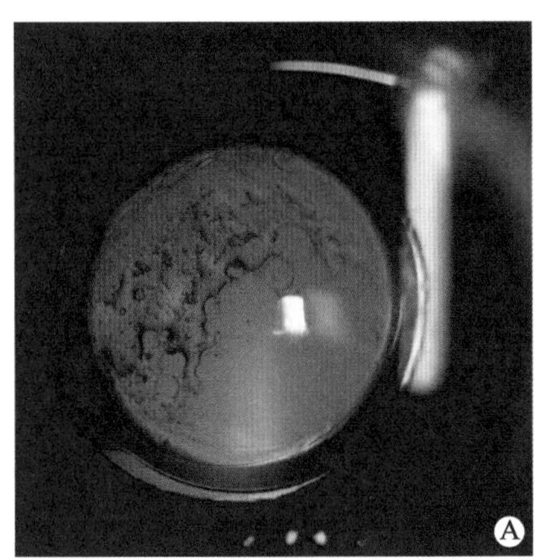

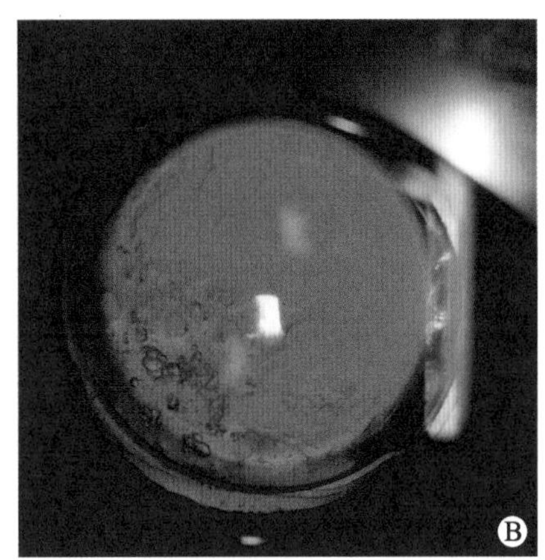

A. 右眼；B. 左眼。

图29 -3　患者人工晶状体位正，后囊膜轻度混浊

## 病例分析

【病例特点】

（1）患儿，男，7岁，主诉：发现双眼视物模糊2年。专科检查：双眼晶状体混浊。

（2）父母非近亲结婚，母亲患有先天性白内障，基因检测报告提示发现与疾病表型相关的致病性变异。

【诊疗思路分析】

（1）患儿7岁，双眼发病，自诉病程2年，晶状体呈珊瑚状混浊，诊断明确。

（2）7岁小孩理论上应该视力正常了，该患儿术前裸眼视力

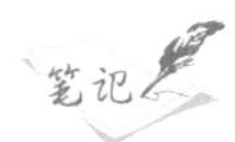

0.4 左右，矫正不提高，应该手术。

（3）对于七八岁患儿的手术，有术者倾向中央后囊膜切除联合前段玻璃体切除术防止视轴区混浊的形成，有的术者会倾向保留后囊膜。

## 【基因分析】

该家系中先证者为先天性白内障患儿，其母亲有先天性白内障病史。然而家系中的两位患者晶状体混浊的形态不同，先证者表现为珊瑚状白内障，其母亲表现为轻度的点状白内障。通过全外显子测序技术，证实 *NHS* 基因为该家系的白内障致病基因。

## 【Nance-Horan 综合征】

Nance-Horan 综合征（Nance-Horan syndrome，NHS）是一种罕见的 X 连锁遗传性疾病，其典型特征是先天性白内障，偶尔伴有牙齿及颅面部异常，其中 30% 的患者有智力发育障碍。*NHS* 基因是该综合征的致病基因。

*NHS* 基因位于 X 染色体，是最常见的与先天性白内障相关的性连锁遗传的基因，该基因突变会引起 Nance-Horan 综合征，表现出白内障、小角膜、小眼球、牙齿异常及全身发育异常。*NHS* 基因突变的男性常表现为程度比较重的先天性白内障和牙齿异常，有些还会合并其他的生理和智力缺陷，而女性携带者的症状表现则较轻。Nance-Horan 综合征患者均会表现双眼先天性白内障，约 65% 的患者合并牙齿异常，包括螺形牙和楔形牙。男性患者的致病性突变可遗传给女性后代，而不影响男性后代。

## 【遗传咨询】

该家系为 *NHS* 基因突变所导致的遗传性白内障家系，患儿表现为珊瑚状白内障，其母亲有轻度的点状白内障，无其他眼部异

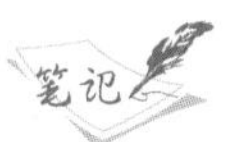

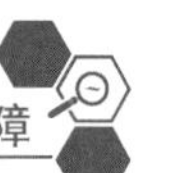

常，该家系符合典型的 *NHS* 基因遗传特点。男性患者表现为程度较重的白内障，女性携带者（杂合子）会表现出程度轻微的白内障。目前未发现该患者合并小角膜等眼部异常及牙齿异常、智力异常。该先证者（男性患者）的致病性突变可遗传给女性后代，而不影响男性后代。女性杂合子携带者（如患儿母亲）有 50% 的可能会将致病性突变遗传给子女，遗传了致病性突变的男性后代会发病，而女性后代将成为携带者，携带者同样会患有白内障，但女性杂合子携带者的体征较轻，多表现为轻度的点状白内障。产前诊断通过羊膜穿刺或绒毛膜绒毛取样获得胎儿细胞进行检测分析。

## 赵云娥教授病例点评

本例患儿的珊瑚状白内障，主要表现为各个象限的皮质不均匀混浊，视轴区轻度混浊，和病例 3 的珊瑚状白内障表现完全不同，后者以视轴区混浊为主。由于视轴区相对透明，视力发育还不错，手术前 0.4 左右，术后 2 年康复至 0.8 左右。

同样是 7 岁的患儿，我们给病例 6 做了一期后囊膜切除和前段玻璃体切除，而这个孩子我保留了后囊膜。6 ~ 8 岁患儿，可以不处理后囊膜，也可以只撕除中央后囊膜不处理玻璃体，也有的术者主张一期后囊膜切除和前段玻璃体切除，需要结合多方面因素考虑。随访到术后 2 年，我们发现患儿有轻度的视轴区混浊，给予双眼激光机化膜切开术治疗。

先天性白内障发病机制复杂，致病因素复杂多样。其中遗传性白内障所占的比例约 30% ，而精确的基因诊断是选择进行探索新的治疗途径的必要前提，也可以帮助我们针对不同的致病基因采取不同的预防措施，提供更有效的遗传咨询。

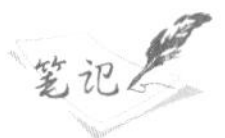

*NHS* 基因是最常见的与先天性白内障相关的性连锁遗传的基因，X 染色体隐性遗传，该基因突变会引起 Nance-Horan 综合征，表现出白内障、小角膜、小眼球、牙齿异常及全身发育异常。*NHS* 基因突变的男性常表现为程度比较重的先天性白内障和牙齿异常，有些还会合并其他的生理和智力缺陷，而女性的症状表现则较轻。

该家系先证者为 *NHS* 基因突变所导致的遗传性白内障，其母亲有轻度的点状白内障，无其他眼部异常，该家系符合典型的 *NHS* 基因遗传特点（母亲 X 染色体上携带有 *NHS* 基因突变，其下一代遗传了其携带有致病突变的 X 染色体，则会导致白内障）。在关注患儿后续眼部发育的同时，我们也应该关注患者牙齿形态、颌面部发育及全身发育情况。

## 参考文献

1. SHOSHANY N, AVNI I, MORAD Y, et al. *NHS* Gene mutations in Ashkenazi Jewish families with Nance-Horan syndrome [J]. Current Eye Researoh, 2017, 42(9): 1240 – 1244.

2. TUG E, DILEK N F, JAVADIYAN S, et al. A Turkish family with Nance-Horan syndrome due to a novel mutation [J]. Gene, 2013, 525(1): 141 – 145.

3. HEJTMANCIK J F. Congenital cataracts and their molecular genetics [J]. Seminars in Cell & Developmental Biology, 2008, 19(2): 134 – 149.

4. ZHANG R, LINPENG S, WEI X, et al. Novel variants in *PAX6* gene caused congenital aniridia in two Chinese families [J]. Eye (Lond), 2017, 31(6): 956 – 961.

5. SUN W, XIAO X, LI S, et al. Mutational screening of six genes in Chinese patients with congenital cataract and microcornea [J]. Molecular Vision, 2011, 17: 1508 – 1513.

6. DEVI R R, VIJAYALAKSHMI P. Novel mutations in *GJA8* associated with autosomal

dominant congenital cataract and microcornea [J]. Molecular Vision, 2006, 12: 190 - 195.

7. KONDO H, TAHIRA T, YAMAMOTO K, et al. Familial acorea, microphthalmia and cataract syndrome [J]. The British Journal of Ophthalmology, 2013, 97(9): 1155 - 1160.

8. PRASOV L, MASUD T, KHALIQ S, et al. *ATOH7* mutations cause autosomal recessive persistent hyperplasia of the primary vitreous [J]. Humon Molecular Genetics, 2012, 21(16): 3681 - 3694.

9. PASYANTHI B, MENDONCA T, SACHDEVA V, et al. Ophthalmologic manifestations of Hallermann-Streiff-Francois syndrome: report of four cases [J]. Eye (Lond), 2016, 30(9): 1268 - 1271.

10. MORIKAWA S, TAJIMA T, NAKAMURA A, et al. A novel heterozygous mutation of the *WFS1* gene leading to constitutive endoplasmic reticulum stress is the cause of Wolfram syndrome [J]. Pediatric Diabetes, 2017, 18(8): 934 - 941.

11. MASTERS O W, BERGMANS E, THIES K C. Anaesthesia and orphan disease: A child with Congenital Cataract Facial Dysmorphism neuropathy (CCFDN) syndrome: a case report [J]. European Journal of Anaesthesiology, 2017, 34(3): 178 - 180.

12. GAO Y, JIANG F, OU Z Y. Novel *OCRL1* gene mutations in six Chinese families with Lowe syndrome [J]. World Journal of Pediatrics, 2016, 12(4): 484 - 488.

13. HAARGAARD B, WOHIFAHRT J, HEDELIUS H C, et al. A nationwide Danish study of 1027 cases of congenital/infantile cataracts: etiological and clinical classifications [J]. Ophthalmology, 2004, 111(12): 2292 - 2298.

(张洪芳 整理)

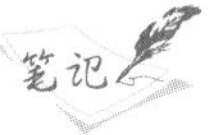

# 病例 30 双眼先天性晶状体不全脱位

## 病历摘要

【基本信息】

患儿，男，5 岁 11 个月。

**主诉**：家长发现患儿双眼视远不清 2 年，于 2019 年 2 月 18 日到我院就诊。

**既往史**：2 年前家长发现患儿视远不清，未予重视及诊治，近半年来视远不清症状加重遂来门诊就诊，经检查发现“双眼晶状体不全脱位，双眼高度近视”，拟手术治疗收住院。

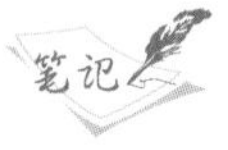


**个人史**：患儿足月顺产，出生时体重 3100 g，G2P1，母孕 1 个月时曾因“先兆流产”住院治疗，因“霉菌性阴道炎”予以塞剂

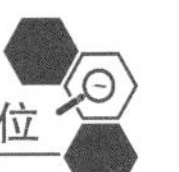

外用治疗（具体不详）。父母非近亲结婚，家族中无类似病例。患儿生长发育正常，智力水平无低下，无心脏发育异常、癫痫及胸壁畸形等其他病史。

【全身情况】

身高 122 cm，体重 26.3 kg。生长及智力发育正常。骨骼、心、肺、腹部检查未见明显异常。身材无明显瘦长，脊柱无侧凸，无短指及蜘蛛脚样指（趾），无胸壁畸形、韧带松弛及异常关节运动等。

【专科检查】

双眼裸眼视力：FC/眼前，矫正视力：右眼 -23.00 DS 矫正无提高，左眼 -20.00 DS = 0.1。双眼指测眼压 Tn，双眼角膜透明，前房深度正常，瞳孔药物性散大 6 mm，晶状体透明，颞侧赤道部可见悬韧带拉长，整个晶状体向鼻侧移位，颞上方悬韧带拉长，眼底检查：双眼视盘界清，色淡红，C/D≈0.3，视网膜平伏，视网膜呈豹纹状改变，黄斑中心凹反光存（图 30 - 1）。

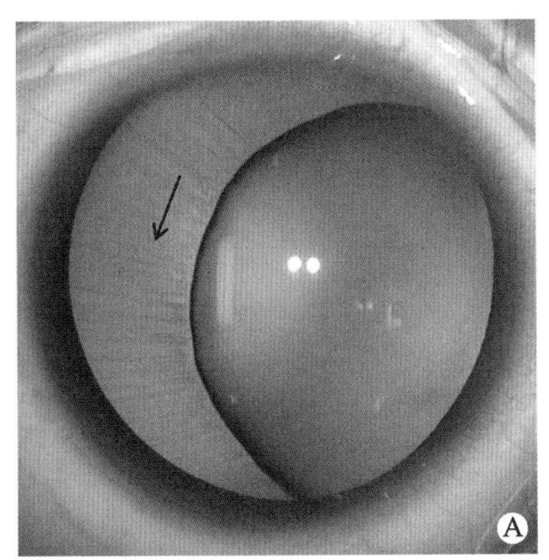

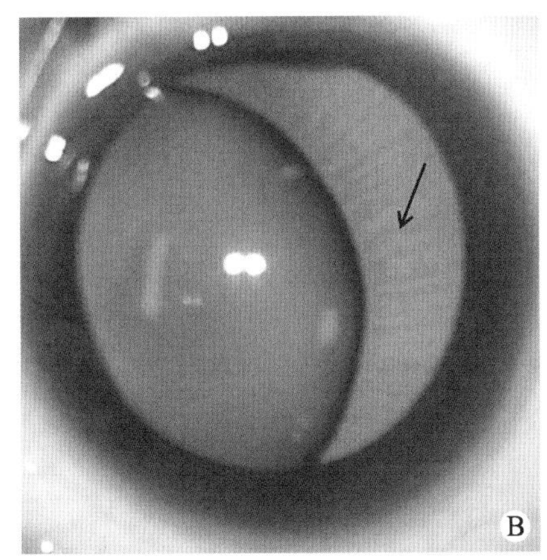


A. 右眼；B. 左眼。黑色箭头所示为拉长的悬韧带。

图 30 - 1 双眼眼前节

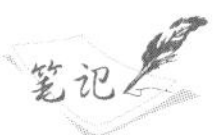

【实验室检查】

血尿常规、肝肾功能、TORCH 和电解质未见明显异常。

【特殊检查】

眼轴：右眼 26.36 mm，左眼 24.67 mm。

角膜曲率：右眼 K1 43.32 D@168°，K2 44.70 D@78° Cyl -1.38 D@168°；左眼 K1 43.21 D@3°，K2 44.64 D@93° Cyl -1.43 D@3°。

B 超：双眼玻璃体轻度混浊。

角膜内皮镜：右眼 3077 个/$mm^2$，左眼 3333 个/$mm^2$。

OCT：双眼黄斑中心凹形态存。

心电图：窦性心律不齐，正常心电图。

UBM：双眼瞳孔药物性散大，双眼晶状体不全脱位，左眼浅前房。

心脏彩超：心脏大小、形态、结构、功能和血流未见明显异常。

胸片：两肺未见明显实质性病变。

【诊断】

双眼先天性晶状体不全脱位；双眼高度近视；双眼弱视。

【治疗经过】

患儿入院后局部给予 0.5% 的左氧氟沙星滴眼液预防感染，在明确诊断、排除手术禁忌证后，于 2019 年 2 月 19 日及 2019 年 2 月 21 日分别于全身麻醉下先后行“囊袋张力环悬吊 + 前入路晶状体切除术 + 中央后囊膜部分切除 + 前段玻璃体切除术 + 人工晶状体植入术”。术中颞上结膜切开，打开上方结膜做 3 mm 巩膜隧道切口，2 点及 9 点位两个透明角膜侧切口，撕囊镊连续环形撕除前囊膜，直径约 4.0 mm，囊袋内植入单钩囊袋张力环 1 枚，将已预置缝线的

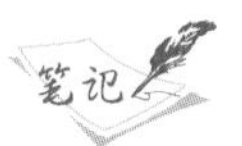

巩膜固定钩从环中央向前伸出形成第2平面并转向颞侧周边（此处的悬韧带最为薄弱），绕过囊袋边缘固定于颞上方角膜缘后1.5 mm巩膜壁处，暂不打结；23 G玻璃体切割头吸除混浊晶状体，修整前囊口扩大至5.0 mm，环形切除中央后囊膜及部分前段玻璃体，囊袋内植入三片式+12.5 D人工晶状体1枚，预留－0.5 D，调整巩膜固定环上的缝线确保囊袋及人工晶状体位正后打结固定，10-0线缝合主切口，吸除粘弹剂，形成前房，电凝关闭结膜切口，指测眼压Tn，可见囊袋及人工晶状体位置正常（图30－2）。

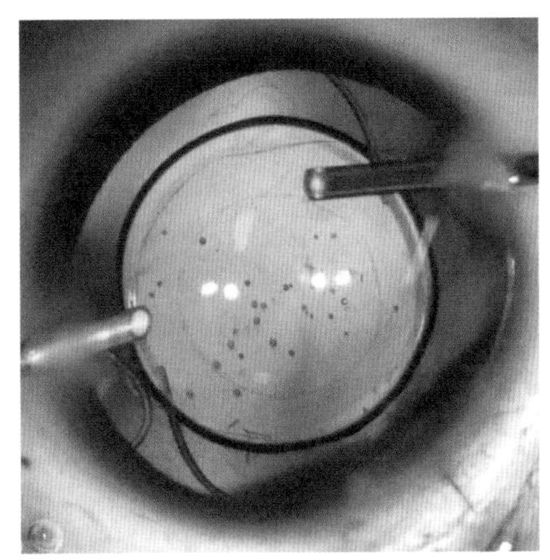

以玻璃体切割头置换粘弹剂。可见颞侧张力环固定钩悬吊固定，人工晶状体位正，后囊口居中，大小适中。

图30－2 左眼人工晶状体植入术后

术后使用0.5%的左氧氟沙星滴眼液预防感染，每日4次，2周后停药，妥布霉素地塞米松滴眼液局部抗炎，每日4次，每周减少1次至术后4周停药，复方托吡卡胺滴眼液每晚1次，活动瞳孔至术后1周停药。术后3日进行验光配镜出院。出院后定期随访，监测眼压，继续进行弱视训练。

【治疗结果】

裸眼视力：右眼0.2，左眼0.2。2019年2月23日验光：右眼

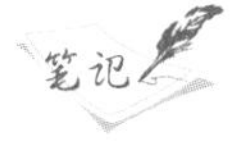

+1.00 DS/ -1.00 DC ×160 =0.3，左眼 +1.50 DS/ -1.25 DC ×170 = 0.3；眼压：右眼 15.4 mmHg，左眼 20.3 mmHg。双眼结膜无充血，角膜透明，前房深，房水闪辉( + )，瞳孔圆，直径药物性散大约 6 mm，人工晶状体位正，玻璃体透明，眼底：双眼视盘界清，色淡红，C/D≈0.3，视网膜平伏，眼底豹纹状改变，黄斑中心凹反光存。

【随访】

患者术后随访期间，视力逐步提升，人工晶状体位正，眼压保持正常，术后 7 个月时矫正视力达到右眼 0.6、左眼 0.8（图 30 -3），具体随访记录见表 30 -1。

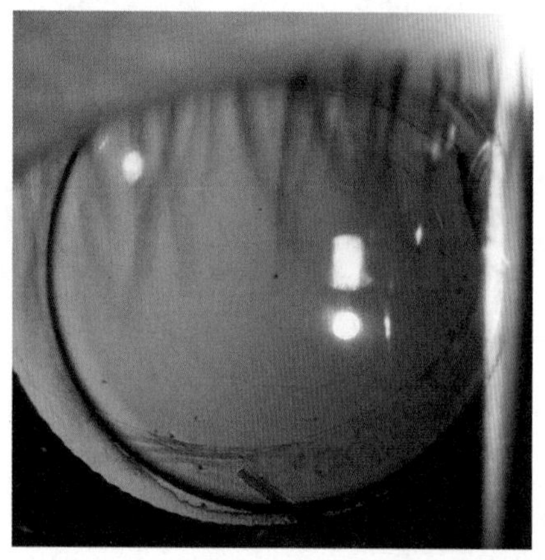

图 30 -3　术后 7 个月左眼眼前节

表 30 -1　患儿术后随访记录

| 术后时间 | 矫正视力 | | 验光 | | 眼压（mmHg） | |
|---|---|---|---|---|---|---|
| | OD | OS | OD | OS | OD | OS |
| 10 天 | 0.5 | 0.6 | -0.00 DS/ -1.00 DC ×160 | -0.00 DS/ -0.50 DC ×180 | 15.9 | 16.0 |
| 1 个月 | 0.4 | 0.6 | — | — | 16.4 | 17.3 |
| 3 个月 | 0.6 | 0.6 | -0.00 DS/ -1.00 DC ×160 | -0.00 DS/ -0.50 DC ×180 | 14.2 | 10.4 |

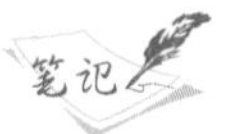

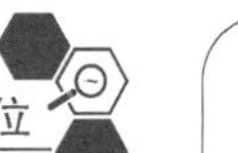

## 病例分析

【病例特点】

（1）患儿近6岁，学龄前儿童，因“家长发现患儿双眼视远不清2年”来就诊，近半年明显加重。

（2）专科检查：双眼晶状体透明，颞侧赤道部可见悬韧带拉长，整个晶状体向鼻侧移位。双眼屈光矫正视力差，高度近视程度重。

【诊疗思路分析】

（1）学龄前儿童，双眼发病，双眼晶状体均向鼻侧发生明显移位，悬韧带拉长，眼轴及验光结果均提示高度近视及弱视，故诊断明确。而且，晶状体脱位引起的散光验光困难，配镜治疗效果不佳。

（2）手术方案设计为：双眼囊袋张力环悬吊 + 前入路晶状体切除术 + 后囊膜部分切除 + 前段玻璃体切除术 + 人工晶状体植入术。好处有2方面，其一降低并发症的发生：利用囊袋张力环悬吊固定保留完整囊袋，囊袋内植入人工晶状体能够避免睫状沟植入引起的虹膜摩擦刺激，降低术后炎症风险，避免人工晶状体位置偏差引起虹膜夹持等风险，降低术后继发性青光眼的可能，减少玻璃体、视网膜相关并发症的发生；其二视觉质量更好：患儿年龄小，本次手术植入人工晶状体相较于暂不植入人工晶状体术后戴高度远视镜矫正，能够有更好的视觉质量及视力发育机会。

【晶状体半脱位】

晶状体半脱位是由于各种先天性或者继发性的原因导致悬韧带

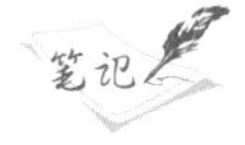

部分拉长、离断或缺损，使晶状体部分脱离原位。先天性晶状体半脱位，常见于马方综合征（marfan syndrome，MFS）、先天性白内障、高胱氨酸尿症（也称为同型胱氨酸尿症）和Marchesani综合征等。先天性晶状体半脱位患者多症状隐匿，悬韧带缺陷以进行性发展为主，常可致严重屈光异常和（或）屈光参差及不同程度弱视。因此，在晶状体半脱位病程及发展过程中手术干预是常见的关键手段。

先天性晶状体不全脱位需要注意是否伴有全身系统性发育异常，以便鉴别及术前评估。MFS是一种常染色体显性遗传性结缔组织病，常见于稍大的儿童，除眼部特征性表现外，骨骼系统表现主要包括身材瘦长、脊柱侧凸、细长指（趾）、胸壁畸形（漏斗胸或鸡胸）、蜘蛛脚样指（趾）、韧带松弛、异常关节运动等；心血管系统表现主要有主动脉根部及升主动脉进行性扩张所导致的主动脉瓣关闭不全及夹层主动脉瘤，二尖瓣关闭不全、脱垂及主动脉瓣反流等。MFS主要由人类纤维蛋白-1（*FBN1*）基因突变引起，*FBN1*是编码纤维蛋白-1的基因，这是一种聚合成微纤维的结构大分子。纤维蛋白微纤维是一种形态独特的纤维，存在于所有结缔组织中，并组装成组织特有的结构框架。此外，*FBN1*特定区域的突变可导致Weill-Marchesani综合征和其他肢端发育不良的相关特征，即矮小和短指。对*FBN1*的分子分析是非常必要的，特别是无明显MFS典型临床表现的病例可以进行基因诊断。基因诊断也可以在早期阶段发现高危个体，并提供产前诊断的可能性。

高胱氨酸尿症也称同型胱氨酸尿症，该病除MFS表现外，常伴有骨质疏松和全身血栓形成趋势、智力缺陷和癫痫等，多见于婴幼儿。眼部表现为双侧对称性晶状体脱位，以鼻下方多见，可合并先天性白内障、视网膜脱离和无虹膜症等病变。尿液硝普盐试验及

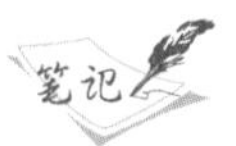

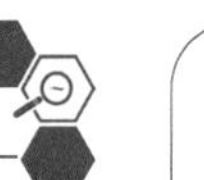

氨基酸自动分析仪测定血中同型胱氨酸含量可以明确诊断。

Marchesani 综合征，特征为身体矮胖，指（趾）短粗，肌肉发达，皮下脂肪丰满，伴骨骼异常。晶状体较小呈球形，易脱位。常染色体显性遗传，家系调查多可找到家族相关发病人员。

## 赵云娥教授病例点评

关于手术时机，先天性晶状体半脱位的患儿，其脱位程度是渐进加重的，大部分患儿早期能得到较好的视力发育，而且，近视伴随着脱位程度逐渐加重而加重，患儿看近的时候能获得较为清晰的物像，弱视程度比较轻，如果患儿通过配戴眼镜矫正生活上没有明显障碍时，建议暂缓手术，可以每隔 3 ~ 6 个月随访观察。当然，若是合并先天性白内障的晶状体半脱位，需要结合白内障形觉剥夺的影响和脱位引起散光的程度来综合评估，方能正确决策是否手术。本例患儿，晶状体透明，半脱位逐渐加重，在诊断后 2 年、视力障碍加重半年后来就诊，此时视力非常差，已经严重影响生活，而且矫正不能提高，需要手术治疗。

关于手术方案，这种状况有 3 种基本术式可以选择：①晶状体切除术，变成术后无晶状体眼；②晶状体切除 + 前段玻璃体切除 + 人工晶状体悬吊固定；③保留囊袋，单钩或双钩囊袋张力环固定 + 人工晶状体囊袋内植入。第 1 种，手术相对简单，然而术后无晶状体眼，需要配戴高度数的远视镜，小孩生活不方便，而且，将来长大后还需要二期手术，进行人工晶状体悬吊固定或者虹膜夹固定植入。第 2 种，由于这些晶状体半脱位的患眼常常伴有眼前节发育异常，人工晶状体缝合固定位置比较难以把握，有些患者可能出现人工晶状体和虹膜的摩擦甚至夹持。第 3 种，使用囊袋张力环

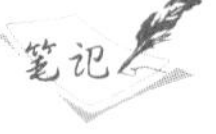

（capsular tension ring，CTR）保留并固定囊袋，人工晶状体植入于囊袋内，植入位置和长期稳定性都得到比较好的保障。

囊袋张力环的出现为晶状体不全脱位手术治疗提供了强有力的支持，离体或体内实验研究报道都已证明了 CTR 在临床应用上的有效性与安全性。其不仅能在手术中支撑、固定晶状体囊袋，减少囊袋不对称张力，为超声乳化晶状体吸出及人工晶状体植入提供了一个稳定的手术空间；而且保留了后囊膜的屏障作用，术后稳定囊袋及给予人工晶状体足够的支撑，大大减少了手术并发症。

改良的 CTR（modified CTR，MCTR）为传统张力环上加 1 个或 2 个聚甲基丙烯酸甲酯（polymethyl methacrylate，PMMA）的巩膜固定钩，钩从环中央向前伸出形成第 2 平面并转向周边，钩的末端预置一孔眼可绕过囊袋边缘行巩膜固定，不破坏囊袋完整性。MCTR 适用于 120°以上较为严重或进展性晶状体悬韧带病变、晶状体不全脱位患者。本病例晶状体向鼻侧移位，颞侧悬韧带有缺陷，故选用单钩的 MCTR 绕过颞侧囊袋口进行巩膜固定，术后可见人工晶状体在囊袋内位置居中，无明显倾斜移位。由于悬韧带病变可能会逐渐进展，我们在手术中对选择单钩还是双钩 MCTR 做了一番权衡，考虑到双钩植入明显增加手术操作难度，目前单钩植入足以支撑，而且，10-0 聚丙烯线将来还有可能出现降解，可能需要 2 次手术。

由于患儿不到 6 岁，担心术后较快形成后发性白内障，所以就一次性做了后囊膜切除并前段玻璃体切除术。如果患者年长一些，这个步骤可以不做，手术会变得相对简单一些。当然，对于 5 ~6 岁比较配合的晶状体半脱位的小孩，如果担心切除后囊膜和前段玻璃体增加手术难度，YAG 激光可能是治疗后发性白内障的有效方法。

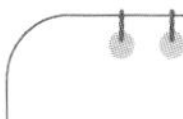

## 参考文献

1. JOHNSTON R L, CHARTERIS D G, HORGAN S E, et al. Combined pars plana vitrectomy and sutured posterior chamber implant [J]. Archives of ophthalmology, 2000, 118(7): 905-910.

2. SHAH R, WEIKERT M P, GRANNIS C, et al. Long-term outcomes of iris-sutured posterior chamber intraocular lenses in children [J]. American Journal of Ophthalmology, 2016, 161: 44-49.

3. BARBARA R, RUFAI S R, TAN N, et al. Is an iris claw IOL a good option for correcting surgically induced aphakia in children? [J]. A review of the literature and illustrative case study. Eye (Lond), 2016, 30(9): 1155-1159.

4. 蒋永祥, 卢奕. 晶状体不全脱位的手术治疗进展 [J]. 中国眼耳鼻喉科杂志, 2017, 17(2): 88-91.

5. FAN F, LUO Y, LIU X, et al. Risk factors for postoperative complications in lensectomy-vitrectomy with or without intraocular lens placement in ectopia lentis associated with Marfan syndrome [J]. British Journal of Ophthalmology, 2014, 98(10): 1338-1342.

6. HOFFMAN R S, SNYDER M E, DEVGAN U, et al. Management of the subluxated crystalline lens [J]. Journal of Cataract & Refractive Surgery, 2013, 39(12): 1904-1915.

7. YONGXIANG J, FAN Z, WEI G, et al. Investigation of phacoemulsification on exfoliation syndrome combined cataract with different nuclear hardness [J]. European Journal of Ophthalmology, 2015, 25(5): 416-421.

8. HASANEE K, BUTLER M, AHMED I I. Capsular tension rings and related devices: current concepts [J]. Current Opinion in Ophthalmology, 2006, 17(1): 31-41.

9. KIM E J, BERG J P, WEIKERT M P, et al. Scleral-fixated capsular tension rings and segments for ectopia lentis in children [J]. American Journal of Ophthalmology, 2014, 158(5): 899-904.

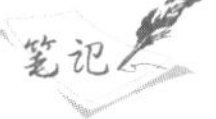

10. MENG B, LI H, YANG T, et al. Identification of a novel *FBN1* gene mutation in a Chinese family with Marfan syndrome [J]. Molecular vision, 2011, 17: 2421 – 2427.

11. SAKAI L Y, KEENE D R, RENARD M, et al. *FBN1*: The disease-causing gene for Marfan syndrome and other genetic disorders [J]. Gene, 2016, 591(1): 279 – 291.

12. WAGNER A H, ZARADZKI M, ARIF R, et al. Marfan syndrome: A therapeutic challenge for long-term care [J]. Biochemical Pharmacology, 2019, 164(6): 53 – 63.

（胡曼 整理）

# 病例 31 双眼人工晶状体悬吊植入术后反复瞳孔夹持

## 病历摘要

【基本信息】

患儿，男，12 岁。

**主诉：**“双眼晶状体半脱位”术后无晶状体眼，建议住院手术治疗。

**个人史：**患儿足月顺产，出生时体重 3.0 kg，第 1 胎。否认其他病史及家族史。

【全身情况】

患儿生长及智力发育无异常。骨骼、心、肺、腹部检查未见明显异常。身材无明显瘦长，脊柱无侧凸，无短指及蜘蛛脚样指

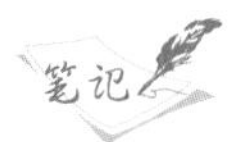

（趾），无胸壁畸形、韧带松弛及异常关节运动等。

【专科检查】

矫正视力：右眼 +16.00 DS/ -1.00 DC × 15 = 1.0，左眼 +15.00 DS/ -1.00 DC × 175 = 1.0。眼压：右眼 12.5 mmHg，左眼 11.9 mmHg。双眼结膜无充血，角膜透明，前房深，虹膜震颤，瞳孔圆，直径约 3 mm，对光反射存，双眼晶状体缺如，眼底：视盘境界清晰，色淡红，C/D ≈ 0.3，视网膜平伏，黄斑中心凹反光未见。

【实验室检查】

血尿常规、肝肾功能和电解质未见明显异常，TORCH：HSV Ⅰ-IgG 和 CMV-IgG 阳性。

【特殊检查】

眼轴（IOL Master 500）：右眼 23.95 mm，左眼 24.07 mm。

角膜曲率（IOL Master 500）：右眼 K1 38.97 D@6°，K2 41.72 D@96°，Cyl -2.56 D@6°；左眼 K1 38.93 D@179°，K2 41.21 D@89°，Cyl -2.28 D@179°。

角膜曲率（Pentacam）：右眼 K1 38.9 D@13.5°，K2 41.1 D@103.5°，Cyl -2.2 D@13.5°；左眼 K1 38.7 D@177.4°，K2 40.9 D@87.4°，Cyl -2.2 D@177.4°。

B 超：双眼玻璃体轻度混浊，后脱离。

角膜内皮镜：右眼 2915 个/$mm^2$，左眼 3285 个/$mm^2$。

OCT：双眼黄斑中心凹形态存。

心脏彩超：三尖瓣轻度反流；心动过速。

心电图：窦性心动过缓，T 波倒置（V2）。

胸部 X 线片：两肺未见实质性病变。

【诊断】

双眼术后无晶状体眼；双眼高度远视。

【治疗经过】

患儿入院完善相关检查、排除手术禁忌证后，于 2019 年 7 月 23 日行右眼人工晶状体悬吊术，12 点位角膜缘做主切口，6 点位做一透明角膜水平隧道切口，置入灌注管进行前房灌注，4 点位及 10 点位距角巩缘后 2 mm 处打开结膜，角巩缘后 2 mm 处置悬吊线，植入 AMO AR40 e 人工晶状体 +23.50 D，预留 -0.55 D，悬吊线固定人工晶状体于相应巩膜面，调整人工晶状体至位正。隔日同样方案行左眼人工晶状体悬吊术，植入 AMO AR40e 人工晶状体 +23.0 D，预留 -0.16 D。手术顺利，术后予以常规抗炎、预防感染治疗，常规验光配镜。

【随访】

各次验光结果见表 31 -1。

表 31 -1　术后患儿验光记录

| 术后时间 | 矫正视力 | | 验光 | |
|---|---|---|---|---|
| | OD | OS | OD | OS |
| 1 天/3 天 | 1.0 | 0.8 | +2.00 DS/ -1.00 DC×180 | PL |
| 2 年 5 个月 | 0.9 | 0.9 | -5.00 DS/ -3.50 DC×5 | -1.75 DS/ -3.50 DC×170 |
| 2 年 8 个月 | 1.0 | 1.0 | -4.75 DS/ -1.50 DC×10 | -2.25 DS/ -3.50 DC×175 |

术后 1 周内检查均未见明显异常。术后 3 周复查，矫正视力：右眼 0.8，左眼 0.6；眼压：右眼 13.2 mmHg，左眼 13.8 mmHg；右眼人工晶状体位正，左眼人工晶状体夹持，嘱 1 周后复查。术后 5 周复查，矫正视力：右眼 0.8，左眼 1.0；眼压：右眼 18.3 mmHg，左眼 18.3 mmHg；右眼人工晶状体位正，左眼人工晶状体夹持。建

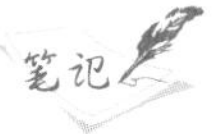

议随访观察。术后 3 个月及 1 年复查双眼视力佳，双眼人工晶状体位正，均未见瞳孔夹持，眼压正常。

术后 2 年 5 个月，患儿自觉左侧头痛伴眼痛来我院就诊，检查发现患儿矫正视力正常，双眼瞳孔圆，虹膜色素无明显脱失，人工晶状体位正，测眼压正常。几分钟后，家长发现右眼瞳孔变形，遂再次裂隙灯检查发现右眼人工晶状体夹持（图 31 – 1）。验光结果显示双眼散光增大，角膜曲率（Tomey Casia2）显示（图 31 – 2）右眼：Ks 42.9@99°，Kf 38.6 D@9°，Cyl 4.3 D@9°；左眼：Ks 41.8 D@74°，Kf 38.1 D@164°，Cyl 3.7 D@164°。患儿 14 岁，角膜散光明显增大，需警惕圆锥角膜，但目前矫正视力佳，暂不给予特殊处理，嘱 3 个月后复查。

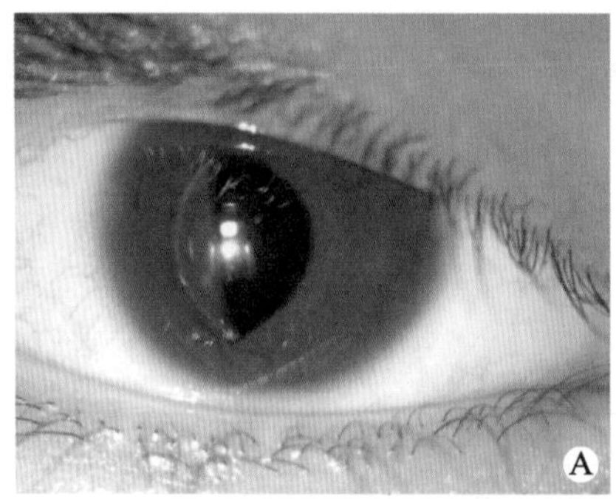
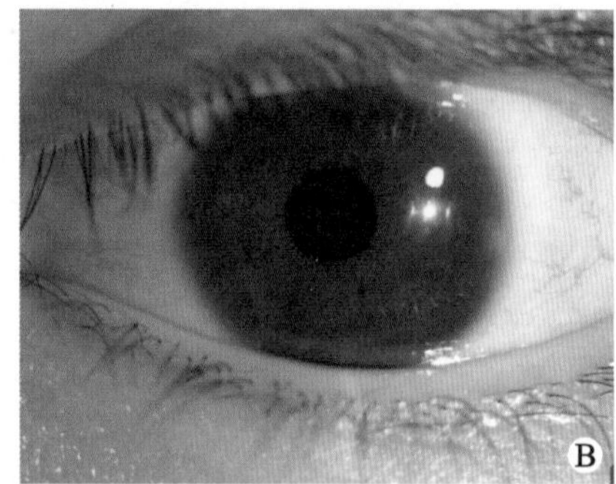

图 31 – 1　双眼眼前节

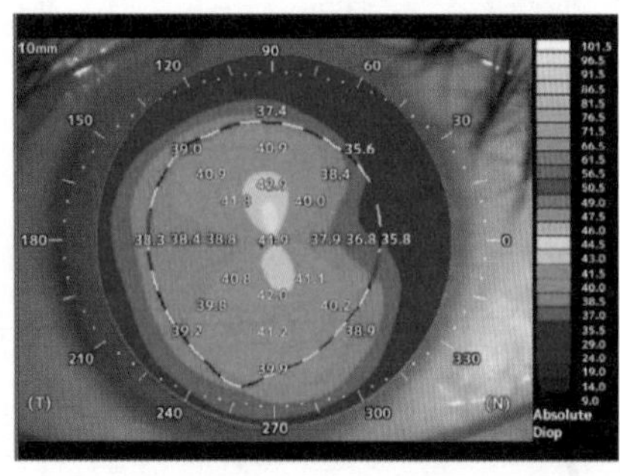
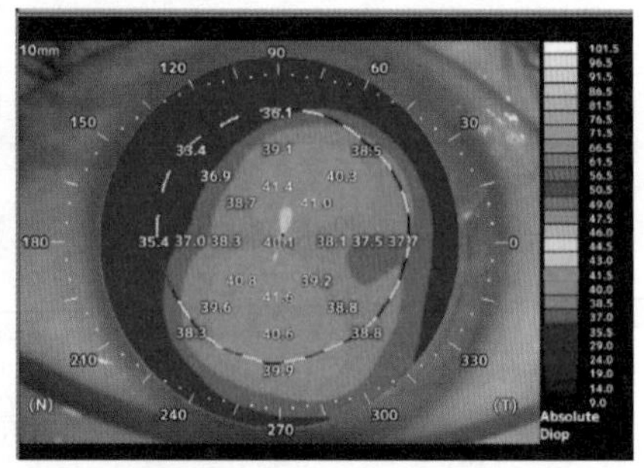

图 31 – 2　双眼角膜地形图（Tomey Casia2）

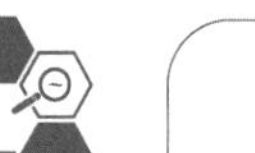

术后2年8个月复查：双眼角膜透明，前房深度正常，虹膜色素未见明显脱失，双眼人工晶状体位正，未见夹持，眼压正常。Pentacam（图31－3）显示右眼：K1 37.6@15.9°，K2 42.9 D@15.9°，Cyl 5.3 D@105.9°；左眼：K1 37.8 D@157.8°，K2 41.7 D@67.8°，Cyl 3.9 D@157.8°。角膜散光持续增大，对比首次Pentacam检查，右眼散光增加了3.1 D，左眼增加了1.7 D。追问家长，家长表示患儿一直喜欢揉眼。人工晶状体间歇性的夹持，以及角膜散光不断增大，可能和频繁揉眼有关。

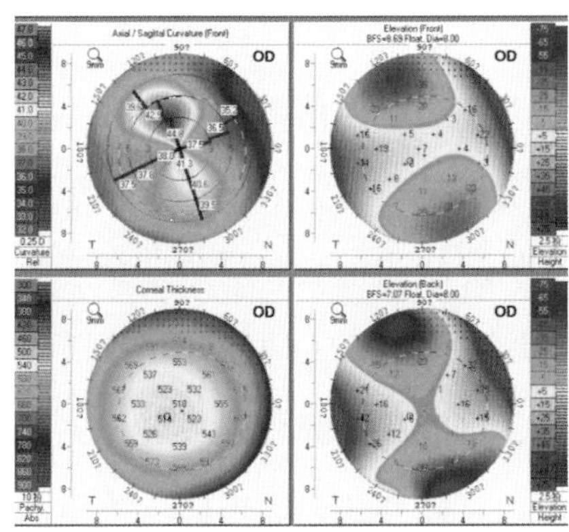

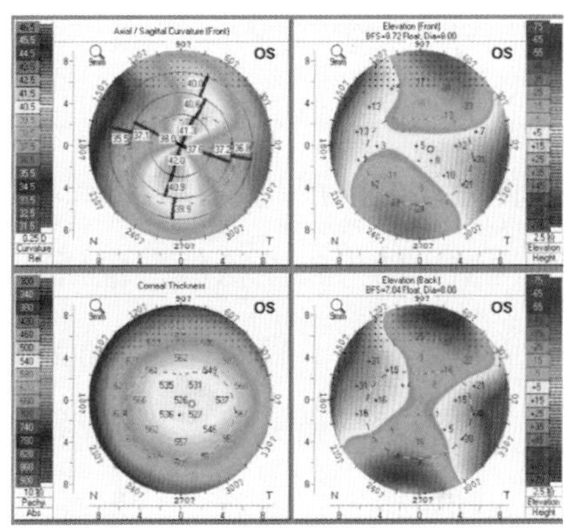

图31－3 双眼Pentacam角膜四联图（术后2年8个月）

## 病例分析

【病例特点】

（1）患儿12岁，学龄期儿童，因“术后无晶状体眼”行二期悬吊植入人工晶状体。患儿长期频繁揉眼。

（2）专科检查：随访过程中发现双眼间歇性人工晶状体夹持，角膜地形图检查发现，双眼角膜散光显著增大。

【诊疗思路分析】

（1）患儿系术后无晶状体眼，诊断明确。追溯病史，患儿曾诊

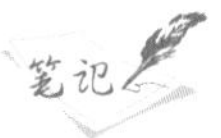

断为“双眼先天性晶状体半脱位”。因没有家族史，没有进行遗传学检查，不能直接下马方综合征的诊断，需要进一步基因学分析。

（2）手术设计，患儿无晶状体眼，没有囊袋支撑，故拟行双眼人工晶状体悬吊术。

（3）随访过程中，多次反复出现双眼人工晶状体夹持，目前虹膜色素无明显脱失，眼压正常，可以随访观察。

（4）验光显示散光加重，角膜地形图显示角膜散光显著增大，宜定期观察角膜形态变化，警惕圆锥角膜。

【人工晶状体夹持】

人工晶状体夹持，指的是后房型人工晶状体植入术后，人工晶状体光学面向前越过瞳孔缘部分或完全夹持于虹膜表面。常见于睫状沟植入的人工晶状体，包括巩膜悬吊睫状沟植入和周边残余囊膜支撑植入术后，偶尔可见于前囊口过大的囊袋内人工晶状体植入后。

巩膜悬吊植入后发生光学面夹持，可能和虹膜松弛或者人工晶状体相对位置靠前有关，也有文献认为可能和缺乏玻璃体支撑引起人工晶状体稳定性下降有关。有周边残余囊膜的患者，术后虹膜炎症反应导致部分瞳孔后粘连时，光学面容易越过后粘连的瞳孔夹持于虹膜面。

另外，临床上偶尔碰上有夹角的三片式人工晶状体植入方向反了，术后非常容易出现光学面夹持，并且非常容易发生瞳孔阻滞性青光眼，一旦发现方向错误，应该及时纠正。

## 赵云娥教授病例点评

巩膜悬吊人工晶状体植入术后，人工晶状体光学面夹持发生率为3.6%~14.3%，有时可以通过散瞳后调整体位和眼位复位，有

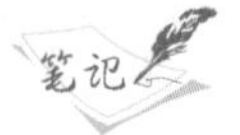

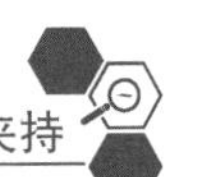

报道使用尖刀伸入前房轻压光学面使之复位，也有报道使用缩瞳剂预防夹持。

本例患儿反复出现人工晶状体夹持，估计和频繁揉眼有关。揉眼会导致角膜虹膜晶状体相对位置及眼压发生改变，从而出现光学面夹持，尤其是虹膜比较松弛的患者，更容易发生。患儿同时出现角膜散光显著增大，也可能和频繁揉眼有关，文献认为揉眼可能导致圆锥角膜，患儿目前角膜形态左眼尚规则，右眼不甚规则然而不符合圆锥角膜的表现。圆锥角膜常发生于青春期，患者目前 14 岁，需要定期随访，同时，需要控制揉眼冲动。

## 参考文献

1. JOHNSTON R L, CHARTERIS D G, HORGAN S E, et al. Combined pars plana vitrectomy and sutured posterior chamber implant [J]. Archives of Ophthalmology, 2000, 118(7): 905 - 910.

2. BADING G, HILLENKAMP J, SACHS H G, et al. Long-term safety and functional outcome of combined pars plana vitrectomy and scleral-fixated sutured posterior chamber lens implantation [J]. American Journal of Ophthalmology, 2007, 144(3): 371 - 377.

3. BANG S P, JOO C K, JUN J H. Reverse pupillary block after implantation of a scleral-sutured posterior chamber intraocular lens: a retrospective, open study [J]. BMC Ophthalmology, 2017, 17(1): 35.

4. NAJMI H, MOBARKI Y, MANIA K, et al. The correlation between keratoconus and eye rubbing: a review [J]. International Journal of Ophthalmology, 2019, 12(11): 1775 - 1781.

（丁锡霞 整理）

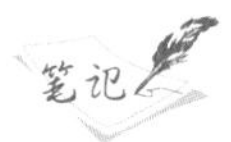

# 病例 32 一期植入术后双眼人工晶状体移位

## 病历摘要

【基本信息】

患儿，男，8 岁。

**主诉：** 双眼白内障术后 6 年（外院），视力下降半个月，于 2018 年 9 月 29 日到我院就诊。

**个人史：** 患儿足月顺产，G2P2。否认眼部手术及外伤史，否认近亲结婚，否认产伤史，否认系统性疾病史，否认家族史。

【全身情况】

身高 138 cm，体重 28. 6 kg，发育正常。心、肺、腹部检查未见明显异常。心脏彩超( – )，胸部 X 线片( – )。

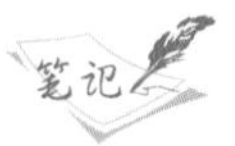

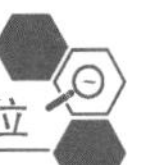

【专科检查】

裸眼视力：右眼 -0.50 DC×170=0.16，左眼 -0.75 DS=0.16。眼压：右眼 23.9 mmHg，左眼 26.1 mmHg。右眼角膜映光点 +15°，轻度眼球震颤。裂隙灯检查发现双眼角膜透明，前房深清，瞳孔直接和间接对光反射正常，直径约 3 mm，右眼人工晶状体向鼻侧移位，左眼人工晶状体向下方移位（图 32-1）。

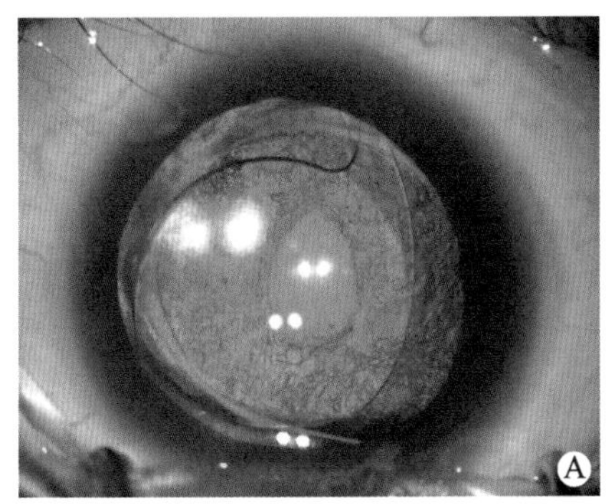
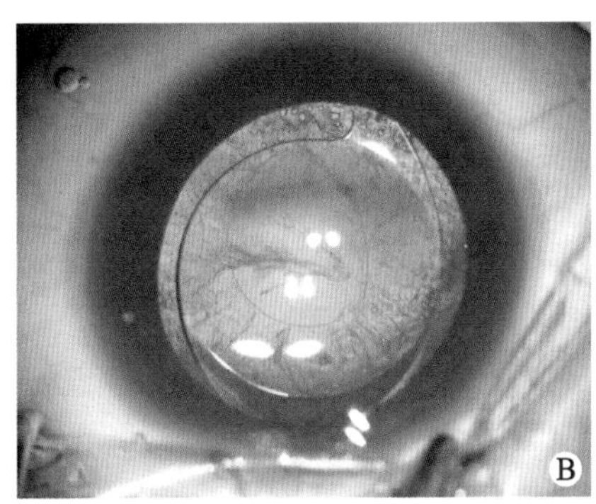

A. 右眼；B. 左眼。

图 32-1 显微镜下大体照

【实验室检查】

血尿常规、肝肾功能和电解质未见明显异常，TORCH：弓形体 IgG 抗体阳性、RV-IgG 阳性和 CMV-IgG 阳性。

【特殊检查】

眼轴：右眼 26.76 mm，左眼 26.54 mm（IOL-Master，Zeiss，Germany）。

角膜内皮镜：右眼 2725 个/$mm^2$，左眼 3175 个/$mm^2$（KONAN，Japan）。

B 超：双眼玻璃体轻度混浊（Cinescan S，Quantel Medical，French）。

OCT：双眼黄斑中心凹形态存（Heidelberg，Germany）。

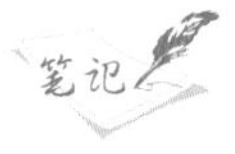

【诊断】

双眼人工晶状体移位；双眼继发性青光眼？右眼内斜视；双眼弱视；双眼眼球震颤。

【治疗经过】

患儿入院后局部给予 0.5% 的左氧氟沙星滴眼液清洁结膜囊，在明确诊断、排除手术禁忌证后，于 2018 年 11 月 5 日全身麻醉下行右眼人工晶状体置换术。术中房角镜检查：右眼全周房角开放，左眼全周房角开放，小梁网大量色素，鼻侧及鼻上方未见睫状体带。术中见人工晶状体向鼻侧移位，上方位于睫状沟，下方脚襻位于囊袋内，后囊膜机化混浊累及视轴区，颞侧前囊口边缘不可见，囊袋内皮质增生。调位人工晶状体时发现下方脚襻只剩一个断裂的残端，剪开人工晶状体光学面一半旋转取出人工晶状体，囊袋内植入 +14.0 D 人工晶状体一枚，预留 -0.20 D。玻璃体切割头吸除增生的皮质，扩大后囊口至直径约 4 mm，切除部分前段玻璃体。术毕人工晶状体位于囊袋内，位置稳定（图 32-2）。

患儿于 2018 年 11 月 7 日全身麻醉下行“左眼人工晶状体调位术”，术中见人工晶状体位于睫状沟，向颞下方移位，后囊膜机化，跨至视轴区，囊袋内皮质增生。将人工晶状体调位至囊袋内，并吸除增生的皮质，切除部分机化的后囊膜及部分前段玻璃体。

术后使用 0.5% 的左氧氟沙星滴眼液预防感染，每日 4 次，2 周后停药，妥布霉素地塞米松滴眼液局部抗炎，每日 4 次，每周减少 1 次至术后 4 周停药，复方托吡卡胺滴眼液每晚 1 次，活动瞳孔至术后 1 个月停药。

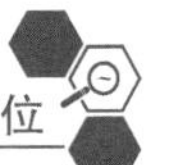

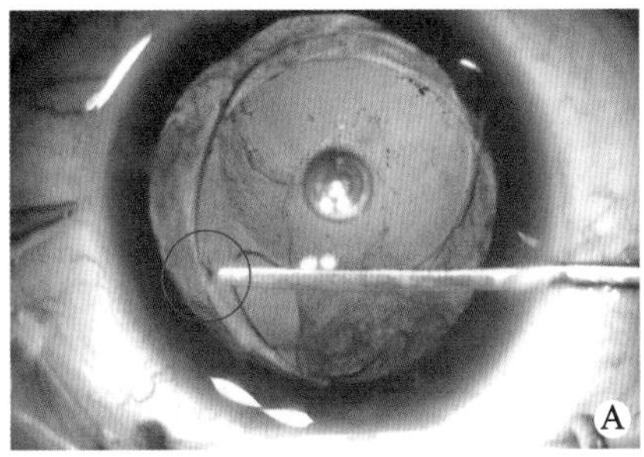

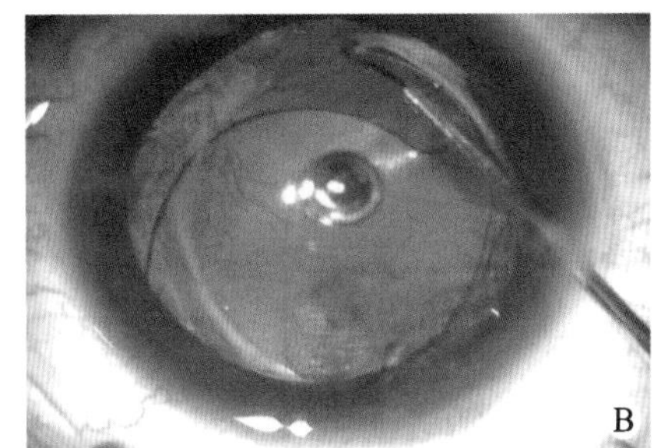

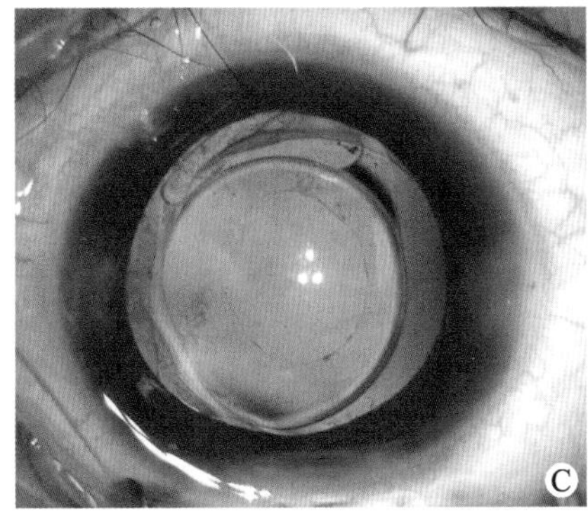

A. 原人工晶状体脚襻连接处破损；B. 显示下方断襻；C. 更换后新的人工晶状体。

图 32－2　右眼术中显微镜下大体照

## 【随访】

术后第 1 周验光配镜：右眼 +1.75 DS/ －1.25 DC ×130 =0.16，左眼 －3.00 DS/ －0.75 DC ×105 =0.3，眼压：右眼 18.7 mmHg，左眼 15.2 mmHg。术后 2 周出现眼压升高（右眼 41.2 mmHg，左眼 34.6 mmHg），予以卡替洛尔滴眼液点双眼每日 2 次，同时将妥布霉素地塞米松滴眼液改为氯替泼诺滴眼液，术后 3 个月复查时眼压恢复正常（右眼 16.7 mmHg，左眼 18.3 mmHg），停药。术后 8 个月末次随访时，眼压正常（右眼 15.7 mmHg，左眼 17.6 mmHg），验光：右眼 +1.00 DS/ －1.50 DC ×130 =0.16，左眼 －3.50 DS/ －1.50 DC ×105 =0.3。继续进行弱视治疗。

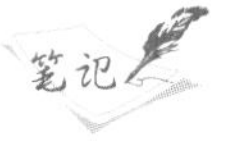

## 病例分析

【病例特点】

（1）本病例第 1 次白内障手术后出现双眼人工晶状体移位，其中右眼的人工晶状体一只脚襻位于囊袋内，分离后发现为断襻，而另一只脚襻位于睫状沟；左眼的人工晶状体尽管两只脚襻均位于睫状沟，但是整个人工晶状体向颞下方移位；并且双眼的眼压已经高于 21 mmHg。

（2）本病例术后 1 个月时出现一过性高眼压，通过调整激素类药物和局部降眼压药物控制，术后 3 个月复查时眼压恢复正常。

【诊疗思路分析】

本例患儿人工晶状体位置偏移，小瞳孔下可见人工晶状体边缘，可能引起不可矫正的散光，后囊膜中央透亮区范围小，也在一定程度上影响视力，而且，人工晶状体位置不稳定，可能移动时摩擦虹膜引起葡萄膜炎和继发性青光眼，事实上患儿来我院时眼压已经超过了正常值。所以，我们认为通过手术调整人工晶状体到正常位置，视力可能会提高，另外，眼压或许也会有所下降。

## 赵云娥教授病例点评

本例患儿 8 岁，术后 6 年，双眼矫正视力差伴有眼球震颤，右眼内斜视，说明可能首次手术时已经患有较严重弱视。目前，无论怎么做，视力提高都将会非常有限，然而人工晶状体偏移，眼压高，将来可能出现葡萄膜炎，还可能发生 UGH 综合征，应该可以

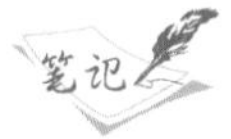

通过手术解决一部分问题。

我们术中发现右眼人工晶状体一只脚襻位于囊袋内，一只脚襻位于睫状沟，而且位于囊袋内的脚襻是一个断襻，难以支撑人工晶状体于正常的位置。我们给予置换了一片式人工晶状体，植入囊袋内。左眼术中，我们发现脚襻是完整的，囊袋内和睫状沟的不对称植入造成了人工晶状体偏移，经过分离囊袋，我们将原有的这片人工晶状体旋转调整至囊袋内，术中位置稳定。随访 8 个月时，双眼人工晶状体位正稳定。

患儿术后 1 周的验光结果（右眼 +1.75 DS/ -1.25 DC ×130 = 0.16，左眼 -3.00 DS/ -0.75 DC ×105 =0.3）与术前(右眼 -0.50 DC × 170 =0.16，左眼 -0.75 DS =0.16）相比，屈光度出现了明显的近视漂移，这可能是因为术前人工晶状体偏位干扰影动所致。虽然右眼矫正视力没有提高，但是左眼从 0.16 提高到 0.3，也给了家长和我们医疗团队些许的安慰。

患儿在术后 1 周眼压正常，术后 2 周出现眼压升高，考虑为激素性高眼压，将妥布霉素地塞米松滴眼液更换为氯替泼诺滴眼液，同时用卡替洛尔滴眼液降眼压，术后 3 个月复查时眼压控制在正常水平。

## 参考文献

1. ZEMBA M, CAMBURU G. Uveitis-Glaucoma-Hyphaema Syndrome. General review [J]. Romanian Journal of Ophthalmology, 2017, 61(1):11 - 17.

（李璋亮 整理）

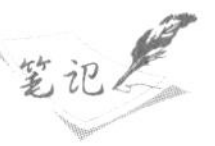

# 病例 33 双眼先天性白内障术后人为的屈光参差

## 病历摘要

【基本信息】

患儿，女，1 岁 5 个月。

**主诉：**先天性白内障术后瞳孔区再次发白近 1 年。

**既往史：**患者 5 月龄时即因双眼先天性白内障于当地医院手术治疗，病历记录为“左眼白内障超声乳化吸除 + 前段玻璃体切除 + 人工晶状体植入术”，“右眼白内障超声乳化吸除 + 前段玻璃体切除术”。术后 2 月余即发现瞳孔区再次发白。2017 年 7 月 24 日于我院门诊就诊，诊断为“双眼视轴区混浊，左眼人工晶状体眼，右眼无晶状体眼”，建议手术治疗。

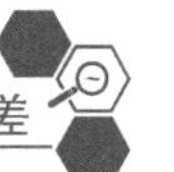

**个人史：**足月剖宫产，余无殊。

【全身情况】

身高80 cm，体重9 kg。发育正常。

【专科检查】

双眼Teller视力0.6，左眼眼位外斜，约15°，双眼眼球震颤。检影验光：右眼+19 DS；左眼+1.75 DS/-0.5 DC×180。眼压：右眼13.2 mmHg，左眼14.1 mmHg（iCare，Vantaa，Finland）。双眼裂隙灯检查如下：双眼角膜直径小，右眼角膜透明，颞上方接近5 mm的透明角膜切口，可见4~5个缝合痕迹并残留部分缝线，瞳孔药物性散大约3.5 mm，中轴区隐约透见红光；左眼角膜透明，前房深清，人工晶状体在位，瞳孔区5 mm范围内可见上方人工晶状体边缘，视轴区可见皮质增生机化混浊，眼底红光微弱（图33-1）。

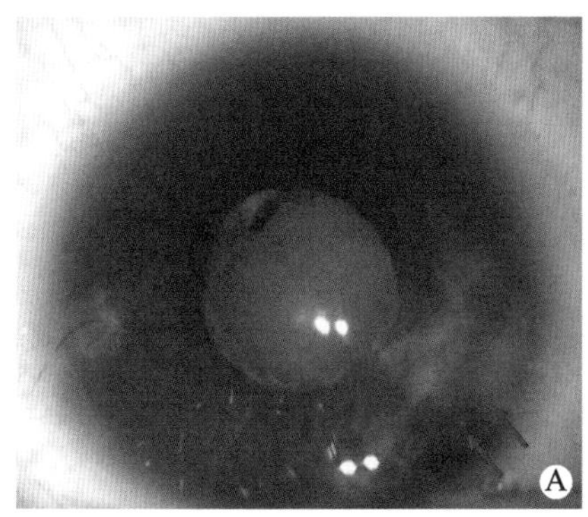


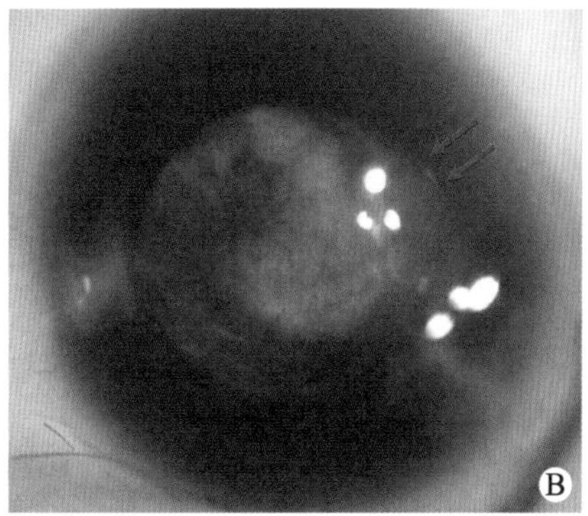


图33-1　患者双眼术前

【实验室检查】

血尿常规、肝肾功能和电解质未见明显异常，TORCH：CMV-IgG、RV-IgG和HSV I-IgG阳性。

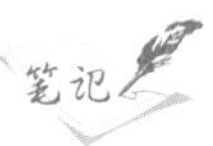

【特殊检查】

眼轴（2017 年 7 月 24 日）：右眼 19.82 mm，左眼 20.72 mm（Axis nano，Quantel Medical，French）。

B 超：双眼玻璃体腔未见明显异常（Cinescan S，Quantel Medical，French）。

角膜直径（术中测量）：右眼横径 8.5 mm、纵径 8 mm，左眼横径 8 mm、纵径 7.5 mm。

【诊断】

左眼视轴区混浊；左眼人工晶状体眼；右眼白内障术后无晶状体眼；双眼先天性小角膜；双眼形觉剥夺性弱视；知觉性外斜视。

【治疗经过】

全身麻醉下手术治疗，先行左眼手术。术中发现人工晶状体植入于睫状沟，轻度下移，皮质增生伴有视轴区机化混浊，选择角膜缘入路 23 G 视轴区混浊切除 + 前段玻璃体切除术。1 周后行右眼手术，睫状沟植入三片式可折叠人工晶状体（预留 +4.56 D）。

【随访】

1. 药物毒性角膜炎

左眼术后 3 日，瞳孔药物散不大，前房出现絮状渗出物，局部加强糖皮质激素用量（妥布霉素地塞米松滴眼液每日 4 次，妥布霉素地塞米松眼膏每日 2 次），加强活动瞳孔防止粘连（复方托吡卡胺滴眼液每日 3 次，阿托品眼用凝胶每日 2 次）。至术后 14 日炎症控制，局部激素使用次数递减，阿托品凝胶隔日 1 次，复方托吡卡胺滴眼液每日 2 次。至术后 28 日复诊，出现药物毒性角膜炎，停所有局部用药，采用血清治疗（父母血清），术后 2 周上皮修复。

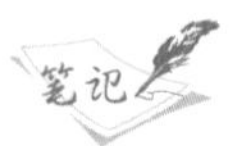

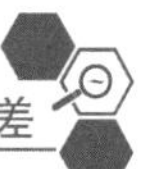

2. 视轴区混浊

术后3个月时复诊，出现双眼视轴区混浊，左眼明显，滴鼻麻醉下行左眼YAG激光治疗（图33-2）。

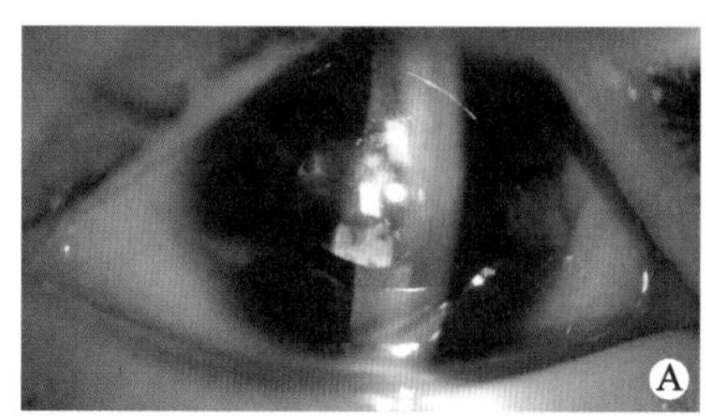
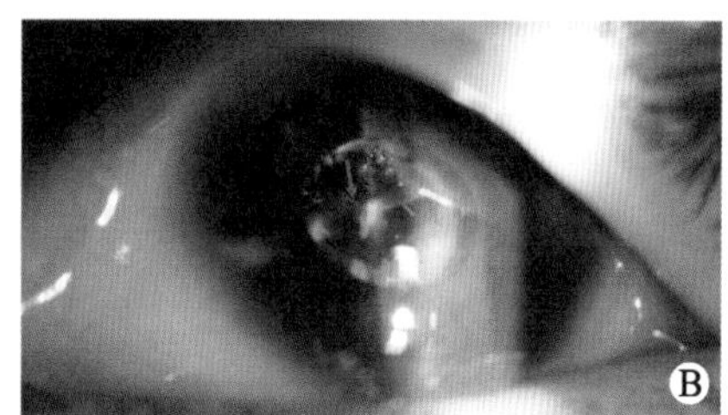

A. 术前照片；B. 术后照片，瞳孔中央2 mm范围混浊切开，游离的混浊后囊膜漂入玻璃体腔，如箭头所示。

图33-2　左眼YAG激光后囊膜切开术术前、术后

3. 术后眼压及屈光状态

患儿术后1年复诊时，家长诉可穿珠，喜视近物。术后1年随访眼压均正常。2020年1月，术后2年半复诊测眼压，右眼19.8～20.0 mmHg，左眼21.1～22.2 mmHg，嘱密切监测眼压，暂未使用降眼压药物。术后检影验光结果如下。

术后半年：右眼+4.00 DS=0.3（Teller视力）；左眼+3.75 DS=0.3（Teller视力）。

术后1年：右眼+3.50 DS=0.3（Teller视力）；左眼+3.50 DS=0.3（Teller视力）。

术后2年：右眼+2.00 DS/-0.50 DC×100；左眼+3.00 DS/-1.00 DC×180。

## 病例分析

【病例特点】

（1）患儿一期白内障手术后1年复诊，左眼视轴区皮质增生混

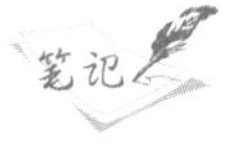

浊机化，眼底红光反射微弱，影响视力发育。

（2）右眼术后无晶状体眼，左眼人工晶状体眼，双眼严重屈光参差。

【诊疗思路分析】

（1）左眼的视轴区混浊，严重影响视力发育，急需进行手术治疗。我们选择23 G玻璃体切割系统清除混浊并补充做前段玻璃体切除术。

（2）为了消除双眼的屈光状态极度不平衡，行右眼二期人工晶状体植入。

## 赵云娥教授病例点评

随着23/25 G玻璃体切割技术的应用，行先天性白内障手术时，切除后囊膜及前段玻璃体，使晶状体周边的后囊膜与中央玻璃体不在一个平面上，消除了晶状体上皮细胞增生、移行和纤维化的支架，阻断了晶状体上皮细胞及其衍生细胞向视轴区移行发生混浊的途径，从而大大减少了后发性白内障的发生。尽管如此，仍然有一定比例在玻璃体切除术后还会发生视轴区混浊。本例患儿5月龄时于外院已完成左眼白内障摘除联合一期人工晶状体植入，然而术后2个月即发生了视轴区的混浊。由于其视轴区增生的皮质较密集，YAG激光不一定能完全打开混浊区，而且激光术后前房内漂散的皮质可能堵塞房角造成继发性青光眼的可能。患儿家长在术后1年找到我们，此时患儿不仅视轴区严重混浊，同时合并外斜视，眼球震颤。因此，我们决定使用23 G玻璃体切割系统进行视轴区混浊切除和皮质清除，并且进一步切除了前段玻璃体。遗憾的是，这位小患者在左眼二期手术后3个月又发生了视轴区的混浊，分析

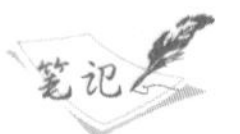

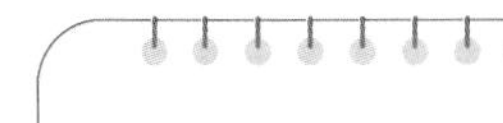

是因为增生的皮质移行到玻璃体纤维支架上产生混浊，周围并未见明显的皮质增生，故这次采用的治疗方案是 YAG 激光切开。

患儿在 5 月龄时接受了当地医生的手术治疗，他们为她左眼植入了人工晶状体，然而右眼的情况又不一样。从颞上方的大切口和缝线痕迹来看，推测可能当时医生也给她植入了人工晶状体，又不知道什么原因扩大切口取出了人工晶状体，从而造成了一眼人工晶状体眼和一眼无晶状体眼的局面。这给了我们一个两难的选择，一方面，我们不能放任其双眼不平衡状态不处理；另一方面患儿角膜直径小，瞳孔不能散大，首次手术后周边囊袋情况不明，二期植入人工晶状体也面临风险。由于可见范围内颞下周边囊膜没法查及，人工晶状体不一定能植入囊袋内，甚至，如果缺乏足够的囊膜支撑，有可能需要进行悬吊植入，而这对于 2 岁的患儿来说，将面临很多并发症的可能。所幸，术中探查发现周边囊膜残存尚足以支撑，我们将人工晶状体植入于睫状沟。这个病例给我们临床医生一个警示：对于小婴儿的先天性白内障来说，娴熟的手术技术和手术前的周密设计，是良好术后效果的前提。

很多文献认为小角膜是先天性白内障术后继发性青光眼的危险因素。我们这个小角膜的患儿，在 4 岁半左右，即我们的手术后 2 年半左右，双眼眼压升高，右眼 19.8 ~ 20.0 mmHg，左眼 21.1 ~ 22.2 mmHg，尤其是左眼，在临界范围，接下来需要密切观察。

最后，患儿眼部组织结构脆弱，容易对局部用药不耐受，出现药物毒性角膜炎。尤其是这位 2 次手术的患儿，我们为了减轻炎症，加强的局部用药导致了角膜损伤，在术后 28 天时出现了药物毒性角膜炎。为此，我们停止了局部用药，使用父母血清促进了角膜修复。

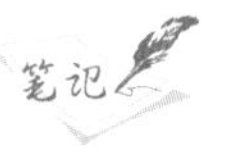

## 参考文献

1. VASAVADA A R, TRIVEDI R H, NATH V C. Visual axis opacification after AcrySof intraocular lens implantation in children [J]. Journal of Cataract and Refractive Surgery, 2004, 30(5): 1073 - 1081.

2. SHARMA N, PUSHKER N, DADA T, et al. Complications of pediatric cataract surgery and intraocular lens implantation [J]. Journal of Cataract and Refractive Surgery, 1999, 25(12): 1585 - 1588.

3. CAO K, WANG J, ZHANG J, et al. Efficacy and safety of vitrectomy for congenital cataract surgery: a systematic review and meta-analysis based on randomized and controlled trials [J]. Acta Ophthalmology, 2019, 97(3): 233 - 239.

（王丹丹 整理）

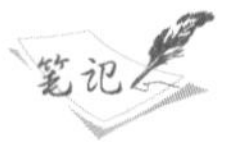

# 病例 34
# 先天性白内障术后后发性白内障

## 病历摘要

【基本信息】

患儿，男，6 月龄。

**现病史：**5 个月前于外院发现“双眼先天性白内障”，并于 2 周前于外院行“双眼先天性白内障囊外摘除术”，现来我院术后复查，门诊发现双眼瞳孔区发白，无眼红、眼痛、眼部分泌物增多，以“双眼后发性白内障”收住入院。

**个人史：**早产、剖宫产，孕 $32^{+1}$周，出生体重约 2700 g，有吸氧史，父母及 2 位姐姐均无白内障病史。

【全身情况】

身高 59 cm、体重 7 kg 基本正常，心脏彩超显示三尖瓣轻度反

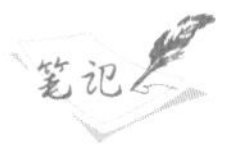

流，余未见明显异常。

【专科检查】

双眼能追光，不能追物。眼压：右眼 14.3 mmHg，左眼 15.4 mmHg。双眼结膜无充血，角膜透明，前房深度正常，房水清，瞳孔圆，药物性散大，直径约 5 mm，晶状体缺如、后囊膜混浊（图 34－1）。全身麻醉下 Retcam 结果显示右眼眼底隐见视盘界清，后极部视网膜平伏，Ⅱ区及Ⅲ区视网膜窥不清。左眼眼底隐见视盘界清，视网膜平伏，Ⅲ区视网膜窥不清（图 34－2）。

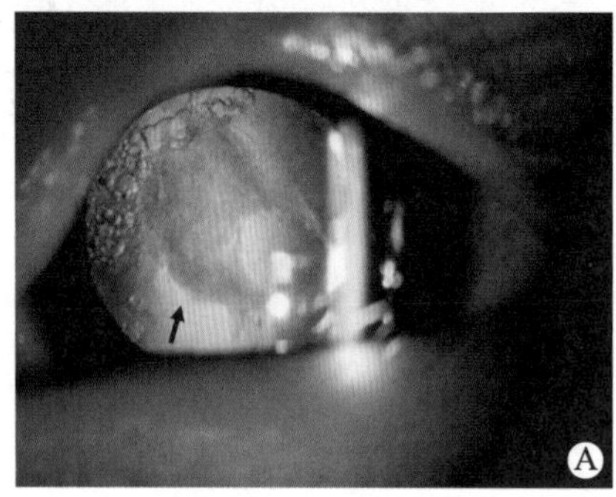

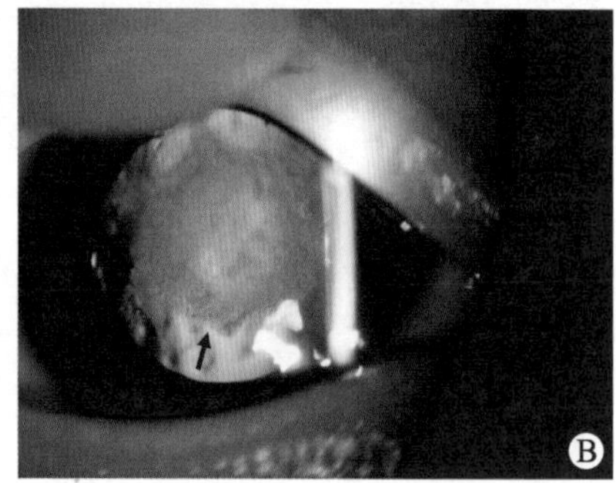


A. 右眼，箭头提示混浊后囊膜；B. 左眼，箭头提示混浊后囊膜。

图 34－1　患儿双眼裂隙灯前节

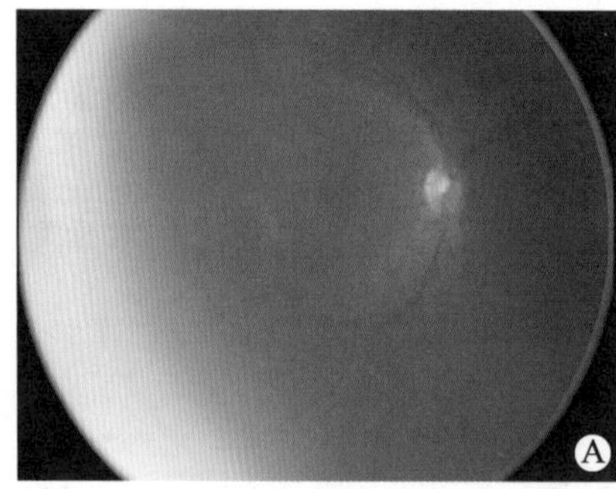

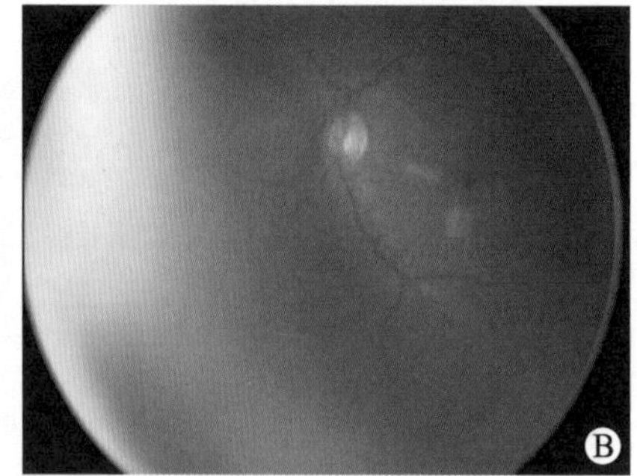


A. 右眼；B. 左眼。

图 34－2　患儿双眼 Retcam 眼底

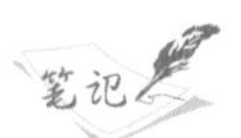

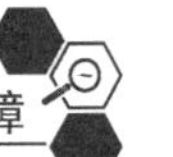

【实验室检查】

血尿常规、肝肾功能和电解质未见明显异常。TORCH：HSV Ⅰ-IgG 和 CMV-IgG 阳性，余结果阴性。

【特殊检查】

B 超（患儿 3 月龄时，图 34－3）：双眼晶状体回声异常（Cinescan S，Quantel Medical，French）。

眼轴（A 超测量）：右眼 17.27 mm，左眼 17.96 mm（Axis nano，Quantel Medical，French）。

角膜直径：右眼横径约 10.0 mm，纵径约 9.0 mm；左眼横径约 9.5 mm，纵径约 9.5 mm。

角膜曲率：右眼 43.00 D@15，48.25 D@105；左眼 42.25 D@167，47.75 D@77（PachPen，Accutome，US）。

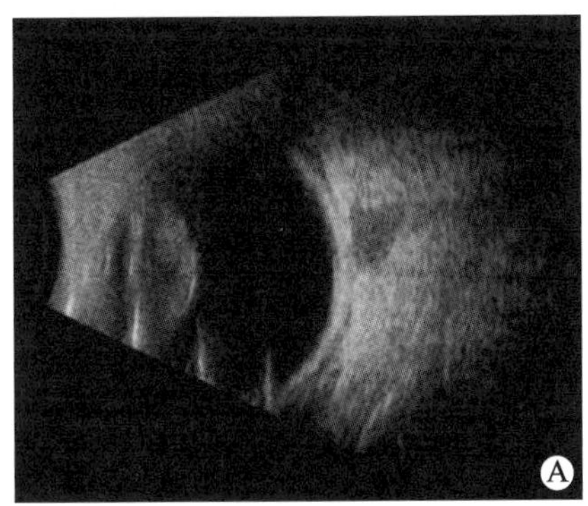


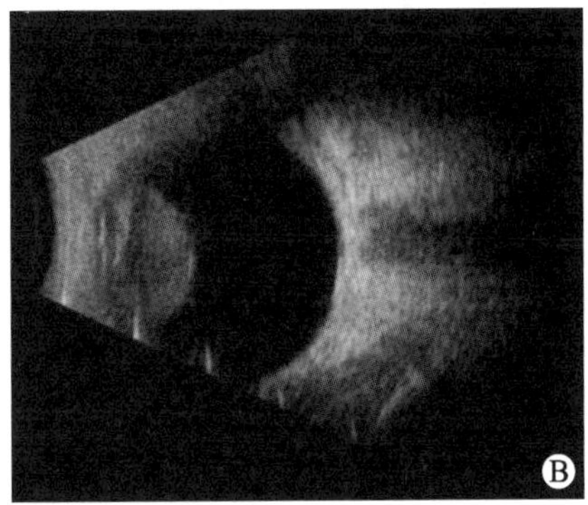


A. 右眼；B. 左眼。

图 34－3 患儿 3 月龄时（未行眼部手术）双眼 B 超

【诊断】

双眼后发性白内障（posterior capsule opacification，PCO）；双眼无晶状体眼。

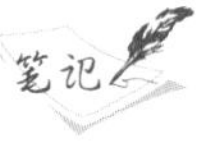

【治疗经过】

患儿术前局部给予0.5%的左氧氟沙星滴眼液清洁结膜囊，在明确诊断、排除手术禁忌证后，在全身麻醉下行“右眼中央后囊膜切除+前段玻璃体切除术”。术中见晶状体后囊膜完整、残留囊膜混浊机化明显（图34－4A），分别做2点及9点位角膜侧切口，23 G玻璃体切割头角膜缘入路切除机化膜及中央区后囊膜、部分前段玻璃体，后囊口直径约2.5 mm（图34－4B），侧切口各缝合一针。术毕，球结膜下注射地塞米松注射液0.5 mg。隔日行左眼手术。

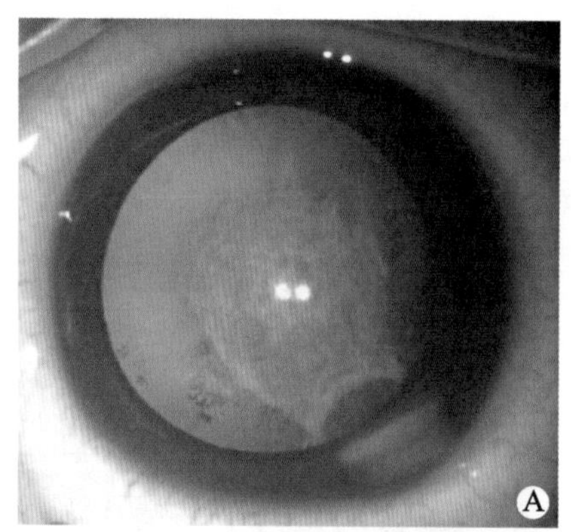
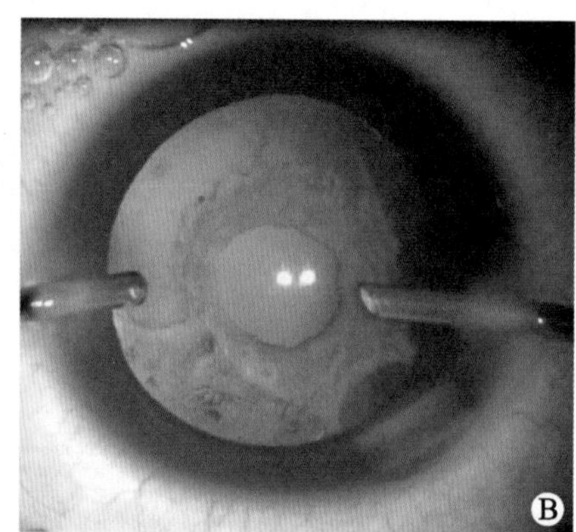

图34－4　右眼术中照

屈光矫正：患儿家长选择框架眼镜进行屈光矫正，术后3天检影验光结果：右眼＋25.00 DS/－2.00 DC×180，左眼＋24.00 DS/－2.00 DC×180，实配处方：右眼＋25.00 DS，左眼＋24.00 DS。戴上眼镜，患儿能灵活追物。

【随访】

患儿随访至术后8个月，随访期间双眼角膜透明，瞳孔圆，视轴区透明，眼压正常。术后3个月检影验光结果：右眼＋23.00 DS/

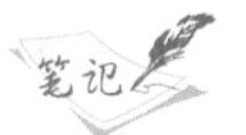

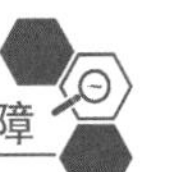

-0.50 DC×180，左眼 +24.00 DS/ -0.50 DC×180。术后6个月检影验光结果：右眼 +23.00 DS，左眼 +23.00 DS。

## 病例分析

【病例特点】

（1）患儿，男，6月龄，因“双眼白内障摘除术后2周瞳孔区发白”入院。

（2）患儿于外院行“双眼先天性白内障囊外摘除术”，但并未行中央后囊膜切除及前段玻璃体切除。

（3）患儿术后2周来我院就诊时已发生明显的双眼后发性白内障。

【诊疗思路分析】

（1）患儿双眼先天性白内障病史明确，2周前曾于外院行双眼白内障摘除手术，其后发生了明显的后囊膜混浊，双眼后发性白内障诊断明确。

（2）患儿首次手术仅做了白内障摘除，须施行第2次手术，完成中央后囊膜切除及前段玻璃体切除。

【后发性白内障】

PCO是先天性白内障术后最常见并发症之一。先天性白内障术后PCO常发生得更快，也常表现得更为致密，且手术年龄越早，发生PCO的风险越大。同时，PCO与后囊膜切除及前段玻璃体切除的施行密切相关。早期的先天性白内障手术，受限于当时的技术条件，人们并未意识到中央后囊膜切除的重要性。随着手术技术的进步，特别是20世纪70年代以来玻璃体切除术的开展，人们逐渐

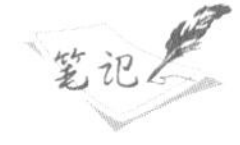

意识到后囊膜切除及前段玻璃体切除可以大大降低先天性白内障术后 PCO 的发生。文献报道，如未行中央后囊膜切除，儿童白内障术后 PCO 发生率可达 39%～100%。Chrousos 等报道 PCO 的发生率与中央后囊膜切除的直径大小密切相关，在没有行后囊膜切除的患儿中，PCO 发生率为 62%；在后囊膜切除直径较小的患儿中，PCO 发生率约为 12%；而在直径较大的患儿中，未观察到 PCO 发生。梁天蔚等人研究认为是否植入人工晶状体不影响 PCO 的发生率，但植入人工晶状体能降低 PCO 的混浊程度。此外，一般认为疏水性丙烯酸酯材质、直角边缘的人工晶状体能够降低 PCO 的发生率。

## 赵云娥教授病例点评

根据视觉发育的关键期理论，对于先天性白内障，一般认为单眼患儿在 4～6 周龄前、双眼患儿在 6～8 周龄前手术可获得较好的视力预后。先天性白内障早期干预的目的是重建物像进入眼内的光路，促进视功能的重建与发育。显然，后发性白内障会大大降低先天性白内障患儿的手术效果，必须严密监控并及时处理。对于本例患儿，外院于 5 月龄左右施行了手术，时间稍晚，可能与患儿为早产儿、麻醉及手术风险较大有关，也可能因患儿家属就医较晚。但比较遗憾的是，外院在施行白内障手术时，像成人白内障手术那样，并未对后囊膜进行任何处理。但婴幼儿并非缩小版的成人，先天性白内障手术如不处理后囊膜及前段玻璃体，术后 PCO 发生率是非常高的。本例患儿在术后 2 周内，就发生了严重的 PCO、后囊膜机化混浊明显，实际上如不及时干预，第 1 次手术的价值就很有限了，同时还对患儿造成了手术打击，有一定的警示作用。我们为

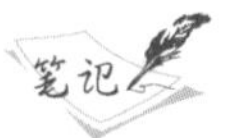

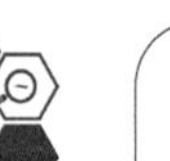

患儿进行了中央后囊膜切除及部分前段玻璃体切除，同时辅以术后屈光矫正，促进患儿视功能的重建。

## 参考文献

1. WILSON M E, TRIVEDI R H, PANDEY S K. Pediatric cataract surgery: techniques, complications, and management [J]. Lippincott Williams & Wilkins, 2005: 247 – 354.

2. CHROUSOS G A, PARKS M M, O'NEILL J F. Incidence of chronic glaucoma, retinal detachment and secondary membrane surgery in pediatric aphakic patients [J]. Ophthalmology, 1984, 91(10): 1238 – 1241.

3. 梁天蔚, 赵军阳, 李莉, 等. 儿童后发性白内障的相关危险因素分析 [J]. 中国斜视与小儿眼科杂志, 2016, 24(3): 13 – 16, 12.

4. DEWEY S. Posterior capsule opacification [J]. Current opinion in ophthalmology, 2006, 17(1): 45 – 53.

（张冰　整理）

笔记

# 病例 35
# 先天性白内障术后无晶状体眼继发青光眼

## 病历摘要

【基本信息】

患儿，女，2 月龄。

**主诉：** 发现双眼瞳孔区发白 1 个月，于 2017 年 7 月 26 日到我院就诊。

**个人史：** 患儿足月顺产，G1P1，出生体重 3700 g。患儿母亲及外公均确诊为先天性白内障。否认眼部手术及外伤史，否认近亲结婚，否认产伤史，否认系统性疾病史。

【全身情况】

身高 70 cm，体重 8.5 kg，发育正常。心、肺、腹部检查未见

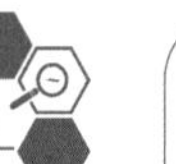

明显异常。心脏彩超(－)，胸部X线片(－)。

【专科检查】

矫正视力：双眼无法追光。眼压：右眼13.0 mmHg，左眼11.0 mmHg（iCare，Vantaa，Finland）。双眼角膜映光点＋15°，眼球震颤。裂隙灯检查发现双眼角膜透明，前房深清，瞳孔直接和间接对光反射正常，直径约3 mm，双眼晶状体核性灰白色致密混浊（图35－1），眼底窥不入。

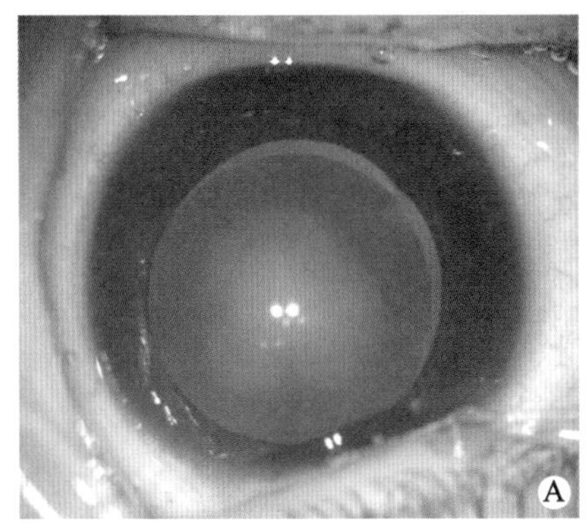

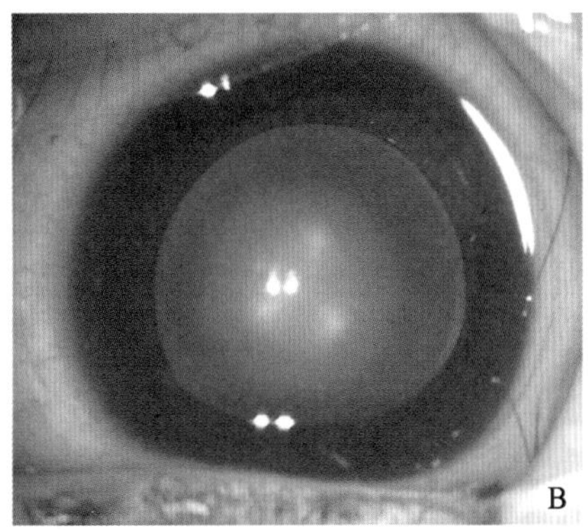

A. 右眼术前；B. 左眼术前。

图35－1　术前显微镜下大体照

【实验室检查】

血尿常规、肝肾功能和电解质未见明显异常，TORCH未见明显异常。

【特殊检查】

眼轴（A超测量）：右眼18.83 mm，左眼18.55 mm（Axis nano，Quantel Medical，French）。

角膜直径：OU横径9.0 mm，纵径8.5 mm。

角膜曲率：右眼46.50 D@15/48.75 D@105，左眼45.25 D@6/47.50 D@96（PachPen，Accutome，US）。

角膜厚度：右眼628 μm，左眼599 μm（PachPen，Accutome，US）。

B 超：双眼玻璃体腔内散在光点，双眼视盘前欠光滑（Cinescan S，Quantel Medical，French）。

术中房角镜检查：右眼全周房角开放，鼻下方可见少量梳状韧带，左眼全周房角开放，鼻下方可见少量梳状韧带。

【诊断】

双眼先天性白内障；双眼小角膜；内斜视；双眼弱视；双眼眼球震颤。

【治疗经过】

患儿入院后局部给予 0.5% 的左氧氟沙星滴眼液清洁结膜囊，在明确诊断、排除手术禁忌证后，于 2017 年 9 月 4 日和 2017 年 9 月 6 日全身麻醉下行“角膜缘入路 23 G 晶状体切除术 + 中央后囊膜切除术 + 前段玻璃体切除术（玻璃体切割头切除前后囊膜）”，手术顺利。

术后使用 0.5% 的左氧氟沙星滴眼液预防感染，每日 4 次，2 周后停药，妥布霉素地塞米松滴眼液局部抗炎，每日 4 次，每周减少 1 次至术后 4 周停药，复方托吡卡胺滴眼液每晚 1 次，活动瞳孔至术后 1 个月停药。

术后 1 周患儿验光：右眼 +18.00 D，左眼 +19.50 D。予以配镜治疗。

【随访】

患儿术后 1 个月随访时，无不适症状，双眼注视佳，角膜映光点正位，轻度眼球震颤，裂隙灯查体无殊，查眼压：右眼 14.0 mmHg，左眼 14.0 mmHg。术后 3 个月复查时，无不适症状，双眼查体如前，查眼压：右眼 14.0 mmHg，左眼 14.0 mmHg；眼轴：右眼 19.37 mm，左眼 18.77 mm。

术后 6 个月复查时，家长诉患儿常常哭闹不安 1 月余，伴双眼

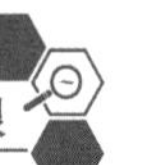

畏光流泪，查体发现右眼角膜水肿，上皮弥漫性点状脱落，左眼角膜透明，双眼前房深，瞳孔圆，对光反射正常，瞳孔区透亮，眼底红光佳。眼压：右眼 35.0 mmHg，左眼 12.0 mmHg，眼轴：右眼 20.55 mm，左眼 18.77 mm。考虑"右眼继发性青光眼"收住入院，予以布林佐胺滴眼液，眼压控制欠佳。经青光眼专科会诊后加用噻吗洛尔滴眼液和拉坦前列腺素滴眼液，眼压仍控制不佳。和家长沟通后，拟手术干预，全身麻醉下检查：中轴前房深度正常，瞳孔圆，无后粘连，视轴区透明（图 35－2），查房角镜发现右眼全周房角关闭。行"右眼周边虹膜切除＋房角分离术"(图 35－3)。其后 1 年的随访中，患儿眼压未再升高。

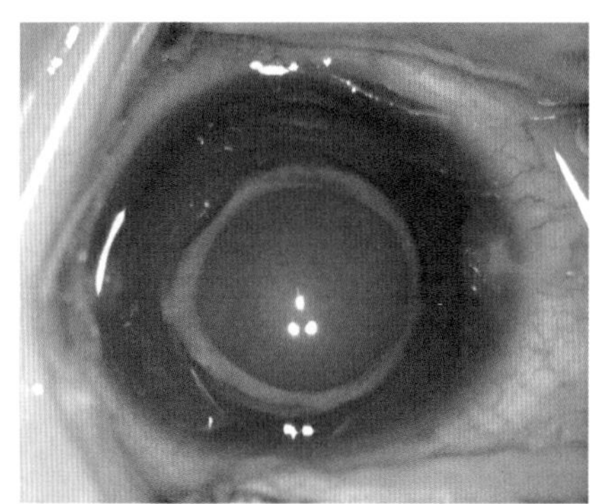

图 35－2　术中显微镜下照片

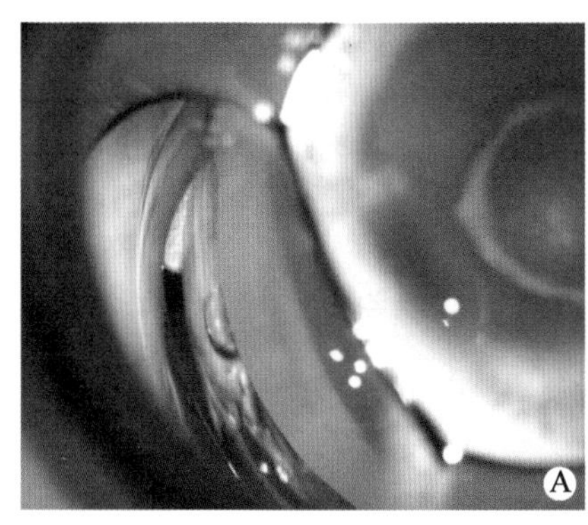


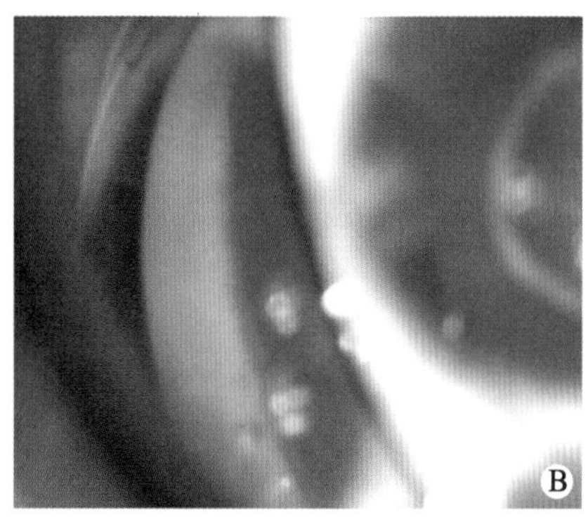


A. 房角分离前；B. 房角分离后。

图 35－3　术中显微镜下房角

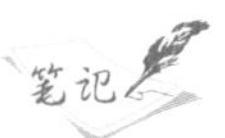

## 病例分析

【病例特点】

（1）患儿术后早期恢复良好，6 个月复查发现眼压高，眼轴不正常增长（3 个月眼轴：右眼 19.37 mm，左眼 18.77 mm；6 个月：右眼 20.55 mm，左眼 18.77 mm）。

（2）降眼压药物治疗无效，房角关闭。

【诊疗思路分析】

（1）患儿术后 6 个月复查，哭闹不安伴右眼畏光流泪 1 个月，眼压高。

（2）药物降眼压无效，提示存在房角关闭可能，所以决定全身麻醉下行房角检查，并同时做好手术干预的准备，若证实房角关闭，则拟行周边虹膜切除合并房角分离术。

【先天性白内障术后青光眼】

青光眼是先天性白内障术后最常见且最严重的并发症之一，而且其发病风险随年龄呈逐年增加的趋势。先天性白内障术后青光眼主要有两种发病机制：开角型（房角开放 >180°）和闭角型（房角开放 <180°），后者主要有两种原因：急性瞳孔阻滞和进展性周边虹膜前粘连（peripheral anterior synechiae，PAS）的形成。其危险因素包括手术年龄小、小角膜、散瞳困难、葡萄膜炎伴随瞳孔区渗出膜形成、慢性炎症、皮质残留、晶状体上皮细胞增殖、永存胚胎血管和睫状沟植入人工晶状体等。

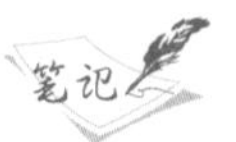


儿童无晶状体眼治疗研究小组（Infant Aphakia Treatment Study，IATS）提出的先天性白内障术后继发青光眼的诊断标准可以作为临

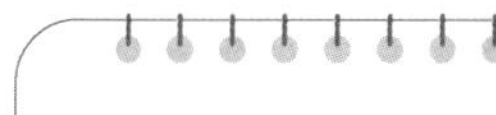

床治疗的重要参考（表35－1）。

表35－1　先天性白内障术后继发青光眼、可疑青光眼和青光眼相关不良事件的定义

| | 定义 |
|---|---|
| 青光眼 | 眼压＞21 mmHg，同时满足至少一条以下条件：①角膜变大；②不对称变性近视漂移伴随角膜直径变大和（或）眼轴增长；③杯盘比增长，≥0.2；④接受抗青光眼手术 |
| 可疑青光眼 | 满足以下任一条件：①在停止使用糖皮质激素药物后连续两次随访出现眼压＞21 mmHg，且未出现上述青光眼相关的解剖学改变；②使用抗青光眼药物控制眼压，且未出现上述青光眼相关的解剖学改变 |
| 青光眼相关不良事件 | 青光眼和可疑青光眼合称为青光眼相关不良事件 |

## 赵云娥教授病例点评

对于严重的先天性白内障来说，尽早手术是视力得以正常发育的必要条件。对先天性白内障术后的患儿需要时刻警惕青光眼的发生，定期测量眼压非常有必要。尽管目前对先天性白内障术后继发青光眼的机制未知，但是及时准确的诊断对患儿的预后至关重要。不同于常见的原发性开角型青光眼，先天性白内障还常伴随其他眼部发育异常，例如小眼球、小角膜、永存原始玻璃体增生症等，它们也可能是青光眼发生的独立危险因素。因为该患者群体具有发病年龄小、风险高、患病时间长、家庭和社会负担重等特点，一旦发病，对患者本身及其家庭的影响将是长远甚至一生的，对国家和社会的负担更是不可估量。遗憾的是，截至目前针对先天性白内障术后继发青光眼机制的研究报道寥寥无几。

尽管绝大部分青光眼是晚发的开角型青光眼，但是早发的闭角

型青光眼也有报道。本病例中，我们观察到全周虹膜前粘连，导致闭角型青光眼。患儿首次手术之前房角正常，可能是因为术后慢性炎症，引起进展性 PAS。通过房角分离，术后眼压恢复了正常，在之后 1 年的随访中维持在正常水平。

本例患儿 2 个月，小角膜，术后青光眼风险大。对于这样的眼睛，白内障手术时联合做周边虹膜切除可以降低发生闭角型青光眼的可能性。我们在 2 次手术时，进行了房角分离，并联合做了周边虹膜切除术，预防再次出现虹膜周边前粘连而再次发生闭角型青光眼。

虽然患儿经过第 2 次抗青光眼手术后眼压得到了控制，但是远期开角型青光眼的风险仍然需要警惕。

## 参考文献

1. SOLEBO A L, RUSSELL-EGGITT I, CUMBERLAND P M, et al. Risks and outcomes associated with primary intraocular lens implantation in children under 2 years of age: The IoLunder2 cohort study [J]. The British Journal of Ophthalmology, 2015, 99(11): 1471 - 1476.
2. HAARGAARD B, RITZ C, OUDIN A, et al. Risk of glaucoma after pediatric cataract surgery [J]. Investigation Ophthalmology & Visual Science, 2008, 49(5): 1791 - 1796.
3. EZEGWUI I, RAVINDRAN M, PAWAR N, et al. Glaucoma following childhood cataract surgery: the South India experience [J]. International Journal of Ophthalmology, 2018, 38(6): 2321 - 2325.
4. WALTON D S, LICHTER P R, ING M, et al. Pediatric aphakic glaucoma: A study of 65 patients [J]. Transactions of the American Ophthalmological Society, 1995, 93: 403 - 413.

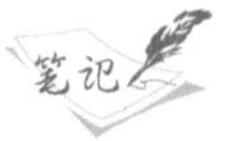


（李璋亮 整理）

# 病例 36
# 一期人工晶状体植入术后视轴区混浊

## 病历摘要

【基本信息】

患儿，男，1 岁 11 个月。

**现病史：**患儿出生时家长发现其右眼瞳孔发白，左眼不明显，经检查发现“双眼先天性白内障”，于 2017 年 4 月 23 日（1 岁 9 个月）深圳某医院行“双眼白内障手术”，术中植入人工晶状体，具体术式不详。术后 1 周再次发现左眼瞳孔灰白，逐渐加重 1 月余。现患儿能追物、每天交替遮盖 2 小时，左眼追物能力较差。门诊以“左眼后发性白内障”于 2017 年 6 月 5 日收住入院。

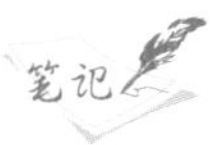


**个人史：**患儿早产 $33^{+4}$周出生，出生体重 2270 g，父母非近亲

结婚，家族中无类似病例。

【全身情况】

身高 85 cm，体重 11 kg。生长发育情况可。心、肺和腹部检查未见明显异常。生理反射存在，病理反射未引出。

【专科检查】

双眼 Teller 视力检查不配合，能追光。眼压：右眼 12 mmHg，左眼 12 mmHg（iCare，Vantaa，Finland），角膜透明，前房深，房水清，瞳孔圆，直径约 3 mm，对光反射存。右眼局部结膜充血，颞侧透明角膜切口缝线存，右眼视轴区轻度混浊，中央约 2 mm 范围内混浊较轻，相对透明，IOL 位置正常（图 36 – 1A）；左眼结膜无充血，颞上透明角膜切口愈合佳，瞳孔药物性散大可达 7.5 mm，IOL 表面灰白色机化混浊、前后囊膜窥不清，眼底不清（图 36 – 1B）。

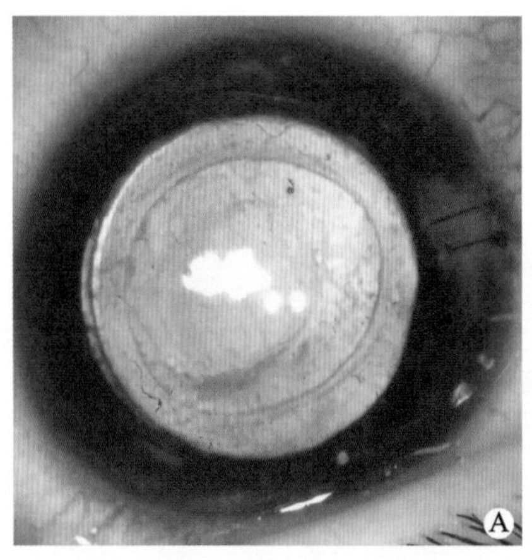


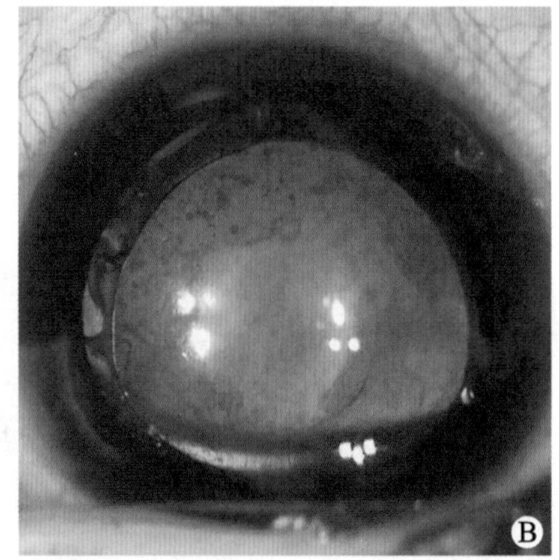


A. 右眼；B. 左眼。

图 36 –1　手术显微镜下大体照

【实验室检查】

血尿常规、肝肾功能和电解质，以及 TORCH 均未见明显异常。

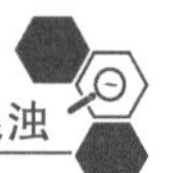

【特殊检查】

眼轴：右眼 19.05 mm，左眼 19.90 mm。

角膜直径：右眼横径 10.0 mm，纵径 10.0 mm；左眼横径 10.0 mm，纵径 9.5 mm。

B 超：双眼玻璃体腔未见明显异常。

【诊断】

双眼视轴区混浊；双眼人工晶状体眼；双眼弱视。

【治疗经过】

患儿入院后局部给予 0.5% 的左氧氟沙星滴眼液预防感染，在明确诊断、排除手术禁忌证后，于 2017 年 6 月 6 日全身麻醉下行“左眼微切口前囊机化膜切除术”。术中见混浊灰色机化膜形成，沿前囊口全周并附着人工晶状体前表面，前囊口境界不清，人工晶状体位正（图 36 －2A）。23 G 玻璃体切割头切除机化膜，发现上方前囊口轻度收缩变小伴有囊袋内皮质增生，后囊口偏小，玻璃体切除区前表面轻度混浊（图 36 －2B），修切前囊口边缘，清除囊袋内皮质，玻璃体切割头绕过人工晶状体边缘伸入后面，修切后囊孔及前部玻璃体，术毕前后囊口大小可，视轴区红光反射佳（图 36 －2C），注气形成前房。

术后使用 0.5% 的左氧氟沙星滴眼液预防感染，每日 4 次，2 周后停药，妥布霉素地塞米松滴眼液局部抗炎，每日 4 次，每周减少 1 次至术后 4 周停药，复方托吡卡胺滴眼液每晚 1 次，活动瞳孔至术后 1 个月停药。术后 3 日进行验光配镜，右眼：+2.50 DS/ －0.50 DC ×180，左眼：+3.00 DS/ －0.50 DC ×180。此后定期随访，监测眼压，继续进行弱视训练。

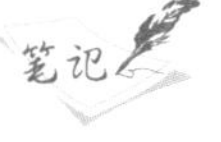

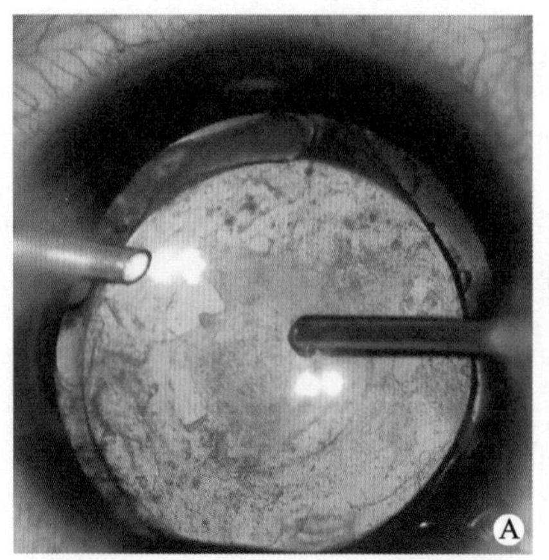


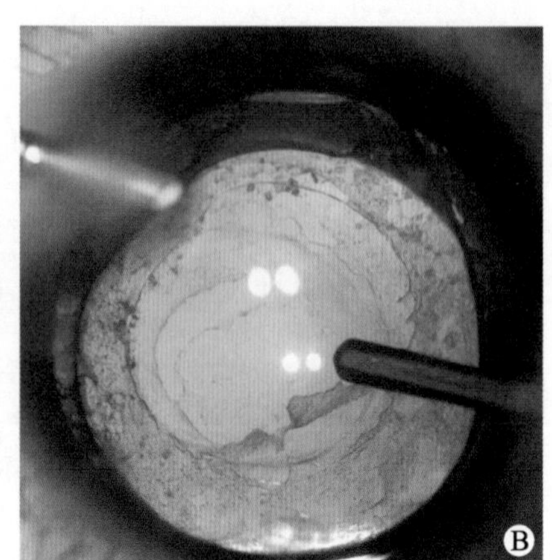


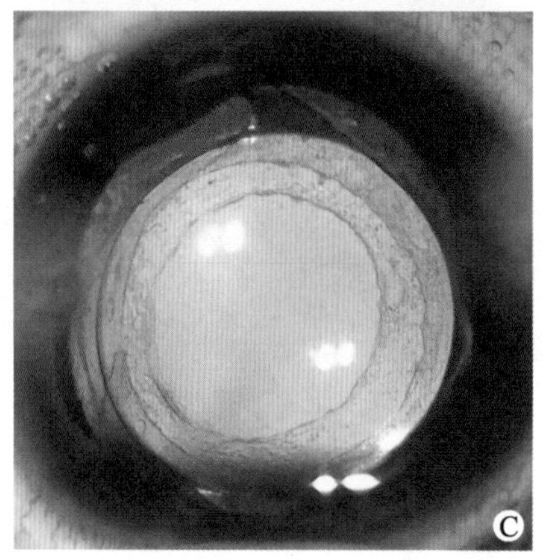


图 36－2 术中显微镜下大体照

## 【治疗结果及随访】

术后 1 周眼科检查：视力检查不配合，能够追物。眼压：右眼 15.2 mmHg，左眼 14.7 mmHg。左眼角膜透明，切口密闭，前房深，房水闪辉( + )，瞳孔药物性散大，直径约 5 mm，对光反射存，人工晶状体透明位正，眼底红光反射可见。术后 6 个月时，右眼 VAO 进展，行 YAG 激光治疗。具体随访情况见表 36－1。

笔记

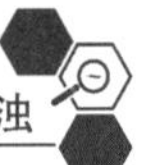

表 36－1　患儿术后随访记录

| 术后时间（月） | 矫正视力 | | 验光 | | 眼压（mmHg） | |
|---|---|---|---|---|---|---|
| | OD | OS | OD | OS | OD | OS |
| 1 | | | +2.00 DS/ －0.50 DC×180 | +2.50 DS/ －0.50 DC×180 | 14.0 | 14.0 |
| 3 | | | +2.00 DS/ －0.50 DC×180 | +2.50 DS/ －0.50 DC×180 | 14.0 | 14.0 |
| 6 | | | +2.00 DS/ －0.50 DC×180 | +2.50 DS/ －0.50 DC×180 | 14.0 | 15.0 |
| 12 | 0.2 | 0.2 | －1.00 DS/ +1.00 D×90 | －0.00 DS/ －0.75 DC×180 | 12.2 | 12.0 |
| 21 | 0.2 | 0.3 | －0.00 DS/ －1.00 DC×180 | －0.00 DS/ －0.75 DC×180 | 15.7 | 11.3 |
| 27 | 0.4 | 0.5 | －2.50 DS/ －1.00 DC×60 | －1.25 DS/ －1.00 DC×175 | — | — |

注：术后6个月时，右眼VAO进展，行YAG激光治疗。

## 病例分析

### 【病例特点】

（1）患儿早产儿，接近2岁，既往病史诊断明确，1月余前有“双眼晶状体摘除＋人工晶状体植入”手术史。

（2）专科检查：右眼视轴区轻度混浊，IOL位置正常，眼底红光反射佳；左眼IOL表面混浊、前后囊膜窥不清，眼底红光反射弱。

### 【诊疗思路分析】

（1）结合患儿的既往先天性白内障诊断及第1次手术资料，视轴区混浊诊断明确，混浊原因是保留的后囊膜混浊引起的“后发性

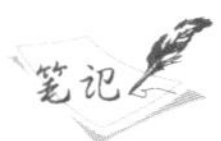

白内障”还是后囊膜、玻璃体切除术后发生的视轴区混浊，有待术中明确。

（2）右眼视轴区轻度混浊，眼底红光反射佳，暂时予以观察，不予手术。

（3）左眼 IOL 表面膜样混浊、眼底红光反射弱，视轴区严重的混浊明显影响后续的视力康复，应尽早手术。

【视轴区混浊】

在儿童白内障术后康复中，最重要的因素是保持视轴清晰。先天性白内障术后需要 2 次手术处理的重要原因是纤维增生机化伴或不伴晶状体皮质再增殖造成的 VAO，这不同于成人白内障术后常见的后囊膜混浊。VAO 是儿童白内障术后常见的并发症之一，为了降低先天性白内障术后 VAO 的发生率，有经验的眼科医生在晶状体切除或超声乳化吸除白内障的同时，常规施行前部玻璃体切除联合中央后囊膜切除或撕除术。但即使医生拥有最好的技术、IOL 和器械，儿童白内障术后发生 VAO 也在所难免，文献报道中联合 IOL 植入的儿童白内障术后发生 VAO 的概率波动为 4%～40%，再次手术进行晶状体表面增殖膜切除的中位时间大概为一期术后 5 个月，最早 1～2 个月即出现严重的 VAO 需要再次进行手术。

## 赵云娥教授病例点评

大家都知道，婴幼儿先天性白内障术后，前房炎症反应可能会比较重。有时会出现前房纤维素性的成型渗出，在短效散瞳剂活动瞳孔和加强类固醇皮质激素治疗后，大部分病例炎症减轻、渗出吸收，视轴区转为透明，但是也有少数病例，渗出膜伴随纤维机化膜固定下来，需要手术处理。本例患儿，就是属于这一类型的 VAO。

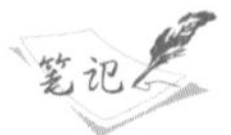

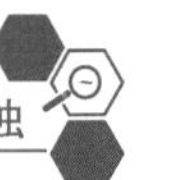

我们在手术过程中发现，纤维机化膜紧贴于人工晶状体表面，并且和前囊口连成一片，当清除干净机化膜后，显示出前囊口的轻度收缩。同时，我们发现该患儿之前的首次手术，已经做了后囊膜中央切除和前段玻璃体切除术，然而在中央玻璃体前表面又出现了一层轻度混浊，所以，我们又同时做了前后囊口的修切扩大，以及再一次的前段玻璃体切除术，杜绝再次出现 VAO 的可能。患儿左眼术后恢复很好。而右眼在术后 6 个月后，人工晶状体后的 VAO 渐渐加重，我们给予 YAG 激光治疗，成功消除了 VAO。那么，为什么当时左眼不选择做 YAG 激光治疗呢？我想，因为纤维机化膜紧贴在人工晶状体前表面，如果一定要激光治疗，可能造成人工晶状体损伤，而且，万一在去除前表面的混浊后，发现后面也有混浊甚至更严重呢？不确定因素太多，再一次的前段玻璃体切除手术应该是更好更合适的处理方式。

不同于这个患儿，有的患儿主要是因为皮质增生引起的 VAO，可能为中央区前部玻璃体及囊袋内皮质未充分处理干净，前后囊膜未能与 IOL 较好地贴合，周边囊袋内的皮质增生溢出并借助前段玻璃体及人工晶状体为支架迅速迁延至全层覆盖视轴区。对于这种情况，YAG 激光通常容易失败，需要前段玻璃体切除手术，手术时，宜充分清除视轴区增生皮质及前段玻璃体，是防止术后 VAO 的关键。

通常来说，更小的婴儿不植入 IOL，术后周边囊袋前后贴附紧密，形成闭合的 soemmerring 环，不容易发生 VAO。而大点的儿童能够一次性植入 IOL，前后囊口不易贴合，容易造成皮质增殖溢出，相关文献也证实了这一点。

为了降低 VAO 发生的同时减少手术创伤，有学者尝试不切除前段玻璃体，对后囊膜进行连续环形撕囊后将人工晶状体光学面夹持于后囊口与前段玻璃体之间。人工晶状体夹持于后囊膜撕囊口

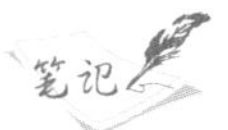

后，理论上前后囊口紧密贴合在一起，增生的皮质被包裹在周边囊袋内形成 soemmerring 环，不容易发生 VAO。文献报道，长期随访发现其 VAO 的发生率与常规囊袋内植入 IOL 合并前部玻璃体切除组相似。

儿童白内障术后应密切随访，不能只关注患儿的屈光度数及更换验配眼镜，进行仔细的眼部检查特别是散瞳检查囊袋及人工晶状体位置尤为重要，严重的 VAO 宜尽早处理，只有及时处理 VAO 才不会妨碍弱视的训练进程。

还有，再顺便提一下，小儿白内障术后切口缝线，要记得及时拆除，本例患儿术后 1 个半月有余，缝线引起切口瘢痕加重并局部结膜充血，也会使患儿产生眼部异物感，需要及时拆除。

## 参考文献

1. KAUR S, SUKHIJA J, RAM J. Comparison of posterior optic capture of intraocular lens without vitrectomy vs endocapsular implantation with anterior vitrectomy in congenital cataract surgery: A randomized prospective study [J]. Indian Journal of Ophthalmology, 2020, 68(1): 84 – 88.

2. KIM D H, KIM J H, KIM S J, et al. Long-term results of bilateral congenital cataract treated with early cataract surgery, aphakic glasses and secondary IOL implantation [J]. Acta Ophthalmologica, 2012, 90(3): 231 – 236.

3. SUKHIJA J, RAM J, KAUR S. Complications in the first 5 years following cataract surgery in infants with and without intraocular lens implantation in the infant aphakia treatment study [J]. American Journal of Ophthalmology, 2014, 158(6): 1360 – 1361.

4. SUKHIJA J, KAUR S, RAM J, et al. Outcome of various hydrophobic acrylic intraocular lens implantations in children with congenital cataract [J]. European Journal of Ophthalmology, 2017, 27(6): 711 – 715.

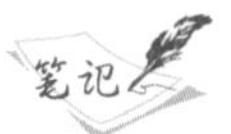

5. VASAVADA A R, SHAH S K, PRAVEEN M R, et al. Pars plicata posterior continuous curvilinear capsulorhexis [J]. Journal of Cataract & Refractive Surgery, 2011, 37(2): 221-223.

6. VASAVADA A R, PRAVEEN M R, TASSIGNON M J, et al. Posterior capsule management in congenital cataract surgery [J]. Journal of Cataract & Refractive Surgery, 2011, 37(1): 173-193.

7. YANGZES S, KAUR S, GUPTA P C, et al. Intraocular lens implantation in children with unilateral congenital cataract in the first 4 years of life [J]. European Journal of Ophthalmology, 2019, 29(3): 304-308.

（胡曼 整理）

笔记

# 病例 37
# 先天性纤维血管瞳孔膜

## 病历摘要

【基本信息】

患儿，男，3 月龄。

**主诉：**发现左眼瞳孔区发白 2 月余。为进一步治疗来我院门诊就诊，拟“左眼先天性纤维血管瞳孔膜”收住入院。

**个人史：**患儿孕 39 周足月顺产，出生体重 4000 g。余无殊。

【全身情况】

发育无异常。心脏彩超（2017 年 2 月 27 日，外院）：房间隔中断直径 0.19 cm；三尖瓣轻度反流。

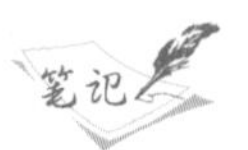

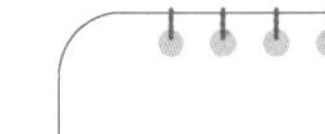

【专科检查】

眼位正，无眼球震颤。左眼能追光不能追物。双眼眼前节检查如下：双眼结膜无充血，角膜透明，前房深，房水清，右眼瞳孔圆，直径约3 mm，对光反射存，左眼瞳孔呈垂直椭圆形，部分后粘连，瞳孔区灰白色纤维血管膜混浊如莲蓬状，整体虹膜色素偏淡，小瞳孔下膜几乎遮蔽整个瞳孔，只有颞下一个针尖样透亮区（图37－1）。散瞳后可见颞下方不到2点位无后粘连并一个非常小的透亮区，余结构不清。右眼眼压13.0 mmHg，左眼11.0 mmHg。

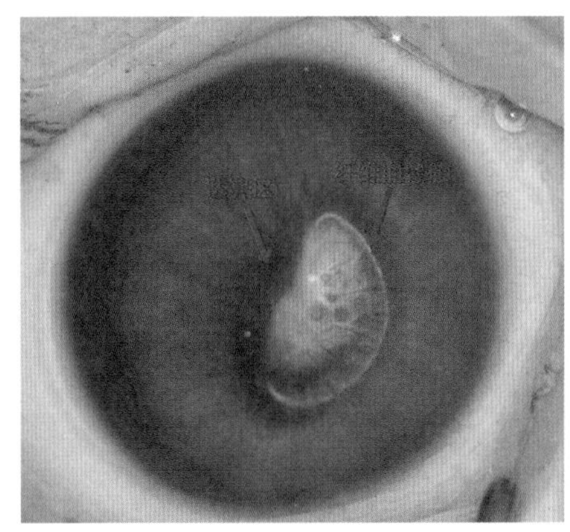

图37－1　患儿左眼术前显微镜下大体照

【实验室检查】

血常规、肝肾功能、电解质未见明显异常。

【特殊检查】

角膜屈光力：右眼40.75 D@114，43.75 D@24；左眼43.25 D@53，45.25 D@143（PachPen，Accutome，US）。

左眼角膜直径：横径10 mm，纵径9.3 mm。

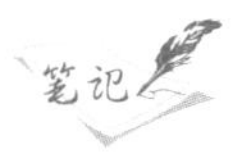

笔记

眼轴：右眼 18. 47 mm，左眼 17. 55 mm（Axis nano，Quantel Medical，French）。

B 超：双眼玻璃体未见明显异常（Cinescan S，Quantel Medical，French）。

【诊断】

左眼先天性纤维血管瞳孔膜；左眼形觉剥夺性弱视。

【治疗经过】

入院后完善术前检查，次日全身麻醉下行左眼瞳孔纤维膜切除并瞳孔成形术。查全周房角结构开放，无明显异常。分别做 12 点位巩膜隧道切口，2 点位角膜侧切口，从正常瞳孔缘处入手，发现貌似正常的虹膜菲薄，以粘弹剂充填膜和晶状体之间，晶状体调位钩钩取并分离纤维血管膜（图 37 – 2A），以囊膜剪剪除（图 37 – 2B），发现纤维膜向虹膜后延伸直至周边部。修整瞳孔至基本圆形，多点斜形括约肌剪开，并做周边虹膜切除（图 37 – 2C），以生理盐水置换出粘弹剂。术毕晶状体透明，瞳孔直径约 4 mm，缝合切口。术后局部使用抗生素滴眼液 2 周预防感染，糖皮质激素滴眼液 1 个月抗炎，复方托吡卡胺滴眼液 1 个月活动瞳孔。建议每日遮盖右眼 1.5 小时，行左眼弱视训练。

【随访】

左眼眼部情况：术后 1 个月，角膜前房( – )，瞳孔无后粘连，欠圆，直径约 4 mm；术后 3 个月，瞳孔欠圆，鼻侧小范围后粘连并少量白色机化膜，术后 1 年后粘连范围扩大，伴机化膜后粘连，颞侧瞳孔圆、无粘连，晶状体透明（图 37 – 3）。随访过程中监测眼压均在正常范围内。

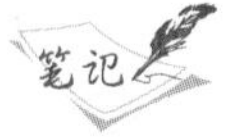

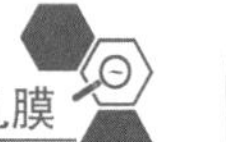

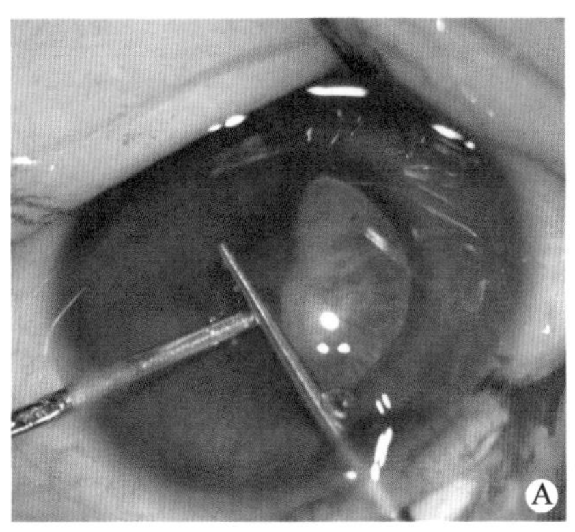

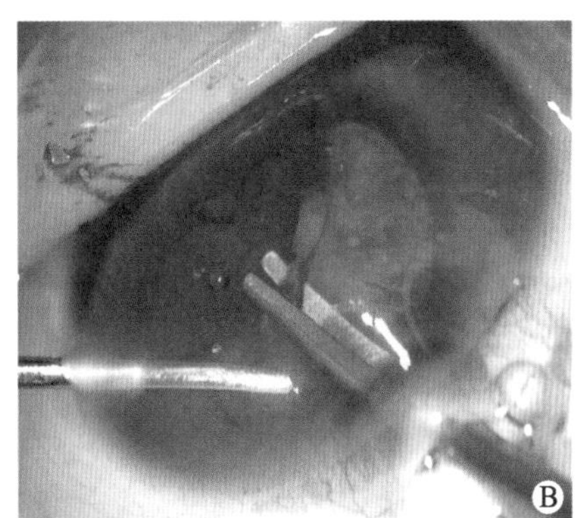

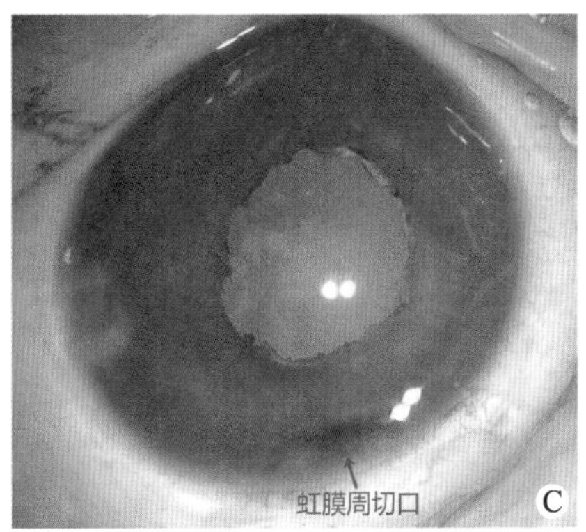


图 37－2　患儿左眼术后显微镜下大体照

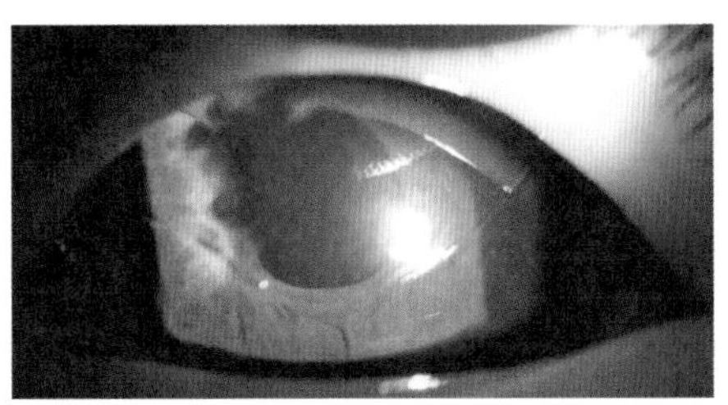

图 37－3　裂隙灯下患儿左眼眼前节

术后 1 年内，眼位正，无眼球震颤，未予眼镜处方。术后 1 年半，出现左眼内斜视，无眼球震颤，予以配镜，家长诉戴镜时眼球基本正位。视力和屈光状况见表 37－1。

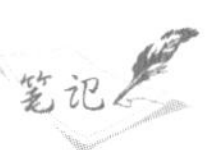

表 37－1　视力和屈光状况

| 术后时间 | 视力 | 屈光状态 |
|---|---|---|
| 2 周 | — | 右眼：+4.00 DS<br>左眼：+4.00 DS |
| 7 个月 | Teller 视力（裸眼）<br>右眼 0.4，左眼 0.3 | 右眼：+3.75 DS<br>左眼：+3.75 DS/－0.75 DC×95 |
| 1 年 | Teller 视力（裸眼）<br>右眼 0.4，左眼 0.4 | 右眼：+3.00 DS/－0.50 DC×180<br>左眼：+3.50 DS/－0.75 DC×90 |
| 1 年半 | Teller 视力（裸眼）<br>右眼 0.6，左眼 0.6 | 右眼：+1.50 DS/－0.50 DC×180<br>左眼：+1.50 DS/－0.50 DC×90 |
| 2 年半 | 对数视力表矫正视力<br>右眼 0.8，左眼 0.6 | 右眼：+3.25 DS/－0.75 DC×165＝0.80<br>左眼：+4.25 DS＝0.60 |

## 病例分析

【病例特点】

（1）该患儿 3 月龄，发现左眼白瞳症 2 月余。

（2）检查可见瞳孔区灰白色带血管的纤维膜，小瞳孔下膜几乎遮蔽整个瞳孔，只有颞下一个针尖样透亮区。

【诊疗思路分析】

该患儿瞳孔区纤维血管膜遮盖，故先天性纤维血管瞳孔膜（congenital fibrovascular pupillary membrane，CFPM）诊断明确。鉴于患儿 3 个月大，瞳孔膜遮蔽瞳孔区会造成严重弱视，故需要抓紧手术切除。

【先天性纤维血管瞳孔膜】

CFPM 是位于瞳孔区的白色纤维血管膜，自虹膜延续至瞳孔区，可部分或完全遮盖瞳孔区，有时与晶状体前囊膜粘连，可伴有粘连

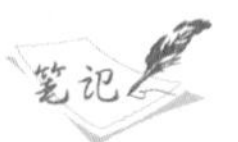

处晶状体局限性混浊，可伴随部分房角发育异常和（或）角膜后胚胎环，有些患者同时伴有先天性永存瞳孔膜（persistent pupillary membranes，PPM）。通常单眼发病，散发性，发病率尚不清楚。有些患者瞳孔膜会进行性加重甚至出现瞳孔闭锁，继而虹膜膨隆出现闭角型青光眼，由于小儿不容易发现而导致视神经受损。1986 年 Cibis 等首次报道，他们推测这是一种异位虹膜组织。之后陆续有一些散发个案报道。Robb 首次提出 CFPM 可能是 PFV 的一种。2012 年 Lambert 等报道了 6 例相同临床特点的病例，根据临床表现和免疫组化结果，推测其是 PFV 的一种特殊表现。

有时需要与 Axenfeld-Rieger 综合征鉴别，后者常常双侧发病，常伴有瞳孔异位，而且常常伴发青光眼。

## 赵云娥教授病例点评

CFPM 由于表现为白瞳症且位置比较靠前，临床上常常被误诊为“先天性白内障”，家长着急来求治。少数患儿 CFPM 可能伴有先天性白内障，通常是由于膜粘连于晶状体表面影响局部营养而出现局限性白内障，但是在膜遮挡的情况下只能猜测其有可能合并白内障。

由于 CFPM 常单眼患病，当遮挡视轴区或者甚至遮蔽整个瞳孔区时，确实会像先天性白内障一样阻碍视功能发育，甚至引起严重的形觉剥夺性弱视，需要抓紧时间治疗。更有甚者，当膜遮蔽引起瞳孔闭锁时，容易继发急性闭角型青光眼，需要急诊处理。然而，由于患儿不会表达，只会哭闹不安，粗心的家长可能不容易注意到，导致出现角膜扩张和视神经受损，非常可惜。

文献根据膜遮挡瞳孔程度和前房、眼压等情况将 CFPM 分为

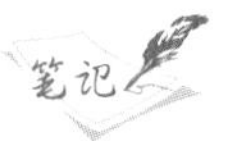

3 级，1 级：瞳孔膜未完全遮盖瞳孔，前房深度正常；2 级：瞳孔膜完全遮盖瞳孔成针孔样，前房正常或者稍浅，眼压正常；3 级：瞳孔膜完全遮盖瞳孔，前房浅或者消失，眼压正常或升高。本例患儿接近 2 级，为防止进展成 3 级，我们尽快给他安排了手术。术中需要充分利用粘弹剂的软分离功能，保护好晶状体。可以想办法从瞳孔区钩拉纤维膜，然后分离剪除。如若膜遮蔽整个瞳孔区不留孔隙，可以先制作虹膜周切孔，然后通过周切孔从虹膜下注入粘弹剂分离膜和晶状体，再从膜后面找突破口剪除纤维膜。本例患儿由于还存在小孔，我们从瞳孔区开始操作，彻底剪除瞳孔区的纤维膜，最后再做周边虹膜切除。由于该疾病有一定的复发率，而膜又延伸至虹膜后无法彻底切除，故需要做多点瞳孔括约肌切开，以尽可能防止复发。

我们发现，纤维血管瞳孔膜患眼远视比较多见，有的甚至屈光参差高达 4 ~ 5 D。本例患儿术后早期没有散瞳验光，双眼度数没有差别就未予配镜，只进行了右眼遮盖治疗，左眼视力提高到接近右眼。术后 1 年半时出现内斜视，予以阿托品睫状肌麻痹后进行验光，发现左眼远视度数升高，比对侧健眼高 1 D，予以配镜，戴镜可以控制正位。说明了术后屈光矫正和弱视治疗的重要性。

## 参考文献

1. 赵云娥，胡曼. 重视婴幼儿永存胚胎血管的诊断和治疗 [J]. 中华眼视光学与视觉科学杂志，2018，20(1)：7 – 13.

2. CIBIS G W, WAELTERMANN J M, HURST E, et al. Congenital pupillary-iris-lens membrane with goniodysgenesis (a new entity) [J]. Ophthalmology, 1986, 93: 847 – 852.

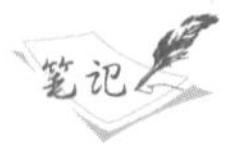

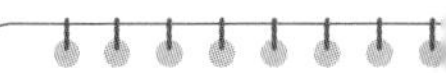

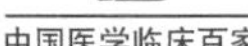

3. ROBB R M. Fibrous congenital iris membranes with pupillary distortion [J]. Transactions of the American Ophthalmological Society, 2001, 99: 45 - 51.

4. 梁天蔚, 张诚明, 白大勇, 等. 先天性纤维血管瞳孔膜的临床特点及治疗分析 [J]. 中华眼科杂志, 2018, 54: 849 - 854.

5. LAMBERT S R, BUCKLEY E G, LENHART P D, et al. Congenital fibrovascular pupillary membranes: clinical and histopathologic findings [J]. Ophthalmology, 2012, 119: 634 - 641.

（赵云娥　张瑞文 整理）

笔记

# 病例 38 永存瞳孔膜伴先天性纤维血管瞳孔膜

## 病历摘要

【基本信息】

患儿，男，14 月龄。

**主诉：**外院体检发现右眼永存瞳孔膜 2 个月。

**现病史：**患儿 2 个月前体检发现右眼永存瞳孔膜，今为进一步治疗来我院门诊就诊，拟“右眼永存瞳孔膜”收住入院。

**个人史：**患儿孕 34 周早产、剖宫产，出生体重 3700 g，G1P1，母孕 7 个月时发生系统性红斑狼疮，未服药。父母非近亲结婚，家族中无类似病例。余无殊。

【全身情况】

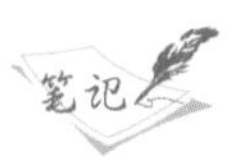


无特殊。

【专科检查】

双眼眼位正，无眼球震颤。右眼能追光追物，遮盖厌恶试验（+），即遮盖好眼遭抗拒。

双眼眼前节检查：右眼角膜前房（-），永存瞳孔膜呈不同粗细的丝状（图38-1），晶状体透明，眼底红光反射佳。左眼角膜前房（-），瞳孔（-），眼底红光反射佳。眼压：右眼9.1 mmHg，左眼10.3 mmHg。检影验光：右眼+3.00 DS（仅颞侧半侧光带）；左眼+3.00 DS/-2.00 DC×10。Retcam检查显示右眼眼底能见度较左眼差，尤其是黄斑区更模糊（图38-2）。

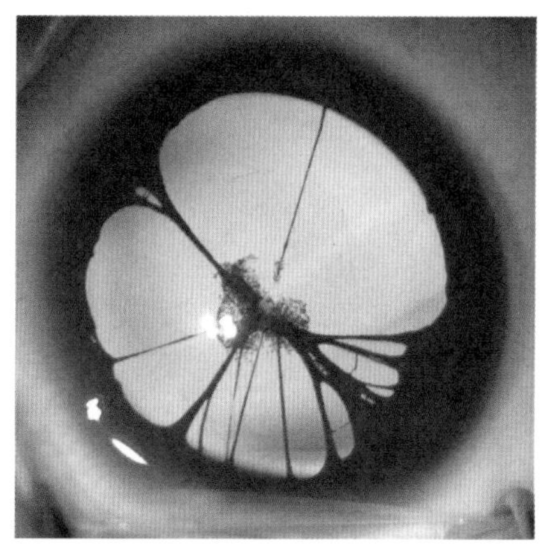

散瞳状态下的永存瞳孔膜和纤维血管膜。

图38-1 显微镜下大体照

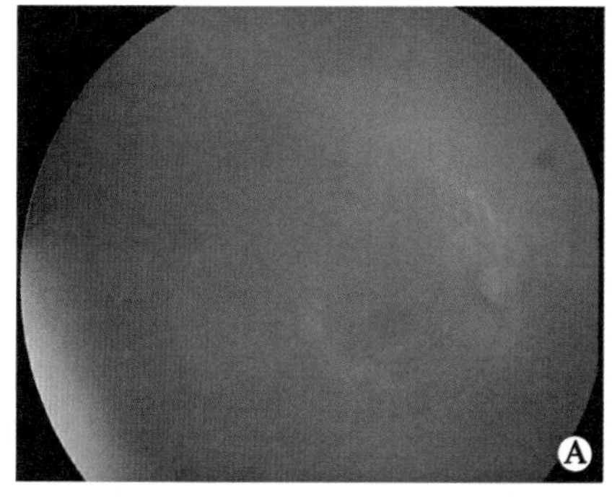

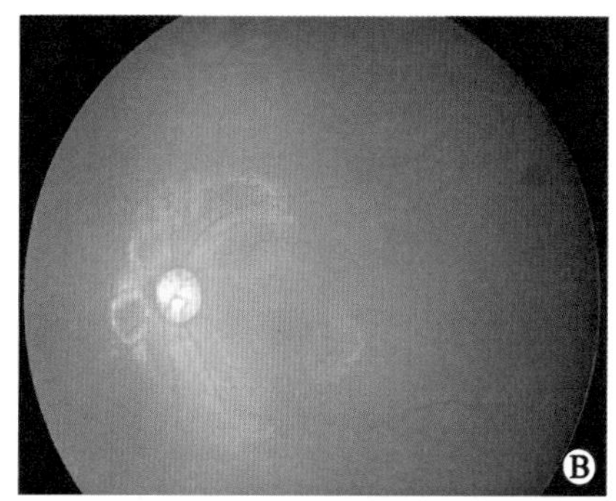

A. 右眼；B. 左眼。

图38-2 Retcam检查眼底

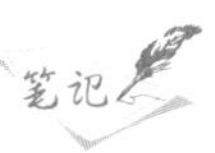

【实验室检查】

TORCH：RV-IgG 阳性，余项目无异常。

【特殊检查】

角膜前表面屈光力：右眼 42.50 D@100，43.75 D@10；左眼 43.25 D@110，44.00 D@20（PachPen，Accutome，US）。

角膜直径：右眼横径 10 mm、纵径 9.5 mm，左眼横径 10.5 mm、纵径 10 mm。

眼轴：右眼 20.31 mm，左眼 20.38 mm（Axis nano，Quantel Medical，French）。

B 超：双眼玻璃体未见明显异常（Cinescan S，Quantel Medical，French）。

【诊断】

右眼永存瞳孔膜。

补充诊断：右眼先天性纤维血管瞳孔膜。

【治疗经过】

入院后完善术前检查，排除手术禁忌证，次日全身麻醉下进行了右眼膜切除术。房角检查：右眼全部房角结构可见，全周散在细小锥状梳状韧带，部分越过小梁网；左眼全部房角结构可见，1/2 象限散在锥状梳状韧带（图 38－3）。分别做 12 点位巩膜隧道切口，2 点位角膜侧切口，囊膜剪沿瞳孔缘剪除残膜组织，虹膜恢复器钝性分离晶状体表面残膜，发现膜的反面与晶状体粘连，呈灰白色（图 38－4），用撕囊镊撕除残膜和机化膜组织，置换出粘弹剂，缝合切口，手术顺利。术后局部使用抗生素滴眼液 2 周预防感染，糖皮质激素滴眼液 1 个月抗炎。术后予以健眼遮盖每天 4～5 小时。

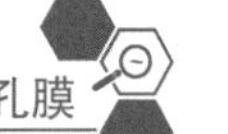

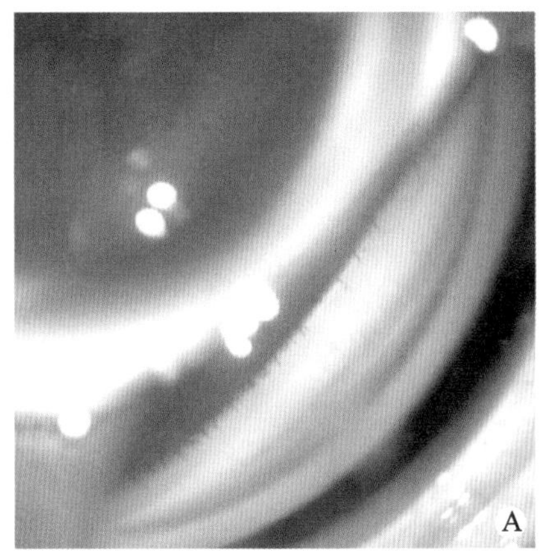

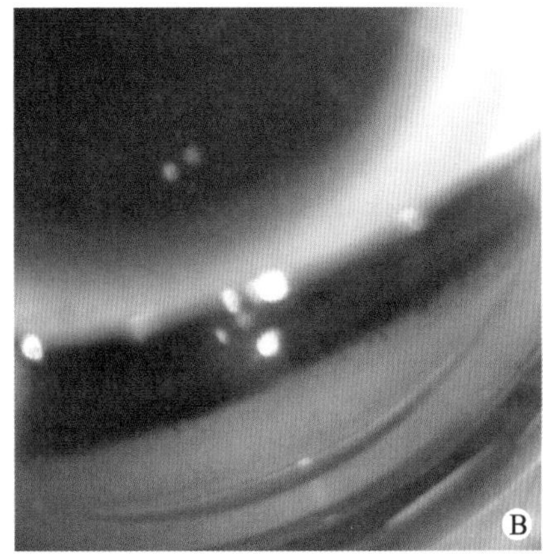

A. 右眼；B. 左眼。双眼均可见房角开放，散在梳状韧带。

图 38－3　房角镜下

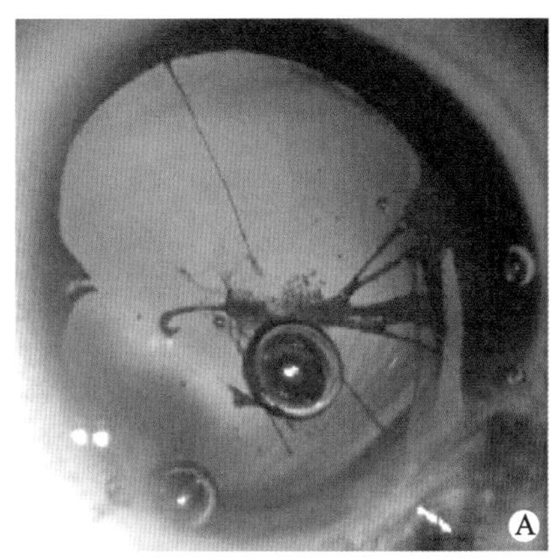

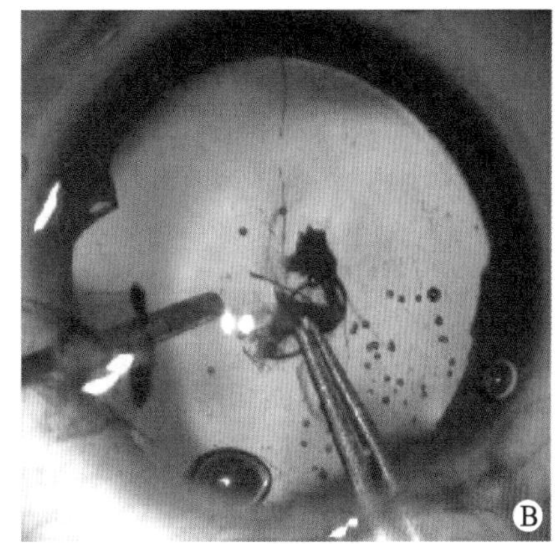

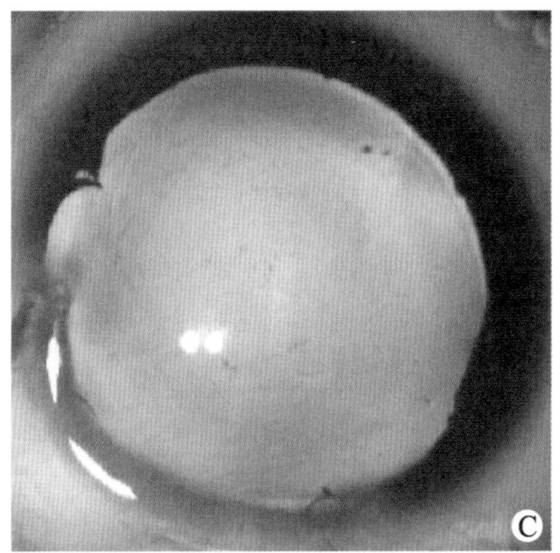

图 38－4　显微镜下大体照

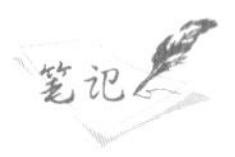

【随访】

术后复查：右眼角膜前房(－)，瞳孔圆，无后粘连，随访过程中眼压均在正常范围内。

术后1个月时，Teller视力（裸眼）：右眼0.5，左眼0.5。遮盖健眼无抗拒，验光：右眼＋1.00 DS/－0.50 DC×180，左眼＋1.00 DS/－0.50 DC×180，未予配镜。

## 病例分析

【病例特点】

（1）该患儿14月龄，体检发现“右眼永存瞳孔膜”2月余。

（2）检查可见瞳孔区丝状残膜，术中发现残膜中央伴灰白色纤维膜，与晶状体粘连。

【诊疗思路分析】

该患儿永存瞳孔膜部分遮盖瞳孔区，伴中央不均匀厚度的纤维膜遮盖，故“永存瞳孔膜伴先天性纤维血管瞳孔膜”诊断明确。鉴于患儿单眼发病，虽然膜遮蔽瞳孔区不是很严重，然患儿有明确的健眼遮盖抗拒表现，说明膜影响视力，需要抓紧手术切除。

【永存瞳孔膜】

PPM是指晶状体前血管网退行不良所致的一种先天性异常，1997年Goldberg将永存瞳孔膜归类为PFV综合征的一个表现。晶状体前血管一般在妊娠的34周完全消退，若在出生前退行不全，出生后仍残留即形成PPM。永存瞳孔膜多双眼发病，也可单眼发病，通常起自虹膜小环，跨越过瞳孔区附着于对侧虹膜小环，或者向中央疏松附着于晶状体表面。大小、范围变异较大，不伴房角异

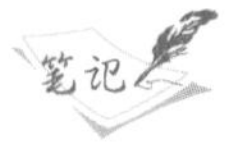

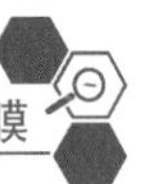

常，一般不进展。有丝状残膜和膜状两类，少数伴有纤维血管瞳孔膜，少数可伴有 PFV。

## 赵云娥教授病例点评

PPM 大部分情况不明显影响视力，若有轻度遮挡瞳孔区，可以散瞳、屈光矫正等保守治疗，并对侧好眼遮盖治疗。只有当 PPM 遮挡视轴引起弱视、斜视时需手术。可以采取激光及手术治疗。激光治疗简单、快速、费用低，但年龄较小的婴幼儿难以配合，增加了激光难度，而且，激光治疗仅适用于较小的 PPM。大的严重的 PPM，若行激光切除，可能需多次治疗，增加误伤晶状体的风险，同时存在前房积血、碎屑阻塞小梁影响房水流出导致眼压升高等可能，所以，严重的 PPM 首选手术切除。

本例患儿由于存在明显的健眼遮盖抗拒表现，说明永存瞳孔膜及纤维血管膜明显影响患眼视力，可能加重弱视；从客观检查来说，虽然膜呈丝状、不大，然中央区伴发纤维血管膜，导致眼底能见度明显下降，说明膜显著遮挡了视轴区，需要手术切除。中央区的纤维血管膜粘连于晶状体，术中需谨慎游离纤维膜，避免伤及透明晶状体。这样的患者，晶状体通常是透明的，即使膜附着粘连于晶状体表面，也可能只是引起局限性的轻度混浊；即便是有些覆盖整个瞳孔区的纤维血管膜，揭开膜之后，我们会发现藏在其后的晶状体是完全透明的，切不可将其视为白内障，此时，保住晶状体对患儿的视功能恢复非常重要。

本例患儿术后验光发现双眼屈光状况基本对称，不用配镜，辅以对侧健眼遮盖治疗，视力好转（Teller 选择性注视卡检查），双眼基本对称，说明之前弱视还不是非常严重，术后恢复比较快。

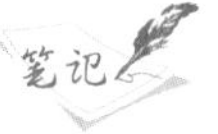

# 参考文献

1. GOLDBERG M F. Persistent fetal vasculature (PFV): an integrated interpretation of signs and symptoms associated with persistent hyperplastic primary vitreous (PHPV). LIV Edward Jackson Memorial Lecture [J]. American Journal of Ophthalmology, 1997, 124(5): 587-626.

2. HITTNER H M, SPEER M E, RUDOLPH A J. Examination of the anterior vascular capsule of the lens: Ⅲ. Abnormalities in infants with congenital infection [J]. Journal of Pediatric Ophthalmology and Strabismus, 1981, 18(2): 55-60.

3. LEO S W, AU E K G. Hyperplastic persistent pupillary membranes [J]. Ophthalmic Surgery Lasers & Imaging, 2003, 34(5): 417-419.

（赵云娥　张瑞文 整理）

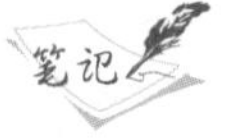

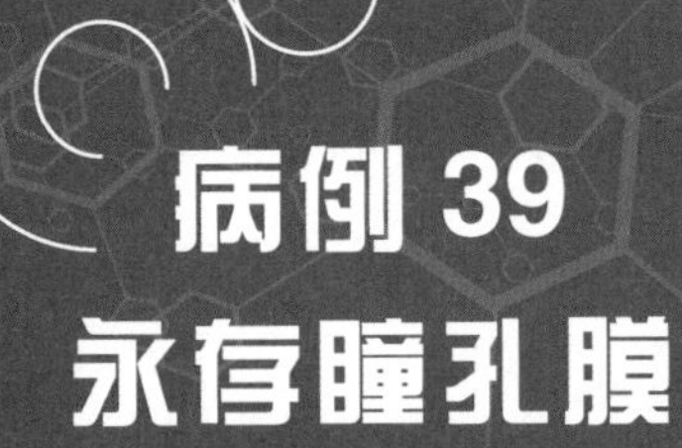

# 病例 39 永存瞳孔膜

## 病历摘要

【基本信息】

患儿，男，3 岁。

**主诉：**外院体检时发现右眼永存瞳孔膜 4 个月。

**现病史：**患儿 4 个月前体检发现右眼永存瞳孔膜，为进一步治疗来我院门诊就诊，拟“右眼永存瞳孔膜”收住入院。

**个人史：**患儿孕 36 周早产、剖宫产，出生体重 2600 g，G1P1。父母非近亲结婚，家族中无类似病例。余无殊。

【全身情况】

无特殊。

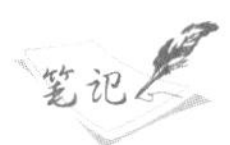

【专科检查】

双眼眼位正，无眼球震颤。右眼能追光追物，遮盖厌恶试验（+），即遮盖好眼遭抗拒。小瞳孔下右眼眼底红光反射弱，黑影明显遮挡瞳孔区，左眼红光反射佳。

视力：右眼 0.08，左眼 0.6；矫正视力：右眼 +5.00 DS/ -3.00 DC×5 =0.2，左眼 +0.5 DS/ -1.5 DC×5 =1.0。双眼眼前节检查（图 39 -1）：右眼角膜前房(-)，散瞳后，瞳孔区见不同粗细的网状及丝状残膜，中央及颞侧瞳孔缘可见灰白色纤维血管膜，晶状体透明，纤维膜遮挡处情况不明，眼底红光反射可，红光中见黑影遮挡。左眼角膜前房(-)，瞳孔(-)，眼底红光反射佳。眼压：右眼 9.1 mmHg，左眼 10.3 mmHg。扫描激光眼底检查显示右眼眼底能见度略差于左眼（图 39 -2），OCT 显示右眼黄斑中心凹形态可（图 39 -3）。

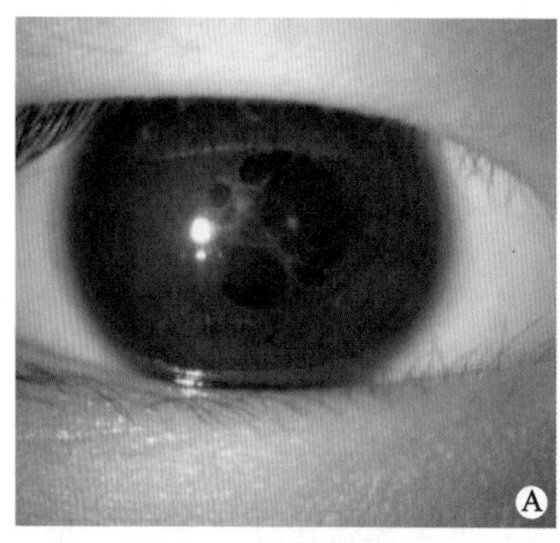
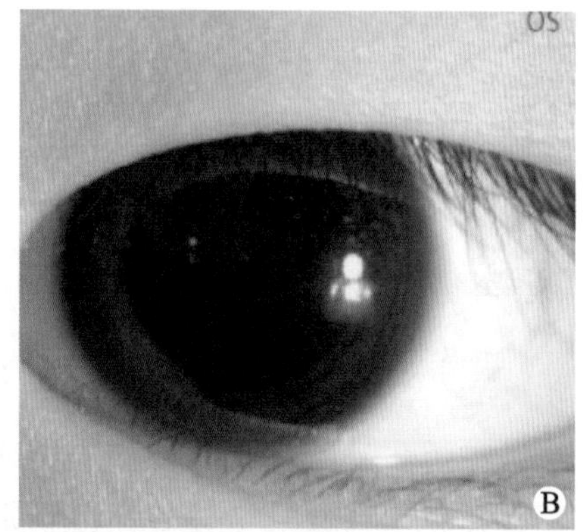


A. 右眼永存瞳孔膜；B. 左眼正常，瞳孔药物性散大。

图 39 -1　眼前节

【实验室检查】

血尿常规、肝肾功能和电解质未见明显异常，TORCH：HSV Ⅰ-IgG、RV-IgG 和 CMV-IgG 均阳性。

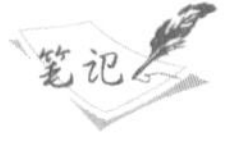

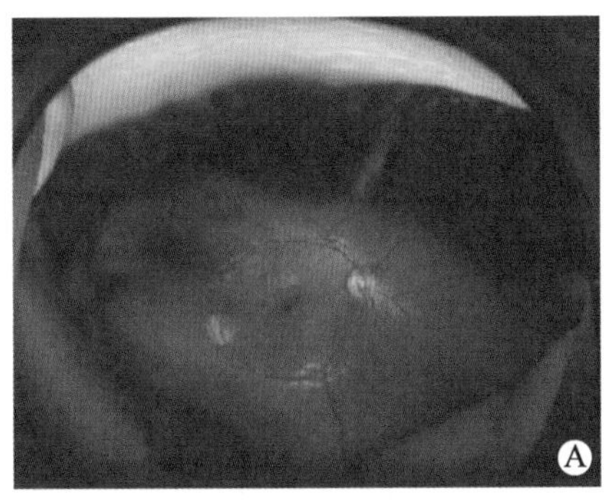
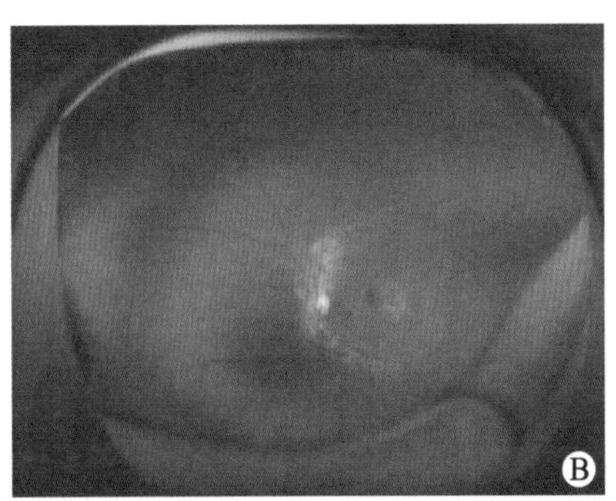

A. 右眼；B. 左眼。

图 39 –2　扫描激光眼底检查

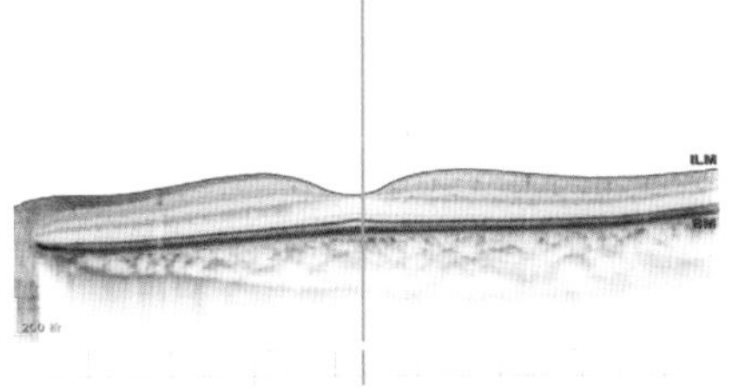

图 39 –3　右眼 OCT

【特殊检查】

角膜前表面屈光力：右眼 42.50 D@100，43.75 D@10；左眼 43.25 D@110，44.00 D@20（PachPen，Accutome，US）。

角膜直径：右眼横径 11 mm、纵径 10 mm，左眼横径 11 mm、纵径 10 mm。

眼轴：右眼 21.61 mm，左眼 22.67 mm（IOL-Master 700，Zeiss，Germany）。

B 超：双眼玻璃体未见明显异常（Cinescan S，Quantel Medical，French）。

【诊断】

右眼先天性纤维血管瞳孔膜合并永存瞳孔膜；右眼先天性白内障？右眼弱视；双眼屈光不正。

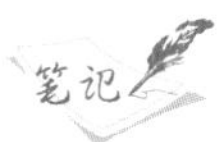

【治疗经过】

入院后完善术前检查，排除手术禁忌证，次日全身麻醉下进行了右眼瞳孔区纤维血管膜和残膜切除术。房角检查：右眼全部房角结构可见，全周散在梳状韧带，鼻侧较密集，小梁网色素不明显（图39－4）。术中见瞳孔直径约2 mm，欠圆，瞳孔中央区见片状灰白色纤维膜（图39－5A）；做12点位巩膜隧道切口及3点位角膜侧切口，粘弹剂分离纤维膜，剪除瞳孔缘纤维膜及残膜，从晶状体前囊膜上撕下中央区纤维膜。此时，瞳孔圆，直径扩大至3 mm，可见晶状体透明，前囊膜被机化膜牵拉皱褶，表面少量色素沉着。清除粘弹剂，10-0线缝合上方切口，水密鼻侧切口，前房注水后深度正常（图39－5B）。手术顺利。术后局部使用抗生素滴眼液2周预防感染，糖皮质激素滴眼液1个月抗炎。术后予以健眼遮盖每日6小时。

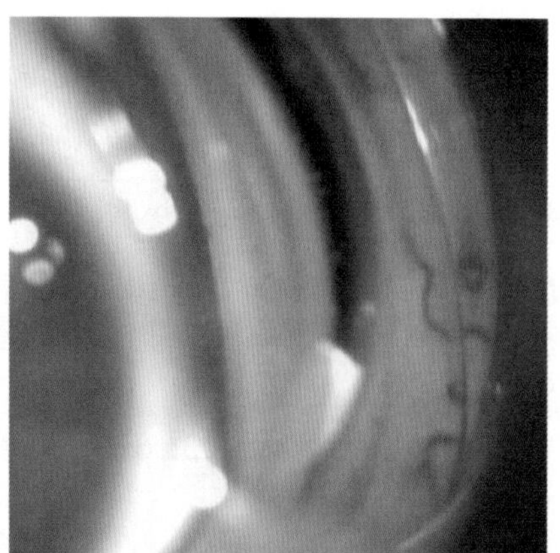

图39－4　右眼房角镜下

【随访】

术后复查：双眼眼位正，结膜无充血，角膜透明，前房清深，瞳孔圆，直径约3 mm，对光反射存，右眼瞳孔区晶状体前囊膜轻

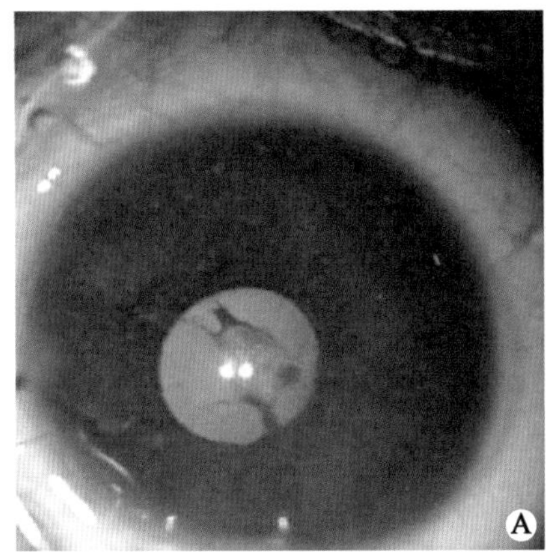
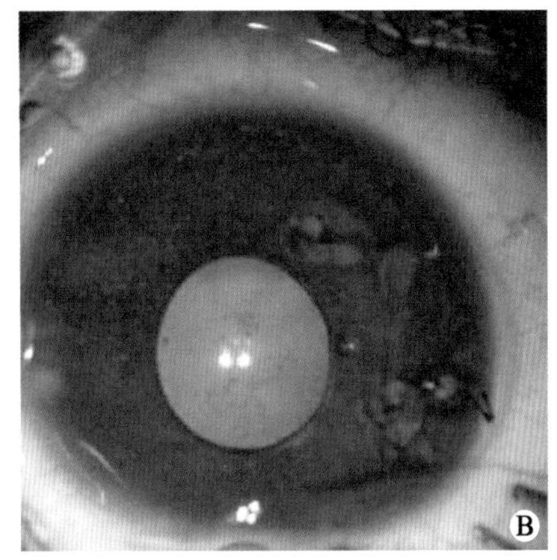

A. 瞳孔中央区见片状纤维血管膜；B. 膜剪除后。

图 39 –5　显微镜下

度皱褶，可见少量色素，眼底红光反射可。随访过程中眼压均在正常范围内。经过配镜矫正及积极的弱视训练，视力逐步提高，追上对侧眼，更为可喜的是，患儿建立了一定程度的立体视功能。在术后 1 年 3 个月复查时，患儿随机点立体视图 200″，Titmus 立体视图 140″（表 39 –1）。

表 39 –1　患儿术后随访情况

| 术后时间 | 眼别 | 视力 | 验光结果 | 眼轴（mm） | 遮盖 |
|---|---|---|---|---|---|
| 2019.12.27（3 天） | OD | 0.08 | +6.00 DS/ –2.00 DC ×180 =0.20 | — | 遮盖左眼 6 小时/天 |
| | OS | 0.6 | +0.5 DS/ –1.5 DC ×5 =1.0 | — | |
| 2020.3.9（3 个月） | OD | — | +5.75 DS/ –2.75 DC ×175 =0.80 | 21.55 | 遮盖 6 小时/天，配镜矫正，配合弱视训练 |
| | OS | — | +1.25 DS/ –1.50 DC ×5 =1.0 | 22.74 | |
| 2020.5.11（5 个月） | OD | 0.6（戴镜） | +5.50 DS/ –2.75 DC ×175 =0.8 | 22.01 | 遮盖 2 小时/天 |
| | OS | 0.8（戴镜） | +1.25 DS/ –1.50 DC ×180 =1.0 | 22.76 | |

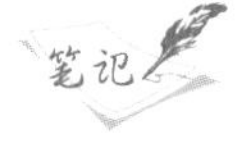

（续表）

| 术后时间 | 眼别 | 视力 | 验光结果 | 眼轴（mm） | 遮盖 |
|---|---|---|---|---|---|
| 2020.12.7（1年） | OD | 0.8（戴镜） | +5.25 DS/－2.75 DC×175＝1.0 | 22.23 | 停止遮盖 |
| | OS | 0.8（戴镜） | +1.00 DS/－1.50 DC×180＝1.0 | 22.88 | |
| 2021.3.22（1年3个月） | OD | 0.8（戴镜） | +4.25 DS/－2.75 DC×175＝1.0 | 22.29 | |
| | OS | 0.8（戴镜） | +0.75 DS/－1.00 DC×180＝1.0 | 22.98 | |

## 病例分析

【病例特点】

（1）该患儿3岁，体检发现“右眼永存瞳孔膜”4月余。

（2）检查瞳孔区可见不同粗细的网状及丝状残膜，中央及颞侧瞳孔缘灰白色纤维血管膜，遮盖部分的晶状体情况不能窥清。

【诊疗思路分析】

该患儿膜部分遮盖瞳孔区，伴中央不均匀厚度的纤维膜遮盖，故“永存瞳孔膜伴先天性纤维血管瞳孔膜”诊断明确。由于膜的遮挡，无法判断患儿晶状体是否存在混浊，鉴于患儿单眼发病，患眼视力差，矫正视力与对侧眼相差大，已造成患眼弱视，需要手术切除。

【永存瞳孔膜】

PPM是指晶状体前血管网退行不良所致的一种先天性异常，其外观呈丝状或膜状结构覆盖于瞳孔区，大部分永存瞳孔膜不需要治

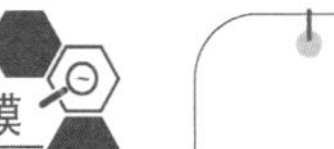

疗，部分表现严重的患者，永存瞳孔膜密集的覆盖于瞳孔中央，会导致严重的视力障碍。

## 赵云娥教授病例点评

该患儿瞳孔区纤维血管膜和残膜一目了然，诊断是明确的。位于视轴区的纤维血管瞳孔膜或者合并永存瞳孔膜，会对患儿的视力发育产生较为严重的影响，引起弱视、斜视等并发症。

这里要谈谈手术指征。乍一看，瞳孔区膜遮盖范围不大，散瞳后眼底能见度略微下降，手术是不是可以不做呢？进一步评估，视力0.08 矫正后0.2，远低于对侧眼，那么，会不会是远视加散光造成的弱视呢？临床上使用直接检眼镜的0 D 窥孔检查眼底红光反射来判断患儿的视物遮挡程度还是很实用的，该患儿小瞳孔下红光反射弱，黑影遮挡，拒绝遮盖左眼，这些迹象都表明右眼需要手术治疗。

有些患儿，若视轴区遮挡不明显，合并远视伴散光，考虑主要原因可能是远视性弱视，我们可以先给予配镜和遮盖对侧眼治疗。

本例患儿，术后第3 天，矫正视力仅为0.2。通过积极的遮盖健眼和弱视训练，在术后3 个月，术眼矫正视力由0.2 提高到0.8，在随后的随访中可以发现，患者术眼矫正视力不断提高，术后1 年达到1.0，术后1 年3 个月复查时，我们为其进行了立体视检查，发现患者已形成立体视觉。这提示我们对于永存瞳孔膜的患者，手术结束并不意味着诊疗的终止，应强调验光，及时进行屈光矫正。我们团队曾经对10 例罹患单眼纤维血管瞳孔膜的患儿术后进行了双眼屈光情况分析，发现患眼通常比对侧健眼远视程度重，其中4 例双眼屈光参差达到2.5 D 以上，严重者甚至高达7 D，另外2 例

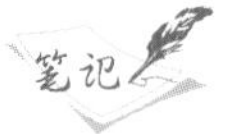

术眼散光高达5 D，这些都能说明及时验光和屈光矫正的重要性。

另外，本例患儿，还存在一个有趣的现象，术前右眼眼轴（21.61 mm）比对侧健眼（22.67 mm）短将近1 mm，术后逐渐发育，至末次随访时为22.29 mm，长了0.68 mm，而对侧眼为22.98 mm，长了0.31 mm，这和单眼先天性白内障的眼轴发育规律比较接近。

## 参考文献

1. LAMBERT S R, BUCKLEY E G, LENHART P D, et al. Congenital fibrovascular pupillary membranes: clinical and histopathologic findings [J]. Ophthalmology, 2012, 119: 634-641.
2. KRAUS C L, LUEDER G T. Clinical characteristics and surgical approach to visually significant persistent pupillary membranes [J]. Journal of AAPOS, 2014, 18: 596-599.
3. HUNT A, ROWE N, LAM A, et al. Outcomes in persistent hyperplastic primary vitreous [J]. The British Journal of Ophthalmology, 2005, 89(7): 859-863.
4. 邓小慧，张帆，李璋亮，等. 先天性纤维血管瞳孔膜患儿的眼部生物学参数和屈光状况 [J]. 中华眼视光学与视觉科学杂志，2021，23(2)：104-108.

（赵云娥　张洪芳 整理）